U0233133

康复是
手对残疾功能
重建的基础

毛泽东

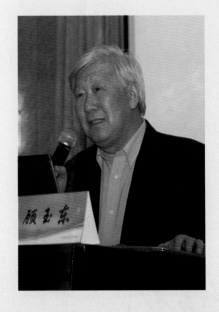

顾玉东，男，满族，1937年10月19日出生，山东章邱人。1961年毕业于上海第一医学院医疗系，复旦大学上海医学院、华山医院外科学教授、博士生导师，1994年入选为中国工程院院士。现任国务院学位委员会委员，中华医学会副会长，国家卫健委手功能重点实验室主任，上海市手外科研究所所长，复旦大学附属华山医院手外科主任，《中华手外科杂志》总编辑。

顾玉东教授从事手外科与显微外科工作已50余年，在国内外学术期刊上发表论文250余篇，出版《臂丛神经损伤与疾病的诊治》《手的修复与再造》《四肢创伤显微外科修复》等专著。主编《手外科学》《手外科手术学》《临床显微外科学》《临床技术操作规范－手外科分册》《残缺肢体的修复重建》等专著。

主要成果：

"静脉蒂动脉化腓肠神经移植"获国家发明三等奖（1985年）；

"足趾移植术中血管变异及处理"获国家科技进步二等奖（1987年）；

"臂丛神经损伤诊治"获国家科技进步二等奖（1990年）；

"健侧颈7神经移位治疗臂丛根性撕脱"获国家发明二等奖（1993年）；

"肢体创面的皮瓣修复"获国家科技进步二等奖（1996年）；

"组织移植的基础研究"获国家科技进步二等奖（1998年）；

"长段膈神经及颈7神经移位治疗臂丛根性撕脱伤"获国家科技进步二等奖（2005年）；

"臂丛损伤后手功能重建的临床和基础研究"上海医学科技一等奖（2012年）；

"臂丛损伤后手功能重建的新方法研究及其应用"上海市科技进步二等奖（2013年）；

"臂丛损伤后手功能重建的新方法研究及其应用"教育部科技进步二等奖（2013年）。

1986年获"国家级有突出贡献的中青年科学技术专家"称号；1989年和1995年两次被授予"全国先进工作者"称号；1989年被评为"上海市科技精英"；1992年被评为"上海市先进标兵"；1994年被评为"上海市科技精英"；1995年被评为"全国教育系统劳动模范"；1996年获"白求恩奖章"；1997年被授予"全国优秀科技工作者"称号；1999年获"全国五一劳动奖章"；2009年获"上海市教委系统道德标兵"及"全国卫生系统医德标兵提名"；2011年获"全国卫生系统职业道德建设标兵"称号；2015年获上海市医师协会"仁心医者"特别荣誉奖。

融合产学术医管

孟辰手功胎康复

王威琪

二〇一七年四月

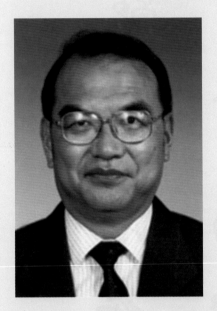

　　王威琪，男，汉族，1939年5月30日出生于上海，祖籍江苏省海门市。生物医学工程学家（医学电子学）。1961年毕业于复旦大学物理系，留校至今。现为复旦大学首席教授，任复旦大学生物医学工程研究所所长、复旦大学电子科学与技术博士后流动站站长、上海市突出贡献专家协会副会长等。曾任教育部科学技术委员会委员、复旦大学学术委员会副主任、中国声学学会常务理事等。

　　王威琪长期从事医学电子学领域的研究工作。在医学电子学的理论、方法、技术和应用方面取得多项首创或优秀的成果。曾获得世界医学生物超声联盟的Pioneer奖，国家科技发明二等奖，光华科技基金二等奖，教育部科技进步二等奖，5次上海市科技进步二等奖和10多项省部级奖项，发表论文350余篇，著作（合编）7本，有2项发明专利。

　　1999年当选为中国工程院院士。

是巧双手

功能全要

大医深爱

吉林春暖

钟世镇

2018. 3. 17

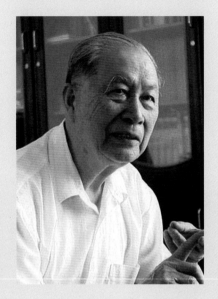

钟世镇，中国工程院院士。1925 年 9 月出生，广东五华人，1952 年毕业于中山大学医学院。现任南方医科大学临床解剖学研究所所长，全军和广东省医学生物力学重点实验室主任，教授，博士生和博士后导师。临床解剖学专家，中国现代临床解剖学奠基人，中国数字人和数字医学研究倡导者，主要学术工作是建立了以解决临床外科发展需要的应用解剖学研究体系。主编学术专著 11 部，以第一作者发表论文 120 多篇，在显微外科应用解剖学领域，有系列的研究成果，为我国显微外科长期跻身于国际先进学术行列做出了突出贡献。获国家科技进步二等奖 6 项、全国优秀科普一等奖、广东省科技突出贡献奖、"何梁何利基金"科技进步奖、"柯麟医学奖"、省部级科技一等奖 3 项、全军优秀教材一等奖。

手功能康复概论
Hand Function Rehabilitation

丛书主编 贾 杰

主 编 贾 杰

副主编 胡 军 李 响 姚黎清

编 委 （按姓氏笔画排序）

丁 力（复旦大学附属华山医院）　　　　王 琦（同济大学设计创意学院）

王建晖（河南大学附属南石医院）　　　邓景元（西安交通大学第一附属医院）

艾旺宪（广东省工伤康复医院）　　　　叶士青（复旦大学信息科学与工程学院）

朱 原（上海中医药大学附属龙华医院）　危昔均（南方医科大学深圳医院）

刘 刚（南方医科大学第三附属医院）　　闫彦宁（河北省人民医院）

孙克兴（上海交通大学医学院附属上海儿童医学中心）　孙俊峰（上海交通大学生物医学工程学院）

李 响（济宁医学院附属医院）　　　　李 鑫（中山大学附属第三医院）

李琴英（上海市静安区中心医院）　　　杨 青（复旦大学附属华山医院）

杨帮华（上海大学机电工程与自动化学院）　吴 文（南方医科大学珠江医院）

何志杰（复旦大学附属华山医院）　　　陆小锋（上海大学通信与信息工程学院）

陈祥贵（上海市静安区中心医院）　　　苗 鹏（上海大学通信与信息工程学院）

孟巧玲（上海理工大学）　　　　　　　胡 军（上海中医药大学康复医学院）

姚黎清（昆明医科大学第二附属医院）　贾 杰（复旦大学附属华山医院）

钱宝延（河南省人民医院）　　　　　　董安琴（郑州大学第五附属医院）

谢 宏（上海海事大学信息工程学院）　解 益（郑州大学第五附属医院康复医院）

电子工业出版社
Publishing House of Electronics Industry
北京·BEIJING

未经许可，不得以任何方式复制或抄袭本书之部分或全部内容。

版权所有，侵权必究。

图书在版编目（CIP）数据

手功能康复概论 / 贾杰主编. —北京：电子工业出版社, 2019.1

（手功能康复系列丛书）

ISBN 978-7-121-35364-2

Ⅰ.①手… Ⅱ.①贾… Ⅲ.①手–功能性疾病–康复 Ⅳ.①R658.209

中国版本图书馆CIP数据核字（2018）第251242号

策划编辑：崔宝莹
责任编辑：崔宝莹
印　　刷：北京捷迅佳彩印刷有限公司
装　　订：北京捷迅佳彩印刷有限公司
出版发行：电子工业出版社
　　　　　北京市海淀区万寿路173信箱　　　邮编：100036
开　　本：889×1194　　　1/16　　　印张：18　　　字数：450千字
版　　次：2019年1月第1版
印　　次：2019年6月第2次印刷
定　　价：168.00元

凡所购买电子工业出版社图书有缺损问题，请向购买书店调换。若书店售缺，请
与本社发行部联系，联系及邮购电话：（010）88254888，88258888。
质量投诉请发邮件至zlts@phei.com.cn，盗版侵权举报请发邮件到dbqq@phei.com.cn。
本书咨询联系方式：QQ 250115680。

前 言

Foreword

众所周知，人类的双手具有精细的结构和复杂的运动、感觉等功能。拥有全身54%功能的双手也是人类进步、发展最本质的 "工具" 。手部创伤、神经损伤以及部分其他疾病都会引起手功能障碍，影响人们的日常生活和工作。作为康复领域里棘手且不可忽视的一部分，手功能康复逐渐 "热" 了起来。战争创伤以及社会工业化促进了康复医学的发展，也同样将人们的视线聚焦到了外伤引起的手功能障碍。随着时代和社会的变化，疾病谱也在改变：手外伤发病率逐年下降，中枢神经损伤继发的手功能障碍越发常见。此外，人们对生活质量要求的提高，对手与上肢功能表现的关注，使得各类引起功能障碍的疾病也纳入了手功能康复的范畴，如乳腺癌术后手与上肢的功能障碍、内分泌疾病引起的手功能障碍以及劳损等。明确手功能康复的基本概念、理论，规范相关技术，以及科研和临床结合都是当下利于手功能康复更好发展、更规范应用的必要之举。因此，在全国范围内召集有志于手功能康复临床研究的专家、学者一起编撰 "手功能康复" 系列丛书势在必行。该套丛书将重新诠释"手功能康复"，包括凝练手功能康复理论，规范手功能康复治疗技术，并结合原创理论进行具体阐述。此外，还将针对中枢神经系统损伤引起的手功能障碍撰写专著。作为"手功能康复"概念之基础、理念之核心的《手功能康复概论》，便是该套丛书的第一本。手与上肢功能密不可分，手功能是上肢功能的延伸与实现。本套丛书中所提及的手功能包含手与上肢功能。

全书共分为八个章节，内容涵盖手功能相关概念，手功能康复模式，手功能康复病损原因、功能评估、康复手段和技术，手功能康复精要，新技术、新理念，手功能康复科学研究等。希望读者能够从手功能康复的基本理念，临床应用到科研，全面理解手功能康复的深层含义。本书将引起手功能障碍的病损原因从手外伤扩展到包括骨骼肌肉病损、神经系统病损、肿瘤、烧伤以及其他病损，此外还介绍了儿童手功能障碍的原因及特点。首先，本书纠正了人们固有的、狭隘的"手功能"概念，为后续丛书奠定编撰基础；其次，将手功能康复的临床、科研覆盖面扩大，引起临床和科研工作者的重视，有助于启发新的思路。在介绍完手功能康复相关的定义、功能障碍原因以及评估、治疗后，还以分析临床病例的形式，介绍了某种手功能障碍的康复治疗思路，重点在于培养读者临床思维和解决问题的能力。本书最后两部分结合原创的手功能康复理论（"中枢－外周－中枢"和"上下肢一体化"等），以科学研究为主，介绍了手功能康复相关的新技术、新理念。基于"医工交叉"和"产、学、研、医"的合作形式，多位工程领域专家参与了该部分的撰写，为读者介绍手功能康复的新理念如何与工程的新技术相结合，并提供了典型病例以便更好地理解。

本书以精炼、概括性的语句汇总了手功能康复的相关概念、理论、技术要点、临床思路以及科研重点。希望读者通过阅读本书，能够从中获得手功能康复的新启发，并将其泛化到临床、科研的具体应用中。此外，全书有三大亮点。

第一，规范相关概念，包括"手""手功能""手功能康复"。"手功能"和"手功能康复"的概念里首次强调了中枢神经的调控，并以各类功能表现为核心和康复的主要内容。全书强调"手""脑"结合，从结构相关性到功能联系上，将"手功能"与"脑功能"紧密联系在一起，颠覆传统的康复理念。

第二，以病例形式介绍了手功能康复的具体理念和技术。在全书的各个章节，读者都能找到各类典型的病例，包括简单的技术应用病例或详细的病例治疗。希望通过结合病例的形式，能够更加生动地让读者理解相关的知识点。第六章通过对具体病例或同一类病损引起的手功能障碍，从病例描述、功能评估、康复目标、治疗方案制订到临床思维的培养进行了全面介绍和描述，更全面、具体地传递了手功能康复的理念。

第三，手功能康复模式介绍。手功能康复非常棘手，需要团队协作。本书将团队协作的形式进行深刻、细致的总结和描述，以便读者通过学习能够传承这种协作模式，组建当地或全国性质的合作团队。此外，手功能康复团队作为"医工交叉"的创新型团队，在"产、学、研、医"合作模式上有较多成功案例，因此在本书中介绍了"产、学、研、医"合作模式及典型案例。本书也从协作模式的基础上，延伸出手功能康复科学研究的背景、思维、研究手段以及未来发展趋势等。必将为热爱手功能康复科学研究的读者带来全新的认识和新的启发。

《手功能康复概论》一书的顺利出版，依赖于各编者、出版社以及全国手功能康复团队的大力支持和配合，谨在此表示感谢。由于本书是第一次系统地归纳手功能康复的相关概念、理论及治疗，并将其融入临床和科研，难免会存在一些归纳、整理的遗漏和不足，愿各位同行和读者指正。同时，也希望读者能从这本凝聚了手功能康复团队多年来成果的书中感受"手功能"的魅力，体会每位编者在书中所付出的心血，并能有所收获。

2018 年 10 月

目 录

Contents

第一章 手功能康复相关概念

第一节　手与手功能

直立行走解放了人类的双手。人们通过手，从事各种生产和娱乐活动，实现生命的价值，创造和构建人类文明。

手承担了多种感觉和运动功能，并且具有众多特性。对不同形状的物品或对象进行抓握及功能性操作体现了手的灵活性；感受不同质地、重量的物品或对象，通过手势进行信息沟通、表达情感则显示了手的适应性；而从解剖结构和中枢调控的角度看，手又具有相当的复杂性。事实上，从多种意义上说，手都是人体最复杂的器官之一。因此，当我们谈及"手功能"这一概念时，应认识到它并不仅仅代表了手作为器官的复杂结构和各种具体的抓握功能，而

应在扩大到对手的"功能"这一概念认识的基础上，对手功能及其障碍的原因进行更加深入细致的研究，从而更好地理解一系列与手有关的功能活动、更全面地制订各种手功能障碍的康复方案。

一、手的定义

手（hand），是人体上肢末端的一部分，由五根手指及手掌组成，左右两手相互对称，互为镜像。手以腕关节为界与前臂区分，成为上肢的远节结构。手的结构组成包括掌根、手掌、手背以及手指。五个手指由外到内分别为拇指、食指、中指、环指以及小指。拇指位于手掌侧面，具有屈曲、内收、外展以及对指等功能。除拇指外的四指可以向手掌屈曲以完成

抓握动作，手指伸展可完成释放动作。手部和上肢的运动及感觉功能在运动皮层及感觉皮层的投射区分别占据近1/3与1/4的区域，手部的精细功能与大脑中枢的调控息息相关。在神经系统的调控下，手部肌肉和关节可以产生大范围但精确的活动，从而进行各种精细或粗大运动。

在日常生活中，我们使用手去进行各种操作时，常需要与眼睛相互配合（图1-1-1）。手与眼睛相同，是人体感知周围环境的重要器官之一，其典型表现为手的触觉识别功能。手在进行取物时，会根据物体的材质、形状和重量来决定手掌开合的大小以及力量的调控，具有对环境的自适应能力。同时手也是人体重要的感觉器官之一，感觉的表现最终要以运动功能来体现，在日常生活中，手同时作为运动输出器官以及感觉输入器官，完成各种或简单或复杂的操作。

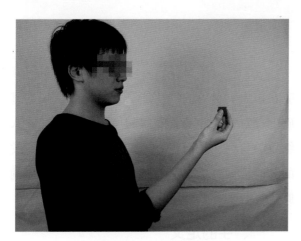

图 1-1-1 手眼协调

二、手的解剖

结构决定功能。了解一个器官，我们需要从它最基本的解剖结构出发，并以此为基础去发现问题和探索最佳的治疗方案。手作为人体最复杂的器官之一，其解剖结构的复杂性不仅仅体现在其本身的结构上，还体现在手与上肢、甚至躯干的整体解剖结构的联系上。

（一）基础

手部基础的解剖结构包括骨骼、关节、肌肉、神经、脉管系统及与其密切联系的上肢解剖等。

1. 骨骼和关节

手部具有27块骨头和19个关节。27块骨头包括5块掌骨、14块指骨以及8块腕骨；关节包括桡腕关节、腕骨间关节、腕掌关节、掌骨间关节、掌指关节和指间关节；其中以第一腕掌关节尤为特殊，属于鞍状关节，构成拇指对掌和对指活动。此外，手各关节的稳定性主要由韧带、关节囊提供，它们是手的解剖结构中不可忽略的一个成分。27块骨头和19个关节组成了整个手部的骨性及关节结构，为手功能的实现提供了结构基础。

2. 肌肉

手部肌肉由手内肌肌群和手外肌肌群所组成，一共有28块肌肉。手内肌均起自手部，包括大鱼际肌群、小鱼际肌群、拇内收肌，4条蚓状肌和3条掌侧、4条背侧的骨间肌。其中，大鱼际肌群又包括了拇短展肌、拇短屈肌和拇对掌肌；小鱼际肌群则包括小指外展肌、小指屈肌、小指对掌肌和掌短肌。手外肌大多起自于前臂或肱骨内外上髁，包括：①位于手部掌侧的屈肌——主要有4条指深屈肌和4条指浅屈肌以及拇长屈肌。②位于手部背侧的伸肌——主要有4条手指的总伸肌以及小指伸肌和食指伸肌。手的精细功能依靠手内肌与手外肌的相互协调配合。手外肌对于手的塑形很重要，而手内肌的功能更多地体现在精细感觉和动作上。手内肌控制掌指关节的屈曲以及指间关节的伸展，手外肌主要控制掌指关节的伸展以及指间关节的屈曲。二者的相互协调对于手进行各种功能性的活动至关重要。以伸直手指为例，单纯指总伸肌收缩只能引起掌指关节的过伸，只有手内肌的参与才能完成手指的伸展动作。对于中枢神经损伤后引起的手运动功能障碍，较难康复的原因之一是手内肌与手外肌协调性的丧失。

3. 神经

手部的运动功能依赖于神经的支配。支配手部肌肉的神经主要有尺神经、桡神经和正中神经。正中神经支配 4 块指浅屈肌、拇长屈肌以及桡侧的 2 条指深屈肌和蚓状肌，大鱼际的 3 块肌肉也由正中神经支配，正中神经损伤易形成"猿手"。桡神经主要是负责手部的外在伸肌、4 块指伸肌、食指伸肌、小指伸肌以及拇长（短）伸肌、拇长展肌，桡神经损伤易形成"垂腕"。尺神经主要是负责尺侧的两条指深屈肌以及除了鱼际和桡侧的两条蚓状肌之外的所有内在肌，包括 3 条掌侧骨间肌和 4 条背侧骨间肌、2 条尺侧蚓状肌、小鱼际肌和内收肌，尺神经损伤易形成"爪形手"（图 1-1-2）。

手部的感觉功能也主要由上述 3 条神经所

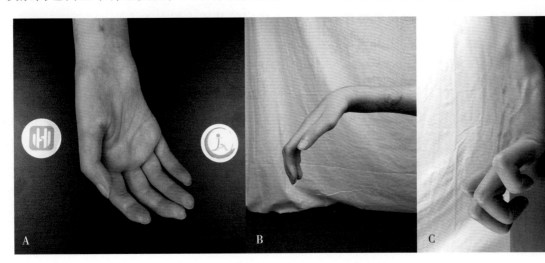

图 1-1-2 手部神经损伤
A. 猿手；B. 垂腕；C. 爪形手

支配，正中神经负责掌侧桡侧半的感觉，包括桡侧三个半手指和向下延伸的手掌桡侧部分；尺神经负责手掌尺侧半和尺侧一个半手指的感觉，包括背侧和掌侧的部分；桡神经负责腕部和手背除了尺神经支配的其余部分的感觉（图 1-1-3）。

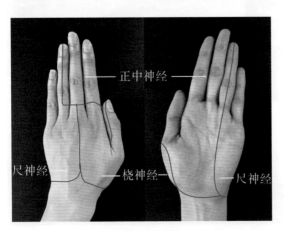

图 1-1-3 三条神经的感觉支配

4. 脉管系统

手部的血管供应主要来源于尺动脉、桡动脉、骨间前动脉和骨间后动脉的分支，这些动脉在腕部形成动脉网，在掌部形成动脉弓。动脉网和动脉弓之间存在着更多交通支吻合，使手在捏、持、抓、握等多种功能位上仍保证有充分的血液供应。此外，手与上肢的淋巴系统组成也极为复杂，包含浅、深淋巴管的丰富交通，对手与上肢淋巴回流十分重要。

5. 上肢相关解剖

手位于上肢的最远端，是手功能体现的最关键结构。但是，这需要近端结构提供支持和辅助，这些结构的功能对手功能的实现非常重要。上肢所包含的骨骼、关节、肌肉、神经以及脉管系统等相关结构，具体内容可参考本套丛书之《手功能康复理论与实践》中相关内容。

（二）功能

手具有最基本的感觉和运动功能。以上肢、躯干和下肢为支撑基础，手可以进行更为复杂和广泛的活动。

1. 感觉功能

手的基本感觉功能包括浅感觉，深感觉和复合感觉。在此基础上，手具有丰富的神经末梢及各类感觉小体，而且手同时受桡神经、尺神经和正中神经支配，因此手具有多种精细的感觉功能，如痛温觉、振动觉、实体觉和两点辨别觉等。

2. 运动功能

手具有复杂多样的运动功能，基本形式包括：单个手指的屈伸、内收外展、集团屈曲及集团伸展、球形抓握、柱状抓握等各类抓握以及拇指配合下的对指、侧捏等（图1-1-4）。

3. 功能性活动

日常生活中，在不同的环境和任务导向下，手功能的表现形式不一，但均是基于其感觉、运动功能实现，并主要体现为运动输出及感觉输入两大类功能。手的活动是以功能为导向，常见的功能性活动包括各类抓握、捏、够取、投掷等。尽管手是上肢运动最后的执行器官，但正如上文所述，上肢的作用也是不能忽视的。本节以"够取并形成抓握"这一简单的例子来描述一下上肢的作用：为了让手部完成此任务，腕关节在手的方向和位置上进行了精确的调整，肘关节伸展、盂肱关节前屈和（或）外展以扩大手的活动范围并调整前臂的位置，肩胛骨辅助控制上肢方向，同时肩关节复合体也作为上肢运动的"锚"，为上肢的运动提供了稳定的基础（图1-1-5）。

手与上肢执行功能性活动之前或同时，特别是负荷较大的功能性动作时，人体自身存在一个前馈平衡机制，即躯干的协调以保证活动时肌肉与骨骼处于适当的相对位置，保证功能的实现。此外，下肢提供的移动及平衡控制也进一步协助手与上肢完成范围更大、内容更复杂的功能性活动。因此，手的功能与躯干、下肢的功能也存在紧密联系。基于"上下肢一体化（upper and lower extremities integration，ULEI）"理论，手及上肢的功能会影响下肢步行的能力以及整体躯干的平衡能力（图1-1-6）。以步行为例，在步行过程中，正常的手臂运动对于躯干和下肢的平衡和协调也起到了

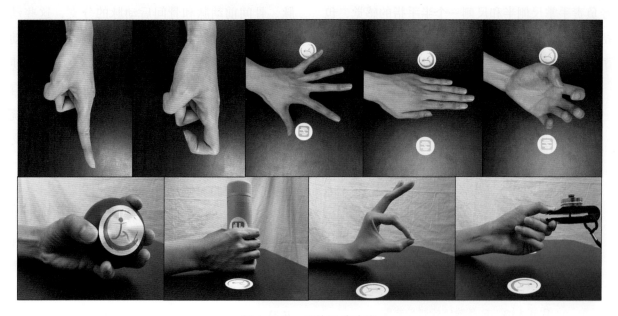

图1-1-4　手的运动功能

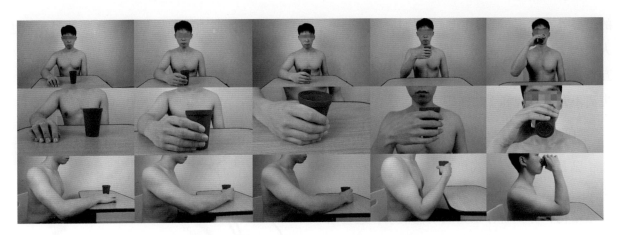

图 1-1-5 多关节功能性活动拆分

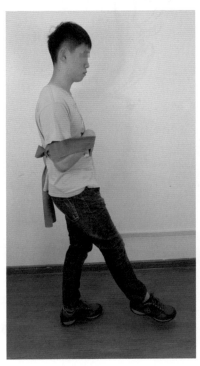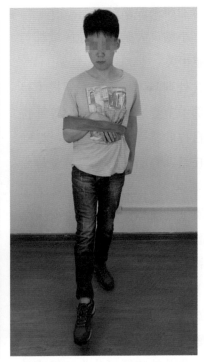

图 1-1-6 上下肢一体化

很重要的作用。

通过手语、手势进行信息交流和情感表达也是手功能参与日常生活活动的重要方面。总而言之，手在人们的生活和社会活动中扮演着无可替代的角色。

三、手与脑

（一）手的功能与脑的关系

手的功能建立在手与上肢的皮肤、筋膜、关节、肌肉等"执行器官"完整的基础上，并实现于神经系统多层级的精密调控与信息整合

处理：来自手与上肢外周感受器的感觉信息经过周围神经、脊髓到达脑，进行进一步的信息加工，并与其他感觉、运动、执行等系统发生复杂的相互关联，从而使人获得了对外在环境的感知与认识，给不断进行的运动过程提供丰富的信息以协助其调控；而由复杂认知、决策过程产生的运动计划，又再通过层层编码与调控，最终由上肢 - 手的外周效应器实现各种精细运动功能。同时，由手获得的信息，以及需经手完成的活动与任务，又深入参与了认知加工的方方面面。因此可以说，手功能是脑功能

的重要外在体现，脑功能需要手的功能来实现。人类的文明进化，离不开手功能与脑功能的交互作用和共同进步；完成丰富多彩的工作生活，也离不开脑功能和手功能的协同运作。

（二）手功能相关的脑结构基础

脑是神经系统的高级中枢，脑干、丘脑、小脑、大脑其不同部分构成复杂有序的层级和网络结构，分工合作以完成功能活动；这些结构都广泛参与了对手的支配和功能调控。

1. 与手感觉功能相关的脑结构

脑干、丘脑、小脑、大脑皮质等区域都与手的多种感觉功能相关。

脑干不仅包含处理本体感觉的后索核（接收来自上肢－手部关节囊、肌腱、肌肉等部位的本体感觉和来自皮肤感受器的触、压、振动觉），还有内侧丘系、脊髓丘脑束等感觉传导束（将与上肢－手相关的感觉信息传导至丘脑）。丘脑是皮质下处理感觉信息的重要中继站，接受来自脊髓和脑干的上肢－手的感觉信息，经加工处理后再投射到大脑皮质感觉区（部分投射至运动区）。大脑皮质是感觉信息进入"意识"的部位，也是两点辨别觉、刺激的精确定位等精细感觉功能的神经基础。大脑皮质与上肢－手感觉相关的脑区可分为初级感觉皮质和其他感觉联合区。初级感觉皮质位于顶叶中央后回，其内部的神经元排列与外周躯体区域有对应关系，其中上肢－手的感觉投射区在对侧顶叶中央后回的背外侧（图1-1-7）。皮质感觉联合区的功能主要是对初级感觉皮质传出的感觉信息进行进一步解释、加工，并与其他感觉模态、运动系统等发生相互作用，以从基本的感觉逐步获得知觉、概念等意识内容，或参与运动和认知过程的调控。此外，小脑作为重要的运动协调器官，也参与上肢－手的感觉信息加工过程中，并利用感觉信息调节主动

肌和拮抗肌肌力，但一般认为这些过程并未达到意识水平。

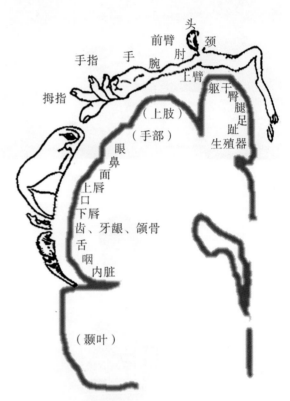

图1-1-7 上肢－手的感觉投射区

2. 与手运动功能相关的脑区

大脑皮质、皮质下核团（基底神经节）、小脑等结构，均参与手运动功能的实现与调控。

大脑皮质中与上肢－手运动功能最为直接相关的脑区是初级运动皮质，位于额叶中央前回及其邻近区域，上肢－手随意运动的神经冲动大部分起自此处，通过皮质脊髓束到达相应节段脊髓前角，控制上肢、手的运动。初级运动皮质内的神经元排列也与外周躯体不同部位有对应关系，上肢－手的定位区位于背外侧（图1-1-8）。除初级运动皮质外，上肢－手运动功能的完成还需额叶的前运动皮质和辅助运动皮质（均位于初级运动皮质前方）参与，主要完成运动的规划、准备，以及运动学习等过程。基底神经节位于大脑皮质下白质深部，主要起到起始和易化随意运动、抑制不随意和不协调运动以及维持正常肌张力的作用。小脑是神经

系统中维持、调节姿势的中枢器官，接受来自脊髓、大脑皮质和皮质下核团等的感觉和运动信息，以保障精细运动过程的准确执行，是完成手复杂、精细和功能性运动的重要神经基础。同时，小脑也是参与上肢－手的运动性学习和运动记忆的重要神经结构。

除以上脑结构外，丘脑的腹外侧核，以及脑干内的橄榄核、副橄榄核、脑桥核、红核、黑质、网状结构及其之间的纤维联系也参与肌张力、协同运动等运动功能的调节，并形成反馈环路使随意运动更加精细。

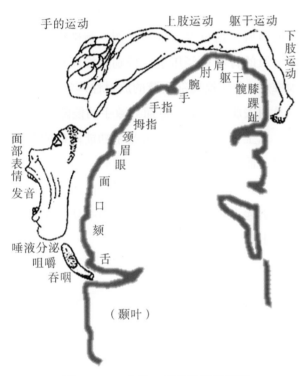

图 1-1-8 上肢－手的运动投射区

3. 与手"综合"功能相关的脑结构

手的感觉、运动功能不是割裂的"感觉""运动"，而是处在连续的动态信息交互和整合过程中，并不断与其他认知过程发生交互作用，以完成手的各种复杂的功能活动，发挥其在生活、生产等活动中的作用。为实现感觉、运动交互作用，在上述感觉、运动通路的不同层级，感觉、运动两个系统的神经结构间存在大量白质纤维联系。上肢－手功能的完成不仅需要

直接调控其功能的脑结构，还需要视觉、听觉等多模态感觉信息系统，以及注意、记忆等认知功能的参与。因此，手感觉、运动相关的脑区与传统认为的视觉通路（特别是背侧视觉通路）、额叶执行功能相关区域等脑区之间都存在广泛的纤维联系，以协调手的复杂运动功能，并使上肢－手的活动与所处的内外环境、任务目标等相适应。较新的研究也发现，传统认为负责上肢－手运动、感觉功能的脑区，也参与了多种认知加工过程中；这更进一步说明了手的功能与认知等其他高级脑功能之间具有密不可分的联系。

四、手功能的概念

传统的手功能概念单纯指手的运动输出和感觉输入两大类功能表现，却忽略了手进行功能性活动的前提条件和手在人体中作用的整体性，是一个相对狭隘的定义。通过以上分析我们可以看出，如今的"手功能"概念已经超出了其字面本身的含义，而被赋予了基于解剖结构、涉及中枢控制和外周反馈调控以及连接功能完整性等的丰富内涵。

综上所述，在现代康复体系的框架下，作为完整意义的手功能（hand function）应该是一个更加广义的概念，它是基于手与上肢的各项功能性结构，在中枢调控和周围神经支配下，以感觉、运动功能以及人体平衡和协调功能为体现的一系列活动，是人类最基本和最重要的功能之一。

（贾 杰 何志杰）

第二节 手功能障碍

一、概念

作为日常生活中使用最频繁的器官之一，手同时也是最易遭受损害的器官之一。手及相

关结构如上肢、躯干，以及大脑中枢等遭受的损害和疾病均可导致手功能障碍。手功能与人们的日常生活质量息息相关。很难想象一个丧失手功能的患者如何去处理和解决日常的大小事务，当然不排除例外的情况，但例外也仅仅局限于少数人。通常所说的手功能障碍是指由于各种原因所导致的与手有关结构的损害，进而导致手功能减退、缺失和异常的现象。

二、原因

常见的引起手功能障碍的原因有很多种：骨骼与软组织损伤，血管或淋巴管疾病（例如乳腺癌术后淋巴水肿导致上肢活动受限），周围神经和中枢神经系统的损伤等。只有在了解手功能障碍的具体原因后，我们才能针对性地进行评估和治疗。以下我们通过几种常见的疾病来分析造成手功能障碍的原因。

（一）骨骼与软组织损伤

引起手功能障碍的骨骼与软组织的疾病，常见的包括骨折、肌腱病、烧（烫）伤等。以手部骨折为例，骨折后患者往往存在感觉和运动功能障碍，表现为关节活动度下降、肌力减退以及疼痛等，最终引起日常生活活动能力受限。

（二）周围神经系统损伤

常见的引起手功能障碍的周围神经损伤的疾病包括了新生儿出生时的臂丛神经损伤，以及各种原因导致的桡神经、尺神经和正中神经损伤。新生儿出生时的臂丛神经损伤常常导致小儿的手－上肢功能障碍以及受累肢体发育异常。桡神经、尺神经、正中神经损伤则导致相应支配肌肉功能障碍及区域性感觉障碍，造成特征性的上肢－手异常姿势，前文已有详述。

（三）中枢神经系统损伤

中枢神经系统损伤是临床上造成手功能障碍的常见原因，常见疾病如脑卒中。脑卒中后

有 55%~75% 的患者会遗留肢体功能障碍，而手功能障碍占到 80% 以上，这其中只有 30% 的患者能实现手功能的完全恢复。

（四）血管和淋巴管疾病

乳腺癌患者常常要进行腋窝的淋巴清扫，由此造成了上肢淋巴系统的损伤，导致上肢的淋巴回流障碍，使受累上肢产生淋巴水肿。严重的肢体肿胀会令关节活动度受限，并使患者产生肢体沉重感，进而引起手功能障碍。

（五）慢性疾病

常见慢性疾病如颈椎病、胸廓出口综合征以及慢性疼痛综合征等都会不同程度地引起手功能障碍。这里以颈椎病为例，颈椎病常会导致上肢的臂丛神经压迫，特别是椎间盘突出型颈椎病，会导致局部上肢的放射性疼痛和麻木，以及相关肌肉萎缩，进而导致手功能障碍。

以上简要地介绍了引起手功能障碍的常见原因，而临床上引起手功能障碍的原因远不止这些。无论哪种原因导致的手功能障碍问题都应该引起人们的足够重视，因为手功能在日常生活中是无可替代的。

三、分类

常见手功能障碍的分类包括手的感觉功能障碍、运动功能障碍以及认知障碍。

（一）手的感觉功能障碍

手的感觉功能障碍表现包括深、浅感觉减退或丧失，麻木，疼痛，感觉过敏和感觉倒错等。

感觉过敏是由感觉阈值的下降导致，表现为轻微刺激便会引起强烈反应。感觉过敏会引起患者因刺激反应过于强烈而害怕或不愿意活动，进而导致患者的相关功能锻炼（如手功能、肌力、灵活性、协调性的康复训练）无法进行。

感觉倒错是指对外界刺激产生与正常人不同性质或相反性质的异常感觉。截肢患者常常存在着幻肢痛。因为大脑对刚被截掉的肢体，

仍有正常的体位记忆。截肢者可能会感觉到被截掉的肢体，因无法观察到实际肢体的存在，因而可能会幻想出无限延长、套状的肢体等，且伴随疼痛，这就是幻肢感与幻肢痛，是一种异常的感觉。

手的感觉功能障碍一般与运动功能障碍同时出现，其功能障碍的原因也类似。但需要明确感觉传导通路中的不同感觉神经元损伤会引起不同的感觉功能障碍表现。例如，外伤所致的Ⅰ级神经元损伤将会引起该神经分布所在的感觉功能障碍（浅感觉）；脊髓或大脑损伤可能会引起深、浅感觉功能障碍。手的本体感觉丧失将会影响手的空间定位及运动控制，严重影响预后。此外，外在或内在环境因素的改变也将引起手部感觉异常。例如，乳腺癌术后水肿的患者因为电解质的紊乱可能会引起疼痛。

（二）手的运动功能障碍

创伤或疾病导致的手的运动功能障碍直接影响手功能的实现。典型的手的运动功能障碍表现为肌力下降、关节活动度受限、肌张力异常、协调能力下降以及继发于形态异常的功能障碍（如肢体肿胀、截肢等）。

手的运动功能障碍对于日常生活活动的影响巨大。例如，由于桡神经受损引起的"垂腕"现象，患者的手指以及手腕均丧失或部分丧失背伸的功能，不能进行抓握；脑卒中后偏瘫侧高肌张力且没有产生分离运动的患者，由于屈肌张力过高而无法完成手指的伸展，也无法实现抓握功能；进行淋巴结清扫的乳腺癌患者，术后由于手与上肢的淋巴循环障碍引起局部肿胀，使关节活动受限，肌力降低，最终导致手功能下降。日常生活中需要手来完成各种精细动作，由于多神经的支配以及中枢调控的复杂性，手部精细功能的丧失通常恢复的速度缓慢。

从广义上理解，手的运动功能障碍也体现在上肢、躯干以及下肢，甚至是认知功能障碍继发的手运动功能下降。例如，下肢截瘫的患者由于丧失了部分移动功能，其手和上肢的整体运动能力也相对下降。对手运动功能障碍的原因、表现的认识将有助于提高后续康复治疗的疗效。

（三）认知障碍

适于抓握和使用工具，并能进行精细操作的手是人类区别于其他动物的重要特征之一。在人类进化和文明发展的过程中，手功能的不断进化改变了人与环境、人与自身的互动方式，极大促进了认知功能的发展。应该说，人类手功能的进化和认知功能的进化是相互促进不可分割的。

从神经机制讲，手功能的实现不仅需要外周的效应器、周围神经和脊髓神经元的参与，完成最为"初级"的感觉和运动功能，还需要中枢神经系统的感觉皮层、运动皮层和联合皮层的相互作用，完成感知觉分析、运动计划、执行以及复杂的动作调控等，这些过程都依赖正常的认知功能。目前神经科学研究发现，在灵长类和人类脑中与手的运动及感觉功能相关的脑区，除了初级感觉和运动皮质外，还包括前运动皮质、辅助运动皮质、顶叶感觉联合区、小脑、基底节等结构。这些脑区间的信息传递和相互协作，可完成手对操作对象的特征提取、运动学习、编码，以及动作控制和调控等。同时，上述运动相关的脑区在脑内还与背侧及腹侧视觉通路存在纤维联系和信息传输，以协助进行对操作对象和环境相关感觉的提取、对象的识别等；并与前额叶皮质存在纤维联系，以进行潜在运动模式的选择（抑制与释放）等调控过程。除此之外，目前研究还发现，脑内与手功能相关的注意、感觉、运动等皮质范围较大，且神经元特化较明显，分工也更细致；这进一步提示了手功能神经机制的特殊性以及与认知功能的相关性。因此，手的功能实现，是由大量认知加工过程所支持的。特别是手的精细功能与认知功能更加密不可分。认知功能除了直接影响手功能的表现外，也间接影响着手功能的恢复。例如，良好的认知状态有助于患者理解指令、与医疗人员或照料者互动，以更好地完成康复训练；而稳定的情绪和注意力的保持有助于患者坚持康复过程。

人们谈到手功能障碍时，通常从肌力、肌张力、关节活动度等角度探讨。而中枢神经损伤所引起的手功能障碍，除了以上因素外，认知功能的损伤也是其功能障碍的主要原因和表现。

（贾　杰　杨　青）

第三节　手功能康复

康复医学作为功能医学，利用各种方法使减退或丧失的功能尽快并最大限度的恢复和重建，使患者能够重新回归生活、工作和社会。手功能康复是康复医学中以肢体或器官的功能为标准延伸出的分支，因手的复杂性而独具特点。

一、定义

根据世界卫生组织（World Health Organization，WHO）的定义，康复是指综合地应用各种方法，使患者已经减弱或丧失的功能尽快地、尽可能地得到恢复和重建，使他们在躯体上、精神上、社会上和经济上的能力尽可能地得到恢复，从而重新走向生活、工作和社会，即康复是躯体功能、心理功能和社会功能的恢复。这里的"康复"是一个大的概念，它涵盖了康复所涉及的方方面面。

手功能康复（hand function rehabilitation）作为康复的一个分支，在这个基础上又有它自己的创新。特别是近几年，在国内手功能康复蓬勃发展的情况下，手功能康复不再单单局限于康复医学科，而逐渐走向了多学科的合作。而康复的各种方法也不再是简单的物理治疗、作业治疗和辅具疗法等手段，国内的手功能康复已经在技术方面逐渐与世界接轨，甚至有赶超发达国家的趋势。

在此我们提出：手功能康复，是以功能为导向，通过多学科合作，将传统和现代的理论与技术相结合，对多种引起手功能障碍的疾病进行治疗，对已经表现出的手功能障碍进行积极恢复或代偿，帮助患者重新回归生活、工作和社会。

二、原则

（一）功能导向

手功能康复的目标是最大限度地恢复手的功能，不仅包括基础的感觉、运动能力的康复，更重要的是针对手部感觉、运动精细化的特点，重塑其在生活、工作中的功能。在手功能康复的过程中，应根据手功能障碍的类型和严重程度，并参考患者本人及其家属的意见，针对性地设立功能康复的短期目标和长期目标。手功能康复是一个漫长且艰难的过程，只有清楚地认识病情、准确地把握手功能康复的规律，才能提高康复治疗的针对性，同时坚定患者和家属对于康复的信心。

（二）个性康复

手的结构、功能复杂，不同的病损会给患者带来表现不同、程度不一的功能障碍。因此，手功能康复强调因人而异的个体化原则，即个性康复。个性化的手功能康复在临床上体现在根据患者不同的表现，针对性地选择治疗措施；还体现在对于不同程度的手功能障碍个性化地调整治疗的量和强度。此外，采用多学科协作的形式，从不同的专业角度关注同一个患者存在的手功能障碍，可以更全面地剖析手功能障碍的原因，从而制订个体化的治疗策略。

（三）循证为本

基于循证的手功能康复要求把握当前所能

获得的最佳证据，结合患者的病情和治疗人员的临床经验，综合考量后做出最精准、明了和明智的决策。循证为本的手功能康复有助于保证患者的康复疗效，减少并发症，在取得患者的充分配合后还可以减少不必要的医疗资源的浪费。手功能康复难度较大，特别是中枢神经损伤引起的手功能障碍，只有在循证医学的指导下进行训练，才能帮助患者在有限的时间内取得最佳的疗效。

（四）中西兼顾

在手功能康复过程中，除了现代的康复理念与技术，也不能忽略传统的中医疗法对于手功能障碍的疗效。临床上常用的针对手功能障碍问题的中医疗法有针灸、推拿、小针刀等。中医整体辨证论治的治疗思路在某些方面可以弥补西医的不足，因此在国际上获得了越来越多的认可。

三、特点

（一）系统化、精细化评估

手功能康复的复杂性与手部结构和功能的复杂性密切相关，而高质量的康复治疗离不开高水准的康复评估，综合以上要素，要求我们在手功能康复时首先给予系统化、精细化的评估（图 1-3-1）。系统化评估指的是采用多种评估方法相结合，针对手部不同维度的问题进行完整的评估。精细化的评估则离不开精确的评估工具和手段。各种定量的评估设备可以给我们提供关于手部结构和功能的精确信息，从而发现治疗过程中患者手功能恢复的细微变化。

手功能康复是一个相对漫长而艰难的过程，在这个过程中仅依靠康复医学科是比较困难的，临床上应注重与交叉学科、边缘学科的结合。手功能康复在临床上可以与神经内科、神经外科及手外科等合作。例如，神经内科可使用药物对手功能障碍进行治疗，而神经外科与手外科则可以通过手术治疗，如健侧 C7 神经移位术可以改善康复训练的效果，帮助突破手功能恢复的瓶颈期。此外，高校和研发企业的结合也能大大助力手功能康复设备的研发。多技术应用则结合了传统的物理治疗、作业治疗以及新型的外周和中枢干预手段，例如新型

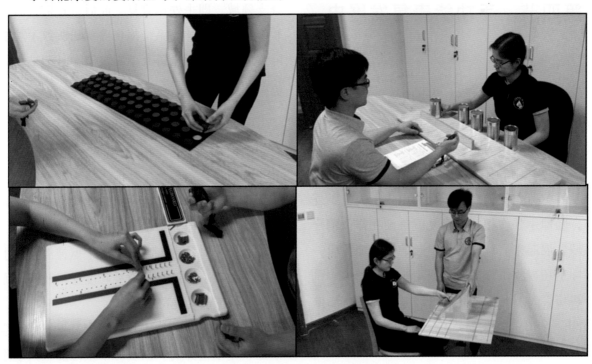

图 1-3-1 常用的手与上肢功能评估

多模态智能康复机器人、镜像技术、脑机接口等，传统康复技术和现代科技的结合会给手功能康复带来更多可能性。

（二）新理念、新方法指导

除了与多学科、多技术的结合以外，手功能康复有别于其他类型康复的另一个特点是：它有自己综合的、系统的康复理念支撑。全新的理念有助于打破传统思维的桎梏，这为手功能康复的进一步发展奠定了基础。近些年，国内手功能康复呈现了快速发展的趋势，这种趋势主要体现在手功能康复新理念的提出以及新技术的开发。这方面的典型案例便是以复旦大学附属华山医院贾杰教授为代表的手功能康复团队，不断开创出如"中枢－外周－中枢（central-peripheral-central）""上下肢一体化"以及"协同与制衡（coordination and counterbalance）"等先进的康复理论，同时研发了诸如"多模态镜像（multi-modal mirror therapy）"（图1-3-2）、"脑机接口（brain-computer interface，BCI）"和"手功能支具手套（hand functional gloves）"等基于新理念的创新评估和治疗的设备，都为手功能康复带来了全新的面貌。

（贾　杰　丁　力）

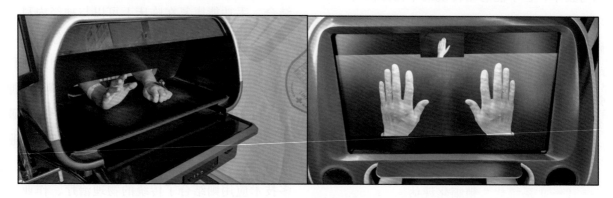

图1-3-2　多模态镜像技术

第四节　手功能康复发展史

一、兴起

康复的兴起始于第二次世界大战时期，以伤员的健康和活动能力恢复为主要内容，在此期间，以美国为主要代表的国家建立起了完善的康复基础和体系。20世纪80年代，工业化发展与劳作保护措施不足，出现了大量手外伤，随即手外伤相关的康复就逐渐在作业治疗领域发展起来。针对外伤引起的手功能障碍，国际上还成立了许多协会或组织，包括美国手外科协会（American society for surgery of the hand，ASSH），亚洲太平洋联合会治疗协会（Asia-Pacific federation of societies for hand therapy）等，自此康复医学逐渐衍生出一个分支领域，即手外伤康复。此后，骨折、肌肉软组织损伤、神经系统损伤等疾病所致手功能障碍的康复治疗也得到不断发展，日渐被人们接受和认同。

二、拓展

随着康复医学的发展和疾病谱的改变，骨骼肌肉疾病引起的手功能障碍逐渐被神经损伤，特别是中枢神经系统损伤导致的手功能障碍所替代。然而，由于手功能康复的难度大、治疗效果相对较慢，人们对于中枢神经系统损伤引起的手功能康复的重视程度远不及同样原因引起的下肢功能障碍康复。

在中国，手功能康复的概念及重视程度应该是领先于世界的。以发源于上海复旦大学附属华山医院的手功能康复为例，2013年，科技部"十二五"科技支撑计划课题"脑卒中后手功能障碍的中医康复临床规范和评价研究"课题立项（课题负责人贾杰），是手功能康复的里程碑事件。自此以后，脑卒中后手功能康复才真正被重视起来，并随后发展成立了上海团队（2015年1月上海市科学技术委员会下属上海电生理与康复技术创新战略联盟手功能康复专业委员会成立，主任委员贾杰），以及全国团队（2017年7月中国医疗保健与国际交流促进会康复医学分会手功能康复学组成立，学组组长贾杰；2017年12月中国康复医学会手功能康复专业委员会成立，主任委员贾杰）。由贾杰带领的手功能康复团队积极宣传手功能康复理念，联合全国多家医院、高校及研发型企业，开展手功能康复规范化治疗、科研和新技术、新设备研究以及研发等，致力于探索全面的手功能康复新策略以及发展我国的手功能康复。此外，全国众多医院、高校甚至是学会也逐步开始重视手功能，在学术界引起了一股"潮流"。

2013年至今，手功能康复不断拓展，具体表现在以下四个方面。

（一）治疗理念的创新

针对手功能康复，特别是脑卒中后的手功能康复，贾杰教授提出了"中枢－外周－中枢"的闭环康复（the closed-loop rehabilitation）理念。该理念强调了"中枢干预（central nervous intervention）"对于大脑中枢功能区域的激活；而在脑区激活状态下配合外周康复干预，可以促进脑功能重塑和神经的再支配，从而提升手功能的康复。此外，"上下肢一体化"理念的提出，也体现了手功能康复的整体化特点。上述这些创新的康复理念，在手功能康复发展中逐步被学界认可。随着研究的深入，相信未来会有更多的循证医学证据支持手功能康复的内在机制。

（二）原创技术的拓展

2007年，国家科技部"863计划"项目"脑血管病康复治疗新技术开发应用研究"开启后，针对手功能康复的技术也得到了创新和推广。在手功能神经康复方面，已经有8项新技术得到了开发和应用，如：运动想象训练、丰富环境训练技术、上下肢一体化训练技术、多模态镜像技术、脑机接口训练技术等；而手功能康复支具手套在限制性运动诱导疗法、上下肢一体化技术的推动及应用中则起到了举足轻重的作用。因此，技术的创新正在为手功能康复提供另一种可能。

（三）适应范围的扩大

近些年，手功能康复的领域不断得到拓展，除了肌肉骨骼疾病以及神经系统疾病外，手功能康复也涉及肿瘤领域，如乳腺癌术后手与上肢的淋巴水肿所致关节活动受限、感觉功能障碍等愈来愈受到关注。值得一提的是，2014年澳大利亚悉尼大学生命与健康学院与复旦大学附属华山医院开启了中澳乳腺癌康复的合作，加速了中国乳腺癌康复的发展，使手功能康复拓展了新领域，翻开了新篇章。同时，儿童的臂丛神经损伤、帕金森病等可导致上肢运动控制及手的精细功能障碍的疾病也开始被关注。

（四）影响力的提升

上海电生理与康复技术创新战略联盟手功能康复专业委员会于2015年正式成立，开创了手功能康复"产、学、研、医、用（industry-university-research-medicine-usage）"的创新模式。截至2017年底，联盟手功能康复专业委员会会员单位已达82家，遍及全国大部分省、市、自治区及直辖市。手功能康复影响力日渐提升。中国康复医学会手功能康复专业委员会的筹建和成立，标志着中国手功能康复真正得到了国内同行的认可，手功能康复上升到了前所未有的高度。

三、未来

（一）进一步与神经科学相结合，进行机制研究

神经科学是现阶段的一个热门学科，也是未来很长一段时间内科学探索的重要方向。手功能康复过程不单单只是感觉、运动功能的恢复，还包括手－认知功能的恢复；而这涉及大脑中枢的调控，特别是中枢神经系统损伤后的手功能障碍，如脑卒中。因此，关于手功能康复的机制研究必定会涉及大脑中枢，未来手功能康复会与神经科学、脑科学结合进行机制研究，为临床应用提供理论依据。

（二）多学科交叉融合，助力手功能康复

现阶段的手功能康复已经逐步展开了多学科交叉的合作方式，这种合作的方式目前还不是很成熟，主要体现在学科间的互动较少和涉及的学科范围较窄；同时这种合作方式仅仅局限于某些发达地区，如上海、广州等地。未来多学科的交叉合作还需要进一步的融合，这种融合也涉及"产、学、研、医"与管理的融合。学科间的互动需要更加频繁，学科的范围也需要不断扩大，并在全国范围内进行推广。通过多学科交叉融合的方式去促进手功能康复事业的发展。

（三）完善全程康复体系，注重社区"拐点"

全程康复体系包括：综合医院→专科康复医院→社区医院→社区站点→家庭。手功能康复是一个漫长的过程，仅仅依赖于医院内有限的康复时间是很难完成的。充分利用康复体系网络模式，特别是在大三级康复（三级医院、二级医院/康复中心、社区）和小三级康复（社区、站点、家庭）的社区"拐点"上，有利于回归家庭的社区手功能康复模式值得探索。然而，目前的社区康复，特别是基于创新理念的手功能康复，还几近空白，这对手功能康复发展十分不利。因此，建立对全程康复全面认识、推广，并不断完善全程康复体系，把握好社区康复这一"拐点"，使手功能康复真正走进社区和家庭，并与国际社区康复模式接轨，是未来手功能康复工作的重点之一。

（四）不断创新，开发手功能康复新技术

现阶段的手功能康复，特别是脑损伤后的手功能康复仍是一个世界性的难题。临床上针对手功能障碍的康复评估和治疗，都存在"缺规范、欠精准"的现状，这就要求所有的手功能康复人不断地努力创新，尽早制订出一套能体现手功能精细程度的、规范的康复评估体系，和涵盖中枢特色与整体观念的康复治疗指南。

至此，我们已经开始以一个崭新的角度再次认识了"手"，了解了更加广泛意义上"手功能"的概念，对引起"手功能障碍"的原因也有了新的理解。推广创新的"手功能康复"理念，在新思维下合理利用新技术提升手功能康复效果，将会是现阶段乃至未来很长一段时间的努力方向。

（贾　杰）

参考文献

[1] 国家卫生计生委脑卒中防治工程工作委员会.中国脑卒中防治报告（2015）.北京：中国协和医科大学出版社，2015.

[2] 贾杰.脑卒中后手功能康复现状.老年医学与保健，2015，21（3）：129-131.

[3] 顾玉东.手与上肢功能康复展望.中国康复医学杂志，2011，26（2）：99.

[4] 贾杰."上下肢一体化"整体康复：脑卒中后手功能康复新理念.中国康复理论与实践，2017，23（1）：1-3.

[5] 贾杰."中枢－外周－中枢"闭环康复——脑卒中后手功能康复新理念.中国康复医学杂志，2016，31（11）：1180-1182.

[6] Dobkin BH. Rehabilitation after stroke. N Engl J Med, 2005, 352：1677-1684.

第二章 手功能康复工作模式

第一节 手功能康复的团队协作

手作为人体生理解剖最为复杂的部分，是上肢功能动作最直接体现的载体。手功能康复围绕其功能障碍，充分分析功能障碍的原因，寻找合适的、高效的解决方式或代偿办法。但作为康复医学领域棘手的问题，全面的手功能康复并非简单依靠康复医学学科内各部门就能解决问题，更多的是需要以团队协作的模式，以功能恢复为导向开展康复。手功能康复团队协作之前，应该首先从手功能康复定义上认清手功能康复不是单纯的"作业治疗"关注点，也不是"物理治疗"应该忽略的地方。因此，手功能康复团队的协作模式包含康复医学科内部多部门合作，也包括多学科交叉协作，甚至包括社会多层面的合作以共同解决或减轻手功能障碍问题，促进手功能康复。

康复医学作为以功能为导向的新兴学科，强调功能恢复。这一理念在手功能康复以及手功能康复团队协作模式上，需要被进一步强化。从功能角度出发，手功能康复的核心主要围绕运动功能障碍、感觉功能障碍以及手与上肢的形态异常。分析手功能障碍的原因，主要是外伤、运动损伤、中枢神经系统损伤、外周神经损伤、烧伤、肿瘤术后功能障碍等以及儿童的各类手功能障碍。因此，在考虑手功能康复的过程中，应充分分析手功能障碍以及引起障碍的深层原因；在基于对障碍原因有较大把握的基础上，考虑各项康复手段并提供相应的决策。

一、掌握团队协作的原则

团队协作讲究效率。手功能康复团队在协作过程中，应高效地做出临床判断从而为患者提供适宜的康复决策，解决其现有的手功能障碍问题或改善其功能障碍引起的生活质量低下问题。不论是哪一个层面的团队协作，手功能康复团队的协作模式均应该注意制订协作计划（目标制订），跟进实施过程以及在协作过程中积极沟通。只有这样，才能使不同类型、不同层面的手功能康复团队高效协作，切实地解决问题。

（一）协作计划和协作目标

手功能障碍类型繁多，原因复杂，特别是对于中枢神经系统损伤引起的手与上肢功能障碍，在进行团队协作前务必制订好明确的协作计划以及清晰的团队目标。手功能康复团队协作的主要内容可以分为医疗工作、科研工作以及产品研发工作。基于这些协作内容，制订相应目标，让团队高效地、分阶段地完成计划。鉴于手功能康复的复杂性，在制订协作计划时应注意从康复目标、康复决策以及多方合作进行考虑。手功能康复协作过程中应依据患者的

康复需求，或是研究目的，以及团队协作中的集体目标制订相应的协作计划。例如，医生与康复治疗师在团队目标制订中主要从患者的实际康复需求出发，制订切合疾病情况、功能障碍程度以及康复实际目标的计划；工程人员在目标制订中将依据医生阐释的康复理念或理论以及提出的临床需求，从工程的角度制订出针对受损功能障碍的治疗或代偿办法。团队协作中有目标作为指引后，仍需要对目标实现的方式进行判断，即康复决策。康复决策的制订是医生、康复治疗师、患者以及康复工程人员或其他相关人员根据其病情、功能障碍表现以及实际情况出发提出的最适宜患者目前康复需求的办法，主要包括治疗和代偿两类。协作计划或目标制订过程中，包含康复目标和康复决策，两者的制订涉及团队的整体性。因此，在必要的时候应该从团队多方合作的角度，多次讨论与印证该计划或目标是否符合目前团队的现状或是否适合团队治疗、研究或研发的需求。

（二）实施

团队协作计划或目标制订后即进入计划或目标的实施阶段。为保证该阶段团队协作的计划或目标能够顺利、高效实施，团队内部应在原有的专业分类或职业分工基础上再次分化，即产生该阶段的团队领导者，并充分发挥团队协作模式，调动团队成员或单位积极性，促进计划顺利实施。计划的实施需要明确时间节点、实施进度以及分工管理。时间节点在计划的实施阶段有利于计划的落脚，并起着明显的督促作用。手功能障碍患者康复治疗的过程，结合其康复目标制订时间节点将有助于医生、康复治疗师以及患者明确其治疗计划，并对临床疗效进行检验。同时，相对详细的时间节点将有助于增加患者对医生、康复治疗师的信任感。计划实施阶段，团队领导者需要对整个计划的实施进行跟进，确保进度。这一过程也需要基于前期制订出的合理时间节

点。团队领导者将依据时间节点对计划的实施进行督促和监管，确保计划能按时、顺利完成。最后，在实施阶段另一个重要的部分便是分工管理。手功能康复团队协作将涉及不同部门、不同学科或是不同层面的成员或单位。在团队围绕某一个特定目标进行计划实施时，团队领导者只能起到进度跟进和内部组织管理的作用，但对于各个部门或层面内部或之间的专业内容管理无法起到根本的作用。因此，在实施阶段，仍然需要对计划或目标依照不同的部门或层面进行分工管理，即医生、康复治疗师、工程人员或其他成员具有自己内部的管理机制以适应团队整体的实施节奏，确保计划或目标的高效实施。

（三）沟通

沟通是促进团队协作高效、顺利进行的保障，但同时也是在实际过程中最容易被忽视的部分。充分的沟通应该存在于团队协作的计划、目标制订和实施过程中。计划或目标制订过程中，医生、康复治疗师、患者甚至工程人员之间充分的沟通是了解彼此需求和能力的最佳办法，也有利于制订出切实合理的计划或目标。契合实际的计划或目标也能使后续的实施阶段顺利、高效地进行。同样，在实施阶段，同一个部门或层面的团队成员以及不同部门或层面的成员也都应该保持积极有效的沟通，以确保大家理解实施的内容与计划或目的，并始终围绕该计划或目的执行。此外，该阶段中的沟通也将有助于团队领导者或分工管理的人员时刻了解实施进展，对于整体的进度做到心中有数。那么如何建立有效的、充分的沟通呢？首先，协作团队建立之初，便应建立有效的沟通制度，例如医生或康复治疗师与患者每日交接康复计划，各部门之间利用电子邮件定期汇报进展情况，以及定期的例会、汇报等都是有助于加强协作团队内部或之间沟通的有效途径。随后，

团队领导者或分工管理人员应在协作过程中强化沟通制度的实施以及不定期的增加新的沟通。最后，在长时间的管理下，沟通制度将会逐渐演变成协作团队内部的沟通习惯，至此团队发展成熟。

二、创建团队的协作模式

前文已经提到，手功能康复是一个棘手的康复难点，其病因、种类复杂以及障碍恢复难度高，单纯依靠某一个体或单一专业很难解决手功能障碍的所有表现形式。为此，需要建立极其完善的手功能团队协作模式。本段将依据康复医学科内部、多学科之间以及社会层面内的多方协作作为三大板块进行描述。

（一）康复医学科内部协作

与传统的医学学科内部构造不同，康复医学科包含康复医生、康复治疗师、护理人员以及社会工作者。因此，在学科内部，是以患者手功能障碍为中心开展的团队协作。团队中，医生与康复治疗师的关系密不可分，两者相互配合，医生从疾病出发，康复治疗师从功能障碍出发，两者又紧密围绕功能障碍的原因以及程度进行康复计划的制订。某些特殊的病损引起的手功能障碍，例如乳腺癌术后手与上肢淋巴水肿患者的手功能障碍可以有护理人员参与，包括康复指导、日常护理指导等。社会工作者在该类团队协作中起着督促和宣教的作用，以协助医生与康复治疗师开展相关临床工作及后续的患者自我康复。康复工程人员是康复医学科里一类与康复治疗师有关但又相对独立的成员。在手功能障碍康复过程中，时常会借助康复工程人员为患者定制个性化的康复辅具，并与作业治疗师和物理治疗师配合完成手功能康复。因此必要的时候，康复工程人员也将在康复治疗师与医生之间往来，三者共同协作。

（二）多学科协作

手功能障碍的原因及表现形式多种多样，包括常见的外伤引起的手与上肢运动、感觉功能障碍，中枢损伤引起的手与上肢肌张力异常、运动控制、感觉甚至认知功能障碍，也包括乳腺癌术后的水肿以及关节活动度障碍、儿童的手功能障碍等。因此，单纯依靠康复医学科对手功能障碍进行康复治疗是不全面的。多学科综合治疗（multi-disciplinary team，MDT）便是多学科协作的典型模式之一，即多个学科围绕一个病例进行讨论，制订出符合患者病情或功能障碍康复需求的方案。但 MDT 模式更多是以患者为中心，以个体化治疗为特色。在手功能康复团队协作中，应更加强调以手功能障碍表现或是团队协作计划或目标为核心。此外，手功能康复团队协作中的多学科协作更是不仅限于医学各专科之间的协作、讨论，甚至包括"医工交叉（medical-engineering crossover）"或者是"产、学、研、医"合作模式下的多学科交叉，以期解决临床问题、科学问题或是产品研发问题。以乳腺癌术后手与上肢淋巴水肿的康复为例，乳腺外科医生或护理人员应与康复医学科的医生、康复治疗师以及护理人员进行两个专业学科之间的交流，一个从疾病的要点、手术方式介绍，一个从功能导向的康复治疗、护理及宣教进行介绍，相互学习。此外，乳腺癌患者接受手术或放化疗之前将在康复医学科医务工作者指导下接受规范的康复评估以及宣教。在随后的康复过程中，康复医学科与乳腺外科、心理科、超声科或影像科的医务工作者应不断进行沟通，做好术后淋巴水肿或活动度障碍以及其他并发症的防治工作。最后，若是出现严重的并发症，例如严重的疼痛、肿胀或是关节活动度障碍，便需要在更多学科协作基础上充分讨论，制订一套符合患者需求的代偿办法，以提高其生活质量。

（三）社会层面多方协作

手功能康复团队协作从康复医学科内部，拓展到多学科之间协作，最后作为康复延续需要社会层面的多方协作。社会层面的协作包括医院与医院之间，医院与社区、家庭，政府管理部门以及社会公共场所等之间的相互协作。手功能康复团队协作在社会层面多方协作中，首先依托的便是"三级康复网络模式（three-level network model of rehabilitation）"。三级康复网络模式包括"大三级"与"小三级"。"大三级"是指以三级医院为起始，连接二级医院或康复专科医院，最终连接到社区医院；"小三级"是指从社区医院开始连接到卫生站点，最后到家庭康复。因此，手功能康复团队的协作不论从临床、科研还是产品研发等角度出发，都应首先基于该三级康复网络下进行。只有这样才能使患者的康复治疗顺利延续到家庭或者社会，临床技术得以推广应用，科研或产品研发得以更好地进行。除"三级康复网络模式"外，手功能康复团队的另一个社会层面的多方协作是组建手功能康复团队的会员单位。如果说"三级康复网络模式"是属于某一局部地区的医疗体系，那么会员单位协作的模式将是联系各个区域或省市，将有意向发展手功能康复的单位串联起来的宏观模式。通过会员单位之间的积极沟通与学术交流，取长补短、相互学习，将促进手功能康复的临床工作，科学研究以及技术或产品的推广应用。此外，会员单位下结合"三级康复网络模式"将会使手功能康复的模式形成巨大的网络，将更有利于专业领域的发展。局部区域和全国范围的手功能康复团队协作模式网络建立后，再往上发展便是以"手功能康复学术联盟（hand function rehabilitation association）"的形式，建立国际合作的学术平台，促进国际相关领域的专家借助各类合作形式，例如学术会议、技术培训、临床教学等，推动手功能康复的协作在更高的层面发展。在该模式下，各国的临床、科研专家以及手功能康复相关的康复医疗企业之间在临床或学术层面上进行交流甚至协作，以国际合作的形式推动手功能康复的发展。

手功能康复团队协作的模式多种多样，随着科学技术的发展，协作模式也将发生相应的变化，例如微信的介入使传统的邮件沟通方式发生改变，沟通更方便、快捷；微信群聊的方式也有助于团队之间高效、迅速地组建内部沟通和管理小组。当然，在利用新科技或新通信手段的同时，也不能忽略协作模式的主要内容——围绕手功能障碍的原因、表现以及康复目标进行协作，以更高效的、更优化的办法解决或降低患者的手功能障碍，提高其生活质量。

（贾　杰　何志杰）

第二节　社区模式下的手功能康复

一、社区模式下的手功能康复

手作为一种精细器官，在人们日常生活中扮演着重要的角色。人们通过双手去进行工作、生活和学习。手作为日常生活中使用最为频繁的器官之一，同时也是最易受伤的。手的解剖结构，包括相关的手内外在肌肉系统和支配的中枢和周围神经系统等，也展现了手的复杂性。解剖结构的复杂性、受伤概率高和不可替代的角色等，决定了手功能康复的艰难程度。现阶段，手功能康复仍是医学界的难题之一。为解决这个难题，各种新技术、新理念以及综合的措施、策略被提出并被应用在各级医疗机构，而其中不能忽视的一个重要环节是社区层面的手功能康复。1981 年 WHO 定义社区康复（community-based rehabilitation，CBR）是在社区的层次上采取的康复措施，这些措施是利用和依靠社区的人力资源而进行的，包括依靠有残损、残疾、残障的人员本身，以及他们的家庭和社会。手功能社区康复作为社区康复的服务内容之一，需要引起人们的关注和重视，并亟待国家和社会的扶持。本节我们将详细阐述新时期社区手功能康复的相关内容。

（一）手功能康复在社区开展的必要性

在社区层面开展手功能康复是手功能康复过程中不可或缺的环节，它的必要性主要体现在以下几个方面。

1. 康复是一个完整的过程

WHO 定义康复是一个完整的过程，包括医疗、心理、社会、经济的干预。手功能康复的最终目标是促使患者最大限度地恢复手的功能，回归家庭和社会。而社区医疗作为医院的延伸，可以更好地满足患者回归家庭和社会的需求。对于手功能障碍的患者，如脑卒中后手部活动障碍的患者，针对手功能的康复很可能是一个长期甚至终身的过程。社区康复能够很好地解决手功能障碍患者长期康复的问题。

2. 整合医疗资源，有的放矢

我国是一个人口大国，其中残疾人以及老年人占了很大的比例，可见我国的康复需求巨大。以手功能康复为例，其康复时间长，难度高等特点进一步加大了患者的康复需求。而目前与发达国家的康复水平相比，我国的康复仍处于供不应求的阶段。解决这个问题，需要整合医疗资源，有的放矢。应鼓励基层医疗如社区服务机构的康复发展，鼓励合适的患者返回社区，避免综合医院滞留太多的平台期患者而导致医疗资源的浪费。

3. 手功能康复是一项艰巨的事业

众所周知，手功能障碍的康复问题目前仍然是一个世界性的难题。解决这个难题，单靠医院和医疗工作者的力量是远远不够的，还需要社会、家人和患者本人的主动参与，而社区

恰好提供了这样的模式。无论何种社区康复，均需要社会、家人和患者的主动参与。

（二）手功能社区康复的可行性

在新时期下，手功能社区康复是可行的，这种可行性表现在以下几个方面。

1. 社区康复是一种经济、便捷、易于推广的康复模式

不同于综合医院或专科医院，社区卫生服务机构往往对患者的经济条件要求较低。社区康复相对于医院来说更为便捷，患者在家门口就能接受康复治疗。

2. 国家政策和经济的支持

近年来，国家对于基层医疗机构采取了许多相关的措施，诸如民政残联、社区卫生、社会保障等，这些都为手功能康复回社区提供了有力的保障。

3. 手功能社区康复更有利于患者的康复

相对于医院环境来说，处于社区中的患者，更容易得到家人、邻居和社会的支持，患者的心态会更积极。对于长期的手功能康复来说，患者在心理方面的需求是巨大的，因为患者往往会因此而变得沮丧、失落甚至抑郁。

二、把握拐点：手功能康复在社区的工作流程

任何医疗机构内的任何治疗均需要有一个具体的流程，包括就诊、转诊等，手功能社区康复也不例外。针对手功能社区康复的流程，如何收治患者，患者如何回归家庭，使之成为一个完整的康复过程，这些都需要考虑。

（一）大三级康复和小三级康复

1. 大三级康复网络

社区康复真正开展并受到重视源于大三级康复网络。这个三级康复网络是基于国家"十五"科技攻关项目中的"急性脑血管病三级康复方案的研究"。大三级康复网络（general three-level rehabilitation network）即现阶段临床常用的三级康复网络体系，它包含了第一级康复治疗即急诊医院病房内早期康复治疗，第二级康复治疗即康复中心或综合医院康复科病房的恢复期的康复治疗，第三级康复治疗即社区层面的后遗症期的康复治疗。社区层面的康复在这里主要是负责处于后遗症期的康复治疗。

2. 小三级康复网络

小三级康复网络（regional three-level rehabilitation network）又称为"社区三级康复"，包括社区一级康复是指患者在社区卫生服务中心进行的康复治疗，社区二级康复是指在社区卫生服务中心下属卫生站（社区康复站）进行的康复治疗，而这里的社区三级康复是指在家庭进行的家庭康复治疗。小三级康复网络解决了社区层面的康复问题，使社区下沉于站点和家庭成为可能。

（二）把握"拐点"，发展社区手功能康复

手功能社区康复是大三级康复和小三级康复的一个重要"拐点"，也是手功能社区康复流程中的核心，被称为"拐点康复（transferring point of rehabilitation）"。也可以这样说，社区康复是患者从医院回归家庭的"拐点"。因此，手功能康复在社区的流程模式可以归结为：三级综合医院→二级医院（康复专科医院）→社区卫生服务中心→社区卫生服务站→家庭（如图2-2-1）。

手功能社区康复流程中，应把握好社区康复这一"拐点"的作用，做到承上启下，服务于广大的手功能障碍患者。当然，流程中的每个环节都有具体的小流程，这个根据每个地方的不同情况具体去开展，不可能千篇一律，这里就不一一展开。

三、手功能社区康复的训练内容

手功能社区康复是指以社区为核心，围绕

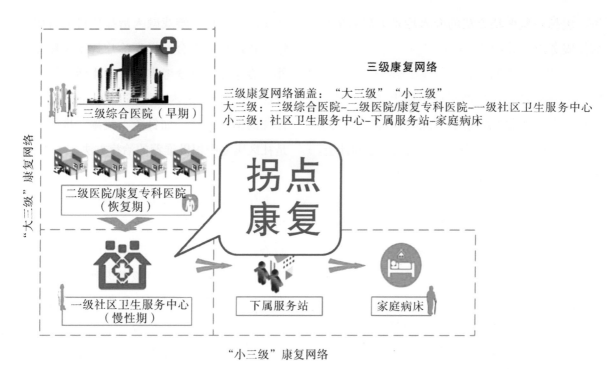

三级康复网络

三级康复网络涵盖："大三级""小三级"
大三级：三级综合医院–二级医院/康复专科医院——一级社区卫生服务中心
小三级：社区卫生服务中心–下属服务站–家庭病床

图 2-2-1　拐点康复模式图

以改善手功能，促进日常生活活动能力和职业能力为目标，开展的一系列社区康复工作。手功能康复在社区的训练内容不同于医院内的训练方式。大多数回到社区继续手功能康复的患者是处在康复的恢复后期或后遗症期。这时期的患者处于平台期，康复的进展相对缓慢，但这并不是说手功能社区康复的效果不尽人意。相反的，很多研究表明，相对那些出院后没有继续进行康复的患者而言，社区康复对于患者的功能和活动均有明显的改善。

（一）手功能社区康复治疗团队

手功能社区康复治疗团队应以物理治疗师和作业治疗师为主。当然，作为熟悉基层医疗环境的全科医生仍然是这个团队的主导，这与我国现阶段的医疗环境是分不开的。在国外，通常采用多学科的综合治疗方法，团队由全科医生、神经科医生、精神科医生、护士、物理治疗师、作业治疗师、职业治疗师和社会工作者等组成。此外，在社区康复中，家属很多情况下也扮演着团队的一员。患者回到社区后往

往由于种种原因而缺乏主动性，家属起着监督作用，衔接着社区和家庭的手功能康复。在手功能社区康复治疗团队里，应着重注意护工和家属的宣教和学习。患者大部分的时间均是由家属和护工陪伴，因此二者的作用不言而喻。

（二）训练的核心

手功能社区康复的训练核心是围绕患者的日常生活活动而展开的。从功能障碍本身的角度出发，手功能障碍大多影响的是日常的生活活动，无论是躯体性日常生活活动（physical activity of daily living，PADL），如穿衣、进食、梳头、洗澡等，还是工具性日常生活活动（instrumental activity of daily living，IADL），如购物、骑自行车、打电话等，均需要双手的参与。从康复最终目标出发，手功能障碍患者最终的康复期望均是要回归到日常生活中，进行生活、工作和学习。从恢复的阶段的角度来说，在社区康复中的手功能障碍患者大部分处于恢复后期或后遗症期，这期间，一切治疗均应围绕促使患者更好地进行日常生

活，包括一些代偿方法的介入均是为患者的生活做服务。

（三）治疗的目标

手功能社区康复的目标是使患者的手功能活动能力最大化，并利用残存的手功能活动去适应周围的环境，提高生活质量，回归家庭和社会。

（四）评估方法

手功能社区康复的常见功能障碍评估除了如肌力、关节活动度、感觉功能评估外，还应进行一些更日常化的评估，包括日常生活活动能力评估和改良 Barthel 指数评定量表以及职业评估和活动评估等。

在社区进行手功能康复更应该强调康复评定，确保患者出院后的康复疗效。康复评定可以每两周或一个月评估一次，根据不同患者的情况有针对性地进行评估，并根据评估结果进行后续的治疗安排。

（五）治疗方法

1. 治疗处方

在社区康复中，手功能障碍患者可以接受由团队为他们制订的治疗处方。这个处方将以患者为核心，治疗团队包括医生、治疗师、护工、家属等。每个患者接受的治疗处方不尽相同，特殊情况如社区集体治疗时除外，但总的原则是一样的，即通过康复治疗干预、教育、支持和环境调适等来提高患者适应周围环境的能力。

2. 康复治疗

康复治疗中物理治疗和作业治疗是社区手功能康复的主要手段，此外还有其他的一些辅助疗法。对于手功能社区康复的患者，一般来说予以肌肉力量训练、耐力训练以及改善关节增加活动度等治疗性运动，以及物理因子或基于新的设备下操作的新式手法等物理治疗方法。此外，也可以结合各类辅助器具或日常生活器具，基于任务导向理论，开展作业治疗。对于社区康复而言，应尽可能增加治疗的趣味性和

功能性，包括将游戏融入治疗项目或将作业治疗与物理治疗结合，提高治疗效率及效果。此外，治疗师应充分考虑患者的生活环境，性格爱好等，设计训练内容，促进其功能恢复。当然，传统的治疗方法，如针灸、拔罐、推拿等仍然是社区康复中积极推荐的治疗方法。

3. 治疗强度

手功能社区康复应考虑到患者治疗强度的问题。现阶段，社区大多数医疗人员采取了起始治疗次数较频繁，之后治疗次数递减的模式。除了治疗次数外，还应该考虑到每次治疗的强度，如每次治疗的时间，每周治疗几次等。

4. 制订家庭治疗作业

手功能社区康复很大一部分要依赖于家属和患者本身，因此应给患者制订每天的家庭治疗作业，确保有效利用患者的时间，使患者尽早适应周围环境。

四、手功能康复在社区的科学形式

（一）与家庭紧密结合

手功能社区康复需要与家庭紧密结合。绝大多数出院患者进入社区康复的首要目的是早日回归家庭，因此社区康复应该与家庭紧密结合。患者不必每天都到社区接受治疗，很多情况下，手功能社区卫生服务中心只是对患者起指导性作用，在其下游还有社区卫生服务站点，以及家庭。患者可以隔天到社区卫生服务中心接受指导，甚至可以一周去一次。社区卫生服务中心的医生或治疗师应做好定期的随访，针对手功能康复的相关问题和居家注意事项，对患者进行宣教，可以定期采用社区讲座，教学的形式进行。

（二）集体与单一形式结合

手功能社区康复多以一对一的形式对患者进行治疗，因为不同患者手功能障碍的情况不同，应强调个性化治疗。但是有时候相类似的

患者可以集中起来，以小组的形式进行相关治疗，如手部慢性疼痛的患者，社区里用集体的方式教患者进行手指保健操和运动以降低手部的疼痛问题；处于同一时期手功能障碍的脑卒中患者，可以集中起来由家属陪同进行统一的穿衣和进食训练等。以集体和一对一治疗相结合的形式可以提高社区康复的效益，同时有利于患者的手功能康复。

（三）远程指导

手功能社区康复作为从医院到家庭的重要拐点，可以试行社区医疗网络的服务模式。现阶段是互联网和物联网时代，手机和网络已经成为人们日常常见的通讯交流方式。建立社区医疗网络服务模式一方面可以方便上级医院对于社区服务中心的监督和指导，促进患者的转诊和治疗。另一方面可以方便社区卫生服务中心对于社区站点和家庭的管理，可以更方便地对患者进行社区层面的手功能康复治疗。

（贾　杰　邓景元）

第三节　手功能康复在不同医疗机构的开展形式

随着国内康复事业的快速发展，许多专科康复医院或康复中心开始探索按病种或功能障碍分类的亚专科化、区域化，乃至专科化的康复治疗工作模式。手功能康复作为康复领域中的重点和难点，不断引起国内外手外科医生、康复医生和康复治疗师的重视，目前港澳台地区已经有手治疗学会和手治疗师。借鉴国际上成熟的手功能康复的经验，国内某些康复医院已经建立了手康复治疗区，甚至结合手功能创新理念，建立了手功能康复科。本章节将针对如何成立外伤所致手功能障碍的手康复治疗区，以及中枢损伤所致手功能障碍康复的手功

能康复科等进行阐述，以供那些计划开展手功能康复的机构参考与借鉴。

一、手功能康复工作开展的现状

在医院的康复治疗部门里，一名手外伤患者可能需要接受医生、护士、物理治疗师（包括运动治疗师、理疗师、水疗师）、作业治疗师、中医传统治疗师、心理治疗师、音乐治疗师、职业康复治疗师及社工所提供的康复服务。面对诸多的康复治疗，各专科治疗师往往根据本专业的工作内容为患者提供服务，但往往会忽略患者的整体需要，忽视其他专科治疗的内容，从而导致各专科治疗师们不能充分发挥康复团队治疗的协作作用，出现不必要的重复或均不干预的灰色地带，不仅造成康复资源的浪费，还会影响康复团队协助治疗的效果，既不利于患者的功能康复，又会导致工作效率低下。

而对于中枢损伤的手功能障碍患者，需要寻找可以实现"中枢－外周－中枢"闭环康复模式、"上下肢一体化"及"左右制衡理念（the "left-right" coordination and counterbalance）"康复模式下的治疗。这种新理念下的康复治疗，在不断积累循证证据的基础上，也需要逐渐地被患者，甚至是康复工作者所了解、理解及接受，不断形成新的手功能康复临床规范。

为改变这种状况，对于外周原因引起的手功能障碍，可以通过借鉴美国等国外手康复发展及手康复治疗师经验，拟尝试开展专科化手康复治疗模式，整合人员、场地、治疗时间、费用等资源，提高康复治疗效率，打破现有的以治疗科室为中心的分类的治疗模式，转化为以患者的功能需要为中心的专科化工作模式。而对于中枢损伤的手功能障碍患者，需要积极探索国内领先的创新模式，积极推进综合医院康复医学科建立手功能康复治疗区，小型康复医院成立亚专科手功能康复治疗部，大中型康

复医院成立亚专科手功能康复科室。

二、手功能康复工作开展的条件

手功能的康复在很大程度上以做好最终的康复效果为重要指标，早期介入的多少也会对最终的功能恢复起到关键的作用。手功能康复包括评定以及治疗。其中，评估包括关节活动范围测量、肌肉围度测量、水肿测量、感觉评定（单丝触压觉、两点辨别觉、痛温觉、振动觉等）、瘢痕评定、肌力评定、握力测量、捏力测量、灵活性评定（明尼苏达操作测试、普度钉板测试等）、日常生活能力评定以及多维度视频评估等。治疗包括：基于外周干预的手法治疗、手功能训练、辅助技术、理疗、功能性活动、小组治疗；基于中枢干预的运动想象、脑计算机接口技术、多模态镜像技术、经颅磁刺激技术等，更需要"中枢－外周－中枢"闭环康复模式技术及"上下肢一体化"技术等（详见本书相关章节）。

每位患者每天 3~3.5h，需要在手康复治疗室、区、科等接受系统康复治疗，治疗师可根据患者的需求，尽可能优先安排理疗项目（2~3个项目，40~60min），再进行主动活动项目（30~45min），然后是手法治疗项目（20~30min），最后是功能性活动项目（30~60min）或小组训练项目（60min），部分患者可增加水疗项目（约30min）。无特殊需要和要求者则根据治疗师的时间穿插安排治疗，另外半天可安排中医、心理、职业康复等治疗。对于中枢损伤引起的手功能障碍，则需要调整方案，更多的是在治疗师和康复医师合作下进行"中枢－外周－中枢"闭环康复模式技术、"上下肢一体化"技术治疗等。

三、医疗机构手功能康复工作模式需要创新

目前，手功能康复是临床康复医师和治疗师正在长期面临的一个重要且困难的功能障碍问题。不论从患者康复需求，还是从科学研究的角度，均已成为康复医学界所关注的焦点和热点。

在这一关注点中我们发现，手功能康复评估，特别是中枢损伤后引发的手功能障碍的评估问题及中枢干预问题是传统的康复评估和治疗技术难以解决的。在医疗机构中开展存在一些困难，主要有中枢干预，如多模态镜像、经颅磁刺激等基于神经科学的干预手段谁来操作；与中枢干预结合的外周干预在形成"闭环康复"模式时，对于不同的手功能障碍患者，谁来完成如功能磁共振、脑电等中枢评估，谁来完成"闭环康复"模式的康复治疗，等等。这是一个康复医师与康复治疗师在手功能康复领域如何结合的问题，或者说是需要培养具有研究能力的研究型治疗师才可以实现的新康复技术模式。

鉴于此，医疗机构手功能康复工作模式需要创新。这种创新是一种探索性的，基于传统康复模式，同时又要加入手功能康复理念元素的创新。

四、综合医院康复医学科建立手功能康复治疗区

目前我国综合医院的康复医学科，基本上不具有新理念下的手功能康复相关的治疗条件，如缺少多模态镜像治疗、经颅磁刺激等中枢干预条件，或者是已经具备了散在的中枢康复干预条件，但是尚缺乏整体康复的理念，不能将中枢与外周的干预科学合理地结合起来。

因此，建立新理念下的手功能康复治疗区，在该区域内形成特色的手功能精细评估，使评估成为手功能康复治疗的一个重要组成部分。在中枢干预后的合理时间段与外周干预有效对接，充分利用中枢干预对特定脑区激活的时间

窗，在有效时间内进行外周干预，提升现有的单纯外周干预、单纯中枢干预等的效果。

五、小型康复医院成立亚专科手功能康复治疗部

对于规模较小的康复医院（通常指病床300张以下），鼓励设立亚专科手功能康复治疗部。

与综合医院康复医学科不同，小型康复医院所服务的多数是住院患者，且是处在较好康复时期的各种功能障碍者，其中具有手功能障碍者比例较大。对于这部分处在恢复期的各种手功能障碍患者，需要采用比较集中的形式进行康复治疗，一来可以节约康复资源，二来可以将手功能康复的各种评估与治疗合理地在一个区域内整理，而不是传统模式下的物理治疗、作业治疗、运动疗法等的机械组合。

因此，鼓励小型康复医院成立亚专科手功能康复治疗部。在这个康复治疗部门里，要设立具备各种手功能评估能力的评估小组，培养既能进行中枢干预，又能操作外周干预的康复治疗师，或者是能进行中枢干预的康复医院与能操作外周干预的康复治疗师开展团队治疗工作。

六、大中型康复医院成立手功能康复科室

大中型康复医院的病床通常是在500张以上，医院本身已经是康复分科详细的状态。以功能障碍为依据的分科方式较为常见，如神经康复科、骨科康复科、心脏康复科、肺康复科，等等。

但是，随着大家对手功能康复之困难的认识，在不论外周损伤还是中枢损伤，甚至乳腺癌术后的手功能障碍康复中，科学合理地重新认识手功能康复，分析手功能障碍的原因、评估手功能障碍的程度、预估手功能康复治疗的效果、建立合理的手功能康复治疗模式，都是以往传统的康复模式所不具备的。

积极建立手功能康复科，在大型专科康复医院探索手功能康复中康复医生与康复治疗师的团队治疗模式，对积极推进"闭环康复""上下肢一体化""左右制衡"等手功能康复新理念有促进作用。

七、手功能康复面临的机遇与挑战

近几年，手功能康复发展迅猛，快速发展的同时也会带来"生长痛"。面对手功能康复临床需求快速增长，手功能康复评估与对策相对匮乏，基于国内外还没有成熟模式可以借鉴的现状，对康复界将会是一次较大的机遇与挑战。转变现有的传统观念，建立手功能康复新理念下的模式、技术，甚至运营管理都尤为重要。

（一）模式方面

如管理不当，可能会导致类似于一些综合医院康复科的物理治疗、作业治疗专业混淆的治疗模式。

（二）技术方面

手康复治疗师要求较高，需要深入掌握物理治疗、作业治疗、理疗等各方面知识，并将自身的知识结合手康复的特点进行整合，将患者作为一个整体，提供整体全面的康复服务。同时，还要有"中枢理念"，对手功能康复创新技术理念有深入的理解。

（三）宣传方面

设立手治疗专科团队的主要目的一是整合资源提高效率，二是对外交流合作，推行手治疗区的治疗师必须经过专业的培训方可执业。

（四）文化建设方面

手功能康复是一门技术性很强的学科，也是一门社会性、人文性要求很高的学科。团队技术性的服务要和文化建设的强化紧密结合，加强人文关怀的建设，推进手功能康复不断前行。

（五）管理运作方面

目前国内还没有符合手功能康复治疗师培训基地的机构能提供手治疗师的规范化培养，因此，目前从事手功能康复的康复治疗师均来自不同专业，而这些人员在工作中的协作能力可能稍差，会增加手治疗区的管理和运作的难度。

（贾 杰 董安琴）

第四节 手功能康复"产、学、研、医"模式

康复医学不同于临床医学，它以功能障碍为导向，由多个队伍成员组成，涵盖了多个方面，其中还包括了康复工程这一特色方向。这一特殊组成也就奠定了"产、学、研、医"模式的基础，并将该模式很好地演绎出来。

一、概述

"产、学、研、医"狭义来说即企业、高校、研究所、医院。一般来说，医院提出需求，高校与研究所进行基于需求的技术研发，企业则完成技术研发的产品化。"产、学、研、医、用"指的是在"产、学、研、医"的基础上，增加"使用"这一环节，即对自主研发的产品在临床上进行验证性应用，测试其"可用与易用性"，验证其"是否可用"，"用"在医院，体现其临床价值。"产、学、研、医、管"指的是在"产、学、研、医"的基础上，加入"管理"这一环节，即对于研发团队、对于设备的使用、患者的情况进行统一科学的"管理"。王威琪院士的"融合产、学、研、医、管，发展手功能康复"，给手功能康复的发展指明了方向。

二、内容

手功能康复"产、学、研、医"模式，是推动手功能康复领域发展的重要力量，是实现创新

的手功能障碍康复评估技术、治疗技术的保障。

依托这一模式，研发、形成各类新型康复技术设备，应用于手功能临床康复当中，有效弥补了当前临床治疗方法的不足，突破手功能康复治疗的瓶颈。

在转化医学的大背景下，复旦大学附属华山医院康复医学科研究团队率先在康复医学领域针对手功能障碍积极开展"产、学、研、医"模式研究，这在国内当属领先。2015年1月31日，手功能康复专业委员会依托上海电生理与康复技术创新战略联盟应运而生。联盟中多所著名高校以及多家康复企业和医院，共同从"手与上肢的功能"问题汇聚"手功能"康复，在手功能康复专业范围内进一步深入地推进手功能的康复模式。

三、成果范例

（一）基于解决临床"良肢位"问题诞生的手功能康复支具

2009年末，随着康复辅具的发展与兴起，临床一线的康复医师与治疗师意识到了辅具的价值，萌生出更新、改造手功能康复辅具的想法，提出了对矫形器新的理解与应用，将当时临床脑卒中患者常规使用的"分指板"，逐步演变为"防治一体化"手功能康复支具。临床上发现，脑卒中后肢体偏瘫导致患者运动功能、个人生活能力及生活质量明显降低，上肢手功能障碍的恢复远远滞后于下肢，上肢手功能障碍可造成软瘫、痉挛等不同病理状态。在没有支具依托或支撑的情况下，大多处于不良的姿势与体位（图2-4-1），这对支具提出了需求。例如，手痉挛期共同运动的存在，使得在做近端的肢体控制训练时，手指常常会呈抓握状态，难以分开，这样会进一步加重患肢的异常模式。针对手功能异常的种种情况，在多年的康复治疗工作中，临床医生与治疗师一直在寻

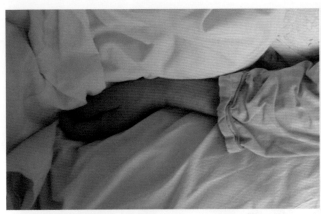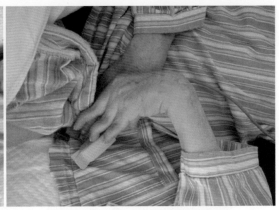

图2-4-1　手部不良肢位

找一款适合手功能康复过程佩戴的手功能康复矫形器。

为研发可以帮助患者维持手与上肢的良肢位辅助用具，依托"产、学、研、医"模式的力量，借助"人体骨骼肌肉系统生物力学分析软硬件工作平台"，在多次测评脑卒中患者肢体不同肌肉、不同时期、不同肢位下的受力分析后得出科学的康复辅具的力学结构参数。从一开始"柔性材料与力性支撑"之间的矛盾，到论证"中国人体格下的力学问题"，一步一步往前推进，科学地靠近新生的"手功能支具"（图2-4-2）。

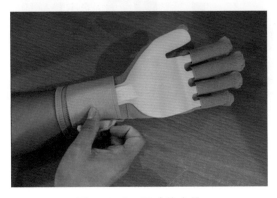

图2-4-2　手功能支具

该"手功能支具"归属为一类康复产品。临床可用易用测试中，不同治疗师在不同脑卒中患者身上，发现了超出设计之初解决"良肢位摆放"的其他应用，如：降低痉挛期患者肌肉张力；打破固有强制性运动生硬模式，采用"手功能支具手套"限制健手为辅助手，进行人性化的限制性运动诱导疗法训练（图2-4-3）；预防关节肌腱组织水肿挛缩；通过控制痉挛的手腕部位改善行走步态，产生了"上下肢一体化"训练模式。上述拓展性的临床使用及其产生的效果，体现了"产、学、研、医"工作模式在手功能康复中的价值。

同时，该研究项目创新性强，临床应用价值高，还得到了科技部"十二五"课题项目（脑卒中后手功能障碍的中医康复临床规范和评价研究，编号：2013BAI10B03）的支持。

（二）基于镜像工作原理的多模态同步反馈手功能康复训练系统

临床上医学思路的碰撞，往往是"产、学、研、医"思维火花的来源。多模态同步反馈手功能康复训练系统的原始研究思路，受启发于一段意大利的访学经历。镜像疗法（mirror therapy），也称为镜像视觉反馈疗法，于1995年由Ramachandran教授提出应用于幻肢痛治疗并取得显著疗效。随后镜像疗法逐步被学界接受并广泛应用在疼痛、认知、运动功能障碍的康复治疗中。作者在意大利访学期间发现，与国内使用镜像技术不同，不是直接用平面镜为患者治疗，而是在治疗之前用电脑图片进行程序复杂的测试评估过程！好奇之余，开始思考这种看上去似乎与"镜像疗法"没有关系的"复杂的测试评估过程"，这是一种设计

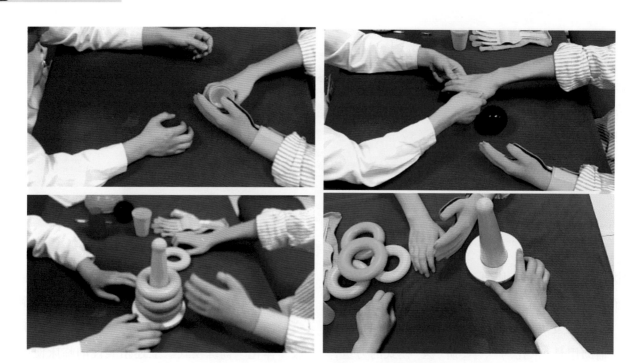

图 2-4-3　辅助性强制性运动——改良双侧运动

严谨的左右手识别判断过程。这个"左右手识别判断（left/right hand judgement）"是测试患者是否具备"镜像训练（mirror training）"潜力，以及挖掘镜像训练效果的重要环节。带着这种好奇与兴趣，在回国后的某一天，一位采用摄像头解决了"复杂的测试评估过程"技术的日本归国高校教师出现了，这是一种临床需求遇到恰当技术的惊喜！很快，感兴趣的企业出现，"产、学、研、医"模式在"多模态同步反馈手功能康复训练系统（multi-modal synchronic feedback hand function evaluation and rehabilitation system）"的研发与推进中大显身手（图 2-4-4）。

　　一路探索，一路研发。2016 年 1 月 9 日，在上海电生理与康复技术创新战略联盟手功能康复专业委员会扩大会议上，正式发布了基于"产、学、研、医、用"模式，由 4 家手功能康复专业委员会员单位——复旦大学附属华山医院、上海市第一康复医院、上海市长宁区天山中医医院、华侨大学与企业共同参与研发、具有自主知识产权的多模态同步反馈训练系统

第一代原型机。

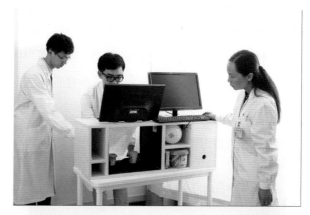

图 2-4-4　多模态同步反馈手功能康复训练系统样机

　　"多模态同步反馈手功能康复训练系统"以视觉反馈中特殊的、具有治疗作用的镜像视觉反馈为主导，结合外周听觉、触觉、本体感觉等形成多模态反馈，提升患者特订脑区兴奋性、增强训练动作感知程度等。设备依靠软件编程，将以疾病的分期、分级、分类；训练动作分类、难易分层；双手运动学评估对照结果等数据为标准，为不同情况的患者制订合理的训练方案，并通过软件控制训练流程，达到训练程序化；同时，设备将应用可听化、可视化

技术进一步强化患者训练感知及准确性。

目前,该研究工作已经得到上海市科委的经费支持(多模态同步反馈手功能康复评估及训练系统工程样机研发,编号:15441901601),手功能团队也与国内外诸多学者和市内企业合作研发该款革新的镜像疗法设备。

(三)多维视觉手功能康复定量评估系统

在手功能的临床评估过程中发现,很多研究用到上肢 Fugl-Meyer 量表,但使用上肢 Fugl-Meyer 量表很难有效地评估出患者的临床变化与临床疗效;加之手部结构极其复杂,很难做到标准的屈曲、标准的抓握等动作。针对患者的评估如对于手功能最基本的关节活动度(range of motion,ROM),表现为例如前臂旋前旋后、腕背伸、尺偏、桡偏、拇指内收 /外展、拇指屈曲 / 伸展、四指内收外展等以及功能性动作如球状抓握、手指对捏、手指侧捏等,这一系列体现手功能基础的评估动作在目前评估量表如 Brunnstrom 量表上只能以定性形式或者是如在 Fugl-Meyer 评定量表中以"0-1-2"粗打分、MSS(motor status scale)运动功能状态量表等量表中的主观性半定量形式,未能达到客观定量评估的要求;另外医生或治疗师使用量角器等器械进行的人工定量评估往往也带有很大的主观性与随机性,所得评估结果并不符合"精准医疗(precision

healthcare)"的新时代目标。如何评估得出患者的异常模式,用立体、三维的结构来评估成为思路的启发点与开拓点,通过医院与高校、企业之间的交流互动,一开始考虑使用穿戴式手套,借助传感器来实现,但始终不够便捷,不够精确,不能满足临床需求。

该研究项目进展顺利而迅速,研究课题立项,得到上海市科委的项目支持(多维视觉手功能康复定量评估动作模型与评估规范研究,编号:16441905303),将该研究的"产、学、研、医"进展正式推进。

多维视觉手功能康复定量评估系统(multi-dimensional visual quantitative assessment system for hand function)由复旦大学附属华山医院与上海大学联合研制开发,借助最新的光学智能动作捕捉设备与计算机视觉技术,通过多维度精准视觉采集与智能分析,在手功能康复领域首次提出并实现了基于多维视觉智能分析的手功能定量评估标准(图 2-4-5)。

多维视觉手功能康复定量评估系统基于产学研医交叉学科团队,已经从功能样机逐步向产品化工程样机转化。在工程样机的易用、可用性测试方面,进一步设计了一套标准手、健手、患手综合定量评估过程与实施方法,核心技术已申报多项发明专利。通过针对复旦大学

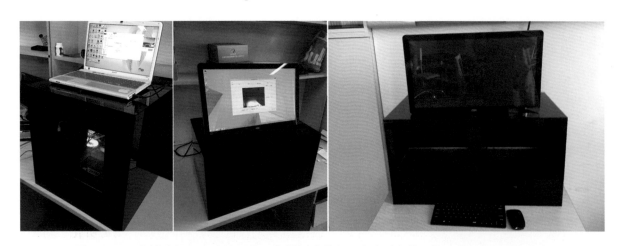

图 2-4-5　多维度视频手功能评估三代样机(从左至右分别为第一代、第二代和第三代)

附属华山医院及其多家分院的志愿患者进行阶段性的易用、可用性临床测试，通过该新评估标准获取患者康复过程中的多次手功能定量评估数据，直接计算患者经过康复训练的定量功能改善情况，并给出多种数据报表与阶段性指标，指导康复医生、治疗师有针对性的不断改进针对患者实际情况的康复方案，具有极大的医学价值、经济价值与社会价值。

四、小结

"产、学、研、医"模式有效增加了所研发产品设备的实用性与有效性，避免了由企业、研究所等自主研发的与临床应用不适应、不匹配的问题。康复设备来源于医院，来源于临床需要、患者需求，接地气而走高端，推出适配临床的康复好产品，推出有实用意义与价值、适合患者的产品设备。

依托"产、学、研、医"，再加之进行"用"，进行"管"，将"产、学、研、医"模式在手功能康复领域进行阐释与演绎，推动手功能康复的一步步发展产生源动力，从小区域医院 –

学校 – 研究所 – 企业之间的合作，到国际间的大合作模式，一一验证其创新性与可行性。

临床常规的康复治疗方法，对于攻克手功能障碍这一世界性难题，已出现一定的瓶颈，通过"产、学、研、医"新模式，推出手功能康复的新方法，新的康复设备，再次将手功能康复往前推进，迈向崭新的未来。

（贾 杰）

参考文献

[1] 黄锦文，梁国辉. 手外科康复治疗技术. 北京：中国社会出版社，2010.

[2] 陶泉. 手部损伤康复. 上海：上海交通大学出版社，2006.

[3] 丁力，贾杰. "镜像疗法"作为一种康复治疗技术的新进展. 中国康复医学杂志，2015，（5）：509-510.

[4] Valentina Iemmi，Karl Blanchet. Community-based rehabilitation for people with physical and mental disabilities in low-and middle-income countries：a systematic review and meta-analysis.Journal of Development Effectiveness，2016，1-19.

第三章 手功能障碍的原因

第一节 骨骼肌肉疾病

一、概述

本节重点介绍骨骼肌肉系统疾病引起的手与上肢功能障碍的临床表现、评定、治疗、预防。手与上肢的功能表现主要以手、腕关节、肘关节和肩关节为基础，任何一个部位骨骼肌肉相关的病变都将会造成功能障碍，极大地影响患者的日常生活活动能力（activity of daily living，ADL），从而影响生活质量。造成功能障碍的主要原因有肿胀、伤口感染、骨折畸形愈合或不愈合、组织缺损、瘢痕粘连、肌肉萎缩、关节强直等。

二、各类疾病引起的手与上肢功能障碍的类型及表现

手与上肢功能障碍的骨骼肌肉疾病主要有：①创伤，如骨折（fracture）、关节脱位、肌腱或韧带断裂、截肢。②骨骼肌肉系统感染性病变，如关节感染和软组织感染。③退行性病变，如骨性关节炎。④肌肉骨骼痛症等。

（一）骨折

1. 概述

骨的完整性或连续性遭到破坏，即称骨折。骨折特征包括骨擦感、反常活动、局部畸形。骨折愈合分为3期：①血肿机化演进期：需要的时间大概是两周，主要为肉芽组织形成。②原始骨痂形成期：需要的时间大概是两个月。主要为膜内化骨（速度快）和软骨内化骨（速度相对较慢）两种形式。③骨痂改造塑形期：需要的时间大概是两年，主要在于功能锻炼。骨折后可能的并发症和功能障碍有：炎症，肿胀；渐进性的肌肉萎缩导致肌力和耐力下降，瘢痕粘连，关节和软组织挛缩，关节软骨退化，循环下降；潜在的全身性虚弱；由骨折部位及制动造成的功能受限；关节活动度受限；健肢关节丧失肌力和活动能力的危险。

2. 手部骨折特点

手部骨折类型包括指骨骨折、掌骨骨折和腕骨骨折，指骨骨折又包括末节指骨骨折、中节指骨骨折及近节指骨骨折，另外还有一些特殊类型的骨折。手部骨折有其特有的特点：①骨质小，关节多，解剖比较复杂。②手的活动特点要求灵活、精细、复杂，功能十分重要。③手部骨折复位容易固定难。手指比较细小，容易抓捏、牵引、做手部复位。但由于指骨上有很多肌肉附着点，复位后由于肌肉的牵拉，很容易又移位。④手部骨折易发生肌腱粘连、关节僵直及畸形愈合。手部一旦骨折，在恢复过程中形成瘢痕、血肿机化等并发症，

加上关节多，骨折就在关节附近，易造成关节损伤，最后造成屈曲畸形或伸直位畸形。骨折处理不当会给手的功能带来很大影响，如固定范围过大、打石膏范围过大、时间过长都会造成关节的广泛粘连而影响功能。

3. 上肢骨折

上肢包括肩、肘、腕、手、上臂和前臂，任何一个部位骨折均有其特点，对复位和手术治疗的要求也不尽相同，如尺骨、桡骨干双骨折时骨折端可发生侧方、短缩、分离、成角及旋转移位，复位要求较高，必须纠正骨折端的各种移位尤其是旋转移位，并保持复位后良好的固定，直至骨折愈合。每种骨折都有多种类型，不同类型的骨折有不同的手术处理方法和复位要求。

不同部位的骨折名称如下。①肩部：肱骨近端（肱骨大结节、小结节、肱骨解剖颈、外科颈骨折）。②上臂：肱骨干骨折指肱骨外科颈以下 1~2cm 至肱骨髁上 2cm 之间的骨折，占全身骨折的 1.31%。多发于骨干的中部，其次为下部，上部最少。中下 1/3 骨折易合并桡神经损伤，下 1/3 骨折易发生骨不连。③肘部：肱骨下端（肱骨髁上骨折、髁间骨折、肱骨外髁骨折、肱骨内上髁骨折）。④尺桡骨近端：尺骨鹰嘴骨折、桡骨头骨折。⑤前臂：尺骨、桡骨干双骨折，尺桡骨干单骨折，尺骨上 1/3 骨折合并桡骨头脱位，桡骨下 1/3 骨折合并下桡尺关节脱位。⑥腕部：尺桡骨远端骨折，腕骨骨折。⑦手部：掌骨骨折，指骨骨折。

总之手与上肢骨折的类型很多，不同类型的骨折，急性期的处理不同，带来的功能障碍类型也不同，但总的表现是疼痛、肿胀、畸形、关节活动受限，日常生活能力受限等。

4. 临床表现和诊断

上肢不同部位、不同类型骨折的临床表现既有它们各自的特点，又有相同的地方，为免

累赘，就把它们放在一起讲述。急性期通常表现为疼痛，患者不愿活动上肢；局部肿胀，压痛；可触及骨折断端；活动受限；同时要注意有无并发血管和神经损伤，X线检查及超声检查可确诊。骨折制动后期可能的功能障碍有：疼痛、肿胀、ROM受限、肌肉萎缩导致肌力和耐力的不同程度下降、瘢痕粘连和关节软组织挛缩、健肢关节丧失肌力和活动能力。手部动作（够物、抓握、侧捏、三指捏、握笔等）的灵活性和协调性功能受限，最终影响日常生活活动能力。

（二）关节脱位

1. 概述

关节脱位（dearticulation）是指组成关节的各骨的关节面失去正常的对应关系，临床上可分损伤性脱位、先天性脱位及病理性脱位。关节脱位后，关节囊、韧带、关节软骨及肌肉等软组织也有损伤，关节周围肿胀，可有血肿，若不及时复位，血肿机化，关节粘连，使关节不同程度丧失功能。

本病的诊断有以下几个要点：①有明显外伤史。②临床表现为关节疼痛与肿胀、畸形、弹性固定及关节空虚，以及由此所导致的功能障碍。③X线检查可明确脱位的部位、程度、方向及有无骨折及移位。

2. 肩关节脱位

肩关节脱位最常见，大多为前脱位，约占全身关节脱位的50%，这与肩关节的解剖和生理特点有关，如肱骨头大，关节盂浅而小，关节囊松弛，其前下方组织薄弱，关节活动范围大，遭受外力的机会多等。肩关节脱位多发生在青壮年，男性较多。临床上表现为：伤肩肿胀，疼痛，主动和被动活动受限；患肢弹性固定于轻度外展位，常以健手托患臂，头和躯干向患侧倾斜；肩三角肌塌陷，呈方肩畸形，在腋窝，喙突下或锁骨下可触及移位的肱骨头，

关节盂空虚；搭肩试验（shoulder ride test）阳性，患侧手靠胸时，手掌不能搭在对侧肩部（图3-1-1）。

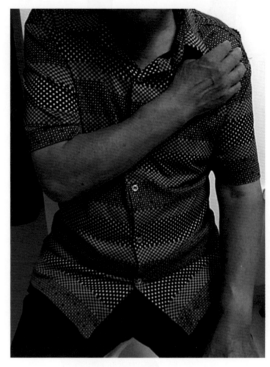

图3-1-1 搭肩试验

3. 肘关节脱位

常见于青少年，因受到间接暴力伤害所致。受伤后患者表现为肘关节肿胀、疼痛、畸形明显，前臂缩短，肘关节周径增粗，肘前方可摸到肱骨远端，肘后可触到尺骨鹰嘴，肘关节弹性固定于半伸位。前脱位多伴鹰嘴骨折，后脱位多伴冠突上的肱肌和关节囊撕裂（图3-1-2）。

4. 桡骨小头半脱位

桡骨小头半脱位是婴幼儿常见的肘部损伤之一。发病年龄1~4岁，其中2~3岁发病率最高，占62.5%，男孩比女孩多，左侧比右侧多。半脱位时肘部疼痛，患儿哭闹，肘部半屈曲，前臂中度旋前，不敢旋后和屈肘，不肯举起和活动患肢，桡骨头部位压痛，X线检查阴性。4周岁前，桡骨小头未发育完全，几乎与桡骨颈等粗。肘关节周围的肌肉、韧带发育较差，当前臂旋前状态时，肘关节突然受到牵

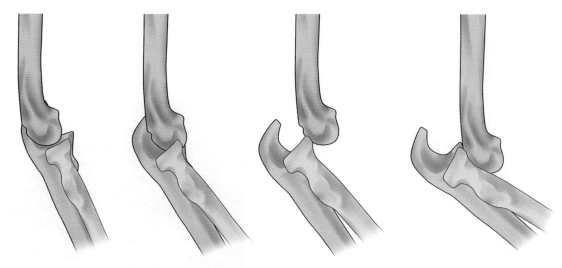

图 3-1-2 肘关节脱位

拉，容易产生桡骨小头半脱位（图 3-1-3）。

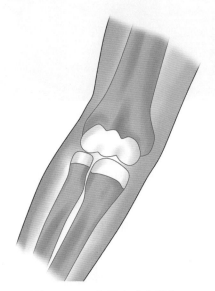

图 3-1-3 桡骨小头半脱位

（三）肌腱或韧带损伤

肌肉和肌腱使关节运动，韧带维持关节稳定。肌腱和韧带都起到牵引以及稳定的作用。但肌腱可以伸缩，而韧带不能伸缩。因为两者的结构和作用不同，断裂后表现也就不同：肌腱断裂后，会使关节活动功能变差；而韧带断裂后，关节稳定性变差。同样的道理，肌腱断裂后，因为有肌肉的一端还能继续收缩，就可能在活动时牵拉断裂部位，产生疼痛，例如网球肘造成部分肌腱断裂、肩袖撕裂时的疼痛都

是这样的；而韧带断裂后，因为不存在收缩活动的问题，所以一般不会产生牵拉，也就很少会出现疼痛的症状。

1. 肩袖损伤

肩袖由冈上肌、冈下肌、小圆肌、肩胛下肌的肌腱组成，附着于肱骨大结节和肱骨解剖颈的边缘，位于肩峰和三角肌下方，与关节囊紧密相连。肩袖的功能是上臂外展过程中使肱骨头向关节盂方向拉近，维持肱骨头与关节盂的正常支点关节。肩袖损伤将减弱甚至丧失这一功能，最常见的表现为肩关节外展时出现疼痛弧。本病多见于 40 岁以上患者，特别是重体力劳动者。伤前肩部无症状，伤后肩部有一时性疼痛，隔日疼痛加剧，持续 4~7d。患者不能自动使用患肩，当上臂伸直肩关节内旋、外展时，大结节与肩峰间压痛明显。肩袖完全断裂时，因丧失其对肱骨头的稳定作用，将严重影响肩关节外展功能。肩袖部分撕裂时，患者仍能外展上臂，但有 60°~120° 疼痛弧。肩袖损伤如不及时进行治疗，任其发展，会出现肩关节不稳或继发性关节挛缩，导致关节功能障碍（图 3-1-4）。

2. 肘部尺侧副韧带损伤

尺侧副韧带的损伤是较常见的肘关节运动

性损伤。一旦尺侧副韧带损伤将导致肘关节内侧疼痛和外翻不稳定。在尺侧副韧带损伤后，可出现尺神经激惹症状，发生率超过 40%。尺神经激惹症状：最早出现肘内侧疼痛，手和手指无力，接着出现小指和环指内侧的麻木及针刺感。麻木及针刺感可以从肘沿前臂内侧放射至小指尖。尺侧副韧带最常见的损伤机制是长期受到慢性损伤，如运动员的"过头"投掷运动及创伤（上肢在伸直位受伤，如脱位），这是外翻和外旋应力的共同作用结果所致，最初产生分散的应力，肘部仅出现过度使用症状。长期的过头运动可以引起韧带的轻微损伤，引起韧带的肿胀和微观撕裂，尤其在投球的竖肘晚期和加速期（图 3-1-5）。

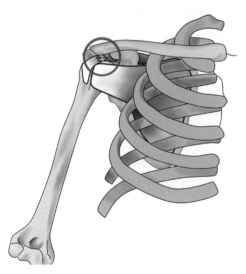

图 3-1-4 肩袖损伤

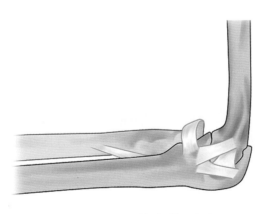

图 3-1-5 肘部韧带示意图

3. 肱三头肌肌腱附着点损伤

肱三头肌肌腱附着点损伤常由间接暴力损伤所致，少部分为直接暴力或退变等病理改变的自发损伤。损伤机制为上肢处于外展屈肘位，肱三头肌强力收缩引起。损伤部位大多在肱三头肌腱尺骨鹰嘴腱骨结合部，也可发生于肌腱肌腹移行部和肌腹内部。该损伤好发于老年人。临床检查发现主动伸肘功能常不完全丧失，但是抗重力伸肘试验阳性（图 3-1-6）。

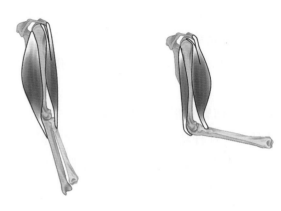

图 3-1-6 肱三头肌

（四）上肢截肢

截肢（amputation）是将肢体全部或部分切除，其中经关节平面的截肢又称关节离断（joint detachment）。上肢截肢部位的选择原则是尽可能保留残肢长度（前臂截肢，图 3-1-7）。

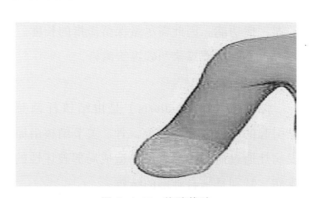

图 3-1-7 前臂截肢

（1）肩部截肢尽可能保留肱骨头，而不做通过肩关节的离断，这样可以保留肩部的正常外形，并有利于假肢接受腔的适配、悬吊、稳定及穿戴。在功能上肱骨头的保留有利于假肢肘关节与假手的活动控制。

（2）上臂截肢尽量保留残肢的长度，因上臂假肢的功能取决于残肢的杠杆力臂长度、肌力和肩关节活动范围。长残肢有利于对假肢的悬吊及控制。通过肱骨髁的截肢与肘关节离断两者的假肢装配方法和功能是相同的，所以在条件允许时，尽可能在肱骨髁水平截肢。

（3）肘部截肢若可保留肱骨远端，肘关节离断是最理想的截肢部位。由于肱骨内外髁部的膨隆，肱骨远端较为宽大，有利于假肢的悬吊及控制，并且肱骨的旋转可直接传递到假肢。

（4）前臂截肢需保留患者的肘关节，且残肢越长，杠杆功能就越大，旋转功能保留的也越多。前臂远端呈椭圆形，利于假手发挥旋转功能；残肢肌肉保留得越多就越容易获得良好的肌电信号，对装配肌电控制假肢是有益的。

（5）腕部截肢与前臂相比，腕部离断是理想的截肢部位，保留完整的尺桡骨，且不应切除尺桡骨的茎突。腕部截肢，可保留前臂全部的旋转功能，使残肢功能得到最大程度的发挥。

（6）手掌与手指截肢以尽量保留长度为原则，尤其是当手指需要截指时要尽量保留手的捏、握功能，因此需尽量保留拇指的长度。

（五）关节感染和软组织感染

1. 上肢结核

结核病（tuberculosis）是由结核杆菌感染引起的慢性肉芽肿性炎，骨、关节结核由原发病灶通过血行传播感染并造成局部破坏性的疾病，特别是来自肺部的结核。

（1）肩关节结核：早期肩部隐痛，劳累时加重，上肢多呈内收位。单纯骨结核肩关节运动仅轻度受限。全关节结核功能明显障碍，患臂不能高举，外旋、外展、前屈和后伸均受限。患侧三角肌、冈上肌、冈下肌萎缩，出现方肩畸形。此外，在重力牵引下，肱骨头常呈向下半脱位。

（2）肘关节结核：肘关节结核为上肢结核最常见的部位，成人较多，如无适当处理，关节常僵硬于半伸直位，严重地影响上肢功能。肘关节结核初起时症状轻，主要表现是疼痛、局部肿胀、压痛、活动功能受限。肿胀与压痛只限于病变部位。肘关节周围压痛广泛。病变发展为全关节结核，肿胀和压痛加重，梭形肿胀。关节活动功能更加受限，当肘关节病变治愈时，关节多强直于非功能位。

（3）腕关节结核：多见于青少年，10岁以下较少发病，病灶较易侵犯腱鞘而影响手的功能。腕关节背侧肿胀，随之发生疼痛和活动功能障碍。腕关节严重破坏后，可发生腕下垂和尺偏畸形。

2. 化脓性关节炎

受累的多为单一的肢体大关节，成人多累及膝关节，儿童多累及髋关节，其次为踝、肘、腕和肩关节，手足小关节罕见。如为火器损伤，根据受伤部位，一般膝、肘关节化脓性关节炎发生率较高。化脓性关节炎的病变发展过程分为以下三个阶段：①浆液性渗出期，这一期关节软骨没有破坏，如及时治疗，不遗留任何关节功能障碍。②浆液纤维素性渗出期，可以协同对软骨基质进行破坏，使软骨受损，修复后必然会出现关节粘连与功能障碍。③脓性渗出期，炎症侵犯至软骨下骨质，滑膜和关节软骨都已破坏，关节周围出现蜂窝织炎。修复后关节重度粘连甚至纤维性或骨性强直，病变为不可逆，后遗有重度关节功能障碍。化脓性关节炎的典型症状表现为关节周围出现急性红肿、渗出、触痛以及细微活动即可引起的剧痛。

（六）骨性关节炎

骨性关节炎（osteoarthritis）是非对称性、

非炎症性、无全身征象的慢性骨关节病，又称骨性关节病、退行性关节病、增生性关节炎等。该病好发于承重关节，主要特征是关节软骨和软骨下骨质发生病变。

临床症状：起病慢，以疼痛和活动不灵为主要症状，常累及手指，颈椎等关节。最初感觉关节酸胀疼痛，运动过量或关节负重时候明显，休息后缓解。长时间固定姿势会暂时性僵硬，活动后又渐灵活。晚期由于关节软骨磨损和骨质增生，关节畸形加重，关节活动度显著受影响，但无关节强直。当骨赘刺激滑膜皱襞时，加剧疼痛和肌肉痉挛。症状多次发作后间歇期变短，最后为可持续性，休息不能缓解，夜间痛明显。

（七）肌肉骨骼痛症

1. 肩部和肩峰下撞击综合征

肩峰下撞击综合征（subacromial impingement syndrome，SAIS）的特征是前肩部疼痛明显，举臂或过顶位时疼痛明显。肩关节在上举、外展等系列活动中，由于解剖结构或动力学原因会造成肩关节稳定性下降引起肩峰下组织反复发生撞击，进而导致肩峰下滑囊炎症、肩袖组织退变、甚至肩袖撕裂等病理变化，以上症状多见于年轻运动员和中年人。1972年Neer形容"撞击发生于肩袖肌腱，喙肩韧带和肩峰前1/3段摩擦引起"，此病是一个慢性重复损伤后导致的综合征，由固定磨损和不断的微小创伤共同作用而导致。发病机制分为内在因素（肌腱内）和外在因素（肌腱外）。内在因素：肩关节的过度使用导致肩袖肌腱或肩峰下滑囊炎症的产生，肩袖肌腱退化以致部分撕裂或全部撕裂。后关节囊过紧，肩袖肌软弱乏力或肌力不平衡使肱骨头上移。外在因素：盂肱关节不稳定；骨赘造成肩峰下空间减少，导致旋转袖肌腱易受撞击（图3-1-13）。

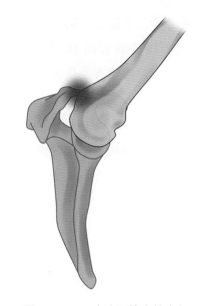

图 3-1-13　肩峰下撞击综合征

2. 肩周炎

肩周炎（frozen shoulder）是由于肩周的肌肉、肌腱、韧带、滑囊和关节囊等软组织发生慢性无菌性炎症，导致关节内外粘连，阻碍肩关节活动所致。可因外伤、慢性劳损、较长时间不活动或固定、或局部受风寒侵袭等诱因而发作。肩关节是人体活动最多的关节，但肱骨头比关节盂大3倍，又因关节的韧带相对薄弱，稳定性很小，所以稳定肩关节的周围软组织易受损害。肩关节的关节囊薄而松弛，虽然这能够增加关节的灵活性，但易受损伤而发炎。肩关节囊的外侧为肩峰，前方是喙突，喙肩韧带和喙肱韧带形如顶盖罩在关节之上，也易受磨损而发炎，加之退行性病变，导致顶盖变薄、钙化、断裂。肩峰和三角肌下面的滑液囊有助于肱骨头在肩峰下滑动，使肩关节可以外展至水平面以上。当手臂经常做外展或上举活动时，肱骨大结节则与肩峰及喙肩韧带不断互相摩擦，因而此处很易发生劳损。

肩周炎，也称冻结肩，病因至今不清，多发于40~60岁的女性。主要临床表现为不知不觉间加剧的肩关节僵硬；剧痛尤其在晚上；肩关节主动、被动、外旋幅度几乎完全丧失。

疾病的发展分为三个阶段：第一阶段是疼痛冻结阶段，此阶段的病程在10~36周，肩部疼痛僵硬，患者大多数没有受伤的记录，夜间疼痛加剧，非甾体类抗炎药物效果不佳。第二阶段是僵硬阶段，4~12个月疼痛渐渐减少，僵硬持续，肩关节各向活动幅度减少，其中外旋幅度最差。第三阶段是缓解阶段，12~42个月，关节活动幅度逐渐增加（图3-1-14）。

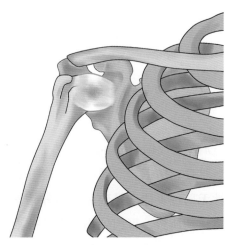

图 3-1-14　冻结肩

3. 肱骨外上髁炎

肱骨外上髁炎（lateral epicondylitis）又称网球肘或桡侧伸腕肌肌腱炎，它是指在前臂伸肌总腱的起点部即肱骨外上髁处，因该部过多动作或运动，出现肌纤维组织发炎、粘连、变性，产生前臂疼痛和手的背伸功能受限，该病与职业有关，多见于需反复用力伸腕活动的成年人，尤其是频繁地用力旋转前臂者易罹患，如网球、高尔夫球运动员，小提琴手等（图3-1-15）。

4. 棒球肘

棒球肘（baseball elbow）是指打棒球而致肘关节疾患的总称。是以肱骨外髁骨软骨炎导致部分软骨组织及软骨下骨由肱桡关节面剥脱、甚至游离于肘关节腔内为基本病理改变，临床表现以肘关节疼痛、活动受限、绞锁和弹响较为常见。

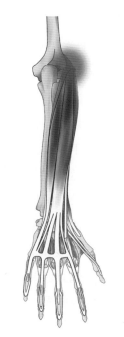

图 3-1-15　肱骨外上髁炎

（八）其他

1. 肩手综合征

肩手综合征，又称反射性交感神经营养不良（reflex sympathetic dystrophy，RSD），是指以肩部疼痛、僵硬合并有同侧手部肿胀和疼痛为主要表现的一种症候群。一般认为，本症候群系由于某种病灶刺激而反射性引起自主神经功能紊乱，以致肩、手部发生血管神经营养障碍的结果。其病因可能常为颈椎退行性病变所致，其他如颈臂外伤、心肌梗死、脑部疾患、肺及胸膜病变等亦可引起。因此有人认为，本症候群主要是由位于颈交感神经分布区内的各种病灶所造成。

2. 福克曼缺血性挛缩

福克曼缺血性挛缩（Folkman ischemic contracture）又称前臂缺血性肌挛缩，是由于上肢严重缺血，造成肌肉坏死或挛缩，又因神经缺血和瘢痕压迫，常有神经部分瘫痪，致肢体严重残废，多发生于肱骨髁上骨折或尺桡骨骨折。病因主要为肌肉供血不足。临床表现主要为早期伤肢突然剧痛，部位在前臂掌侧，进行性灼痛，当手主动或被动活动时疼痛加剧，手指常处于半屈曲状态、屈指无力，桡动脉搏动减弱或消失，肢端麻木、肿胀、苍白、发凉、感觉迟钝或丧失；晚期出现典型的 VolkmAnns 缺血性挛缩畸形，即前臂肌肉萎缩、旋前、腕及手指屈曲、拇内收、掌指关节过伸，这种畸形被动活动不能纠正。

3. 腕管综合征

腕管综合征（carpal tunnel syndrome，CTS）是指腕部外伤、骨折、脱位、扭伤或腕部劳损等原因引起腕横韧带增厚，管内肌腱肿胀，瘀血机化使组织变性，或腕骨退变增生，使管腔内周径缩小，从而压迫正中神经，引起手指麻木无力为主的一种病症。女性的发病率较男性更高，但原因尚不清楚，普通人群的发病率为2%。主要症状包括正中神经支配区（拇指、食指、中指和环指桡侧半）感觉异常和（或）麻木，夜间手指麻木尤甚，这与夜间入睡时手腕部多呈垂腕姿势有关。腕管综合征长期存在会引起手部握力减弱和精细运动困难。患者在白天从事某些活动屈腕过久也会引起手指麻木的加重，如做针线活、长时间手持电话或长时间手持书本阅读。腕管综合征相关的唯一的阳性体征就是正中神经支配的手指区域萎缩、无汗，以及进而引起的握拳困难（图3-1-16）。

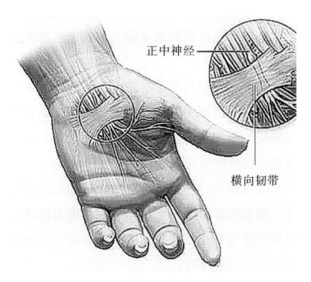

图 3-1-16 腕管综合征压迫部位

（姚黎清）

第二节 神经系统疾病

一、概述（图3-2-1）

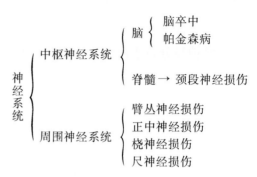

图 3-2-1 神经系统的组成及常见可引起手与上肢功能障碍的疾患

1. 神经系统的定义

神经系统（nervous system）是人体各系统中结构和功能最为复杂，并起主导作用的调节系统，人体内各系统器官在神经系统的协调控制下，完成统一的生理功能。例如跑步时，除了肌肉收缩外，同时出现呼吸加深加快、心跳加速、出汗等一系列的生理变化。神经系统能使人体随时适应外界环境的变化，维持人体与不断变化的外界环境之间的相对平衡，例如天气寒冷时，通过神经系统的调节，使体温维持在正常水平。总之，神经系统协调人体各系统器官的功能活动，使人体成为一个有机的整体，维持内外环境的稳定，适应内外环境的变化，并且能认识以及改造外界环境。

2. 神经系统的功能

神经系统由脑、脊髓以及脑和脊髓相连并分布到全身各处的周围神经组成，其功能是：①控制和调节其他系统的活动，使人体成为一个有机整体。②维持机体与外环境的统一。

3. 神经系统的组成

神经系统分为中枢神经系统和周围神经系统。中枢神经系统包括脑和脊髓，含有大多数神经元的胞体。周围神经是指与脑和脊髓相连的神经，即脑神经和脊神经，又称周围神经系统，主要由感觉和运动神经元的轴突组成。根据周围神经在各器官、系统中分布的对象不同，又可以把周围神经系统分为躯体神经和内脏神经。躯体神经分布于体表、骨、关节和骨骼肌，内脏神经分布于内脏、心血管、平滑肌和腺体。

4. 神经系统损伤的临床表现

器质性瘫痪按照病变的解剖部位分为上运动神经元瘫痪（中枢性瘫痪）和下运动神经元瘫痪（周围性瘫痪）。神经系统根据不同部位损伤的情况，临床表现也不尽相同。

（1）中枢神经损伤后的临床表现：上运动神经元，是位于大脑皮质中央前回和中央旁小叶前部以及其他一些皮质区域中的巨型锥体细胞和其他类型的锥体细胞，其下行轴突组成锥体束，其中止于脑干内一般躯体和特殊内脏运动核的纤维称为皮质核束，止于脊髓前角运动细胞的纤维称为皮质脊髓束。锥体束任何一段受损都可能产生上运动神经元瘫痪。

上运动神经元瘫痪（upper motor neuron paralysis）的特点是肌张力增高，腱反射亢进，出现病理反射，无肌肉萎缩，但病程长者可出现失用性肌肉萎缩。上运动神经元各部位病变时瘫痪的特点主要包括以下几个方面。

①皮质型：因皮质运动区呈一条长带，故局限性病变时可出现一个上肢、下肢或面部的中枢性瘫痪，称单瘫。可见肿瘤压迫、动脉皮质支梗死。

②内囊型：内囊是感觉、运动等传导束的集中地，损伤时出现"三偏"综合征，即偏瘫，偏身感觉障碍，偏盲。多见于急性脑血管病。

③脑干型：出现交叉性瘫痪。即病变侧脑神经麻痹和对侧肢体中枢性瘫痪。多见于脑卒中或脑干肿瘤。

④脊髓型：脊髓横贯性损害时，因双侧锥体束受损而出现双侧肢体的瘫痪，如截瘫或四肢瘫。多见于脊髓炎、外伤或肿瘤产生的脊髓压迫。

（2）周围神经损伤的表现：下运动神经元包括脑神经运动核、脊髓前角细胞以及他们所发出的神经纤维，它是接受锥体系、锥体外系和小脑系各个方面来的传导冲动的最后通路，是冲动达到骨骼肌的唯一通路，其功能是将这些冲动组合起来，通过周围神经传递到运动终板，引起肌肉的收缩。由脑神经运动核发出的轴突组成的脑神经直接到达他们所支配的肌肉。由脊髓前角运动细胞发出的轴突经过前根、神经丛、周围神经到达所支配的肌肉。下运动神经元瘫痪是脊髓前角细胞（或脑神经运动核细胞）、脊髓前根、脊周围神经和脑周围神经的运动纤维受损的结果。

下运动神经元瘫痪（lower motor neuron paralysis）的特点是肌张力降低，腱反射减弱或消失，肌肉萎缩，无病理反射。下运动神经元各部位病变时瘫痪的特点如下。

①脊髓前角细胞：表现为节段性、迟缓性瘫痪而无感觉障碍。如 C5 前角损害引起三角肌瘫痪和萎缩，C8~T1 损害引起手部小肌肉瘫痪。急性起病多见于脊髓灰质炎，缓慢进展性疾病还可以出现肌束震颤，多见于运动神经元病。

②前根：损伤节段呈迟缓性瘫痪，无感觉障碍，常同时损害后根而出现根性疼痛和节段性感觉障碍。见于髓外肿瘤的压迫、脊膜的炎症或颈椎骨病变。

③神经丛：神经丛含有运动纤维和感觉纤维，病变时常累及一个肢体的多数周围神经，引起迟缓性瘫痪、感觉障碍以及自主神经功能障碍，可伴有疼痛。

④周围神经：神经支配区的肌肉出现迟缓性瘫痪，同时伴有感觉以及自主神经功能障碍

或疼痛。多发性周围神经病变时出现对称性四肢远端肌肉瘫痪，伴手套－袜套样感觉障碍。

上运动神经元和下运动神经元瘫痪的比较见表3-2-1。

5. 周围神经损伤电生理检查

电生理检查对臂丛损伤的范围、部位、性质与程度均有重要的诊断价值，其检查方法和顺序概述如下：

（1）上肢五大神经支配肌（列出代表肌肉）：腋神经、肌皮神经、正中神经、桡神经、尺神经。

（2）臂丛束支配肌：外侧束（胸大肌锁骨部）、后束（背阔肌）、内侧束（胸大肌胸肋部）。

（3）臂丛干支配肌：上干（冈下肌）、中干（背阔肌）、下干（胸大肌胸肋部）。

（4）臂丛根支配肌：即前锯肌及颈椎旁肌、斜方肌、肩胛提肌。

测定所检肌肉的神经传导功能、潜伏期状况。所检肌肉放松时有自发电活动存在，重收缩时（最大用力时）无动作电位，提示神经损伤的存在。无法测出神经传导速度提示神经完全损伤。神经传导减慢在50%以上为神经大部分损伤，减慢在50%以下提示部分损伤，减慢在30%以下提示有粘连压迫。神经传导

正常，为功能性障碍或运动神经元病变。由于肌电图能显示新生组织恢复情况，故早期损伤患者可每隔1~3个月复查一次，用以观察臂丛神经的再生与功能恢复情况。

二、常见病因

常见引起手与上肢功能障碍的神经系统疾病主要包括：脊髓灰质炎、脑卒中、多发性硬化症、帕金森病、特发性震颤、脑外伤、颈段脊髓损伤等中枢神经系统疾病、臂丛损伤、尺桡神经损伤、正中神经损伤、周围神经嵌压症等周围神经系统病变。

三、中枢神经系统疾病

（一）脑卒中

1. 脑卒中

脑卒中（stroke）又称急性脑血管病，因各种诱发因素引起脑内动脉狭窄、闭塞或破裂，以突然发病、迅速出现局限性或弥漫性脑功能缺损为共同临床特征，为一组器质性脑损伤导致的脑血管疾病，包括缺血性脑卒中和出血性脑卒中。

2. 脑卒中后上肢功能障碍的临床表现

脑卒中发病初期，有69%~80%的患者有手与上肢功能障碍；发病3个月后，约有37%

表3-2-1　上运动神经元瘫痪和下运动神经元瘫痪的比较

临床检查	上运动神经元瘫痪	下运动神经元瘫痪
瘫痪分布	整个肢体为主	肌群为主
肌张力	增高，呈痉挛型瘫痪	降低，呈弛缓型瘫痪
浅反射	消失	消失
腱反射	增强	减弱或消失
病理反射	阳性	阴性
肌萎缩	无或轻度失用性萎缩	明显
皮肤营养障碍	多数无障碍	常有
肌束颤动或肌纤维颤动	无	可有
肌电图	神经传导速度正常，无失神经电位	神经传导速度异常，有失神经电位

的患者手部抓握、伸展动作控制不精确，发病患者中最后只有大约 12% 的患者手部功能有较良好的恢复。

脑卒中后偏瘫手的最终转归可分为 3 类。①实用手：即患侧手具有完成精细动作的能力，如拿住碗筷、较正常地使用餐具、拧毛巾；患侧手为利手时，能写出可辨认的字等功能；②辅助手：即患侧手可有一定运动功能，虽达不到实用手的水平，但可以完成抓东西、固定物品和释放等手的基本动作；③失用手（或称残废手）：即患侧手无任何有效动作。

脑卒中后上肢功能障碍包括：不同恢复阶段出现的运动障碍、感觉障碍、张力异常及并发症等。其中张力异常及并发症所引起的上肢功能障碍是脑卒中患者的常见表现。

上肢张力异常主要表现为上肢肌群张力的显著升高，且行为模式表现异常，进而出现共同运动和联合反应。随着病程的延长，患者会学着以代偿动作弥补患肢动作与功能缺损，而不去使用偏瘫的上肢，出现习得性失用症，使偏瘫的上肢运动及功能恢复进一步受到制约。

（1）与偏瘫相关的上肢共同运动：

①屈肌共同运动

可见于患者抬起手臂，保持手臂悬空，伸手取物或抬手到口边时。

肩胛骨：上提后缩

肩关节：外展，外旋（内旋）

肘关节：屈曲

前臂：旋前（旋后）

腕关节：屈曲

指和拇指：屈曲，内收

上肢屈肌共同运动：患者正尝试抬起伸展的上肢，由于肩外展（屈肌成分），肘也屈曲，在这种情况下前臂主要是全屈运动旋前（左侧偏瘫）（图 3-2-1）。

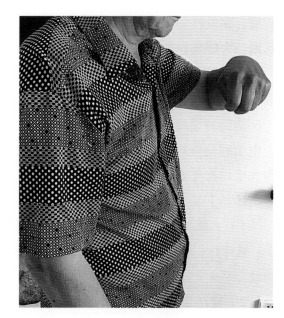

图 3-2-1　左侧偏瘫

②伸肌共同运动

肩胛骨：前伸，下压

肩关节：内收，内旋

肘关节：伸，旋前

腕关节：微伸

指和拇指：屈曲，内收

上肢伸肌共同运动：患者试图伸直肘关节（左侧偏瘫）（图 3-2-2）。

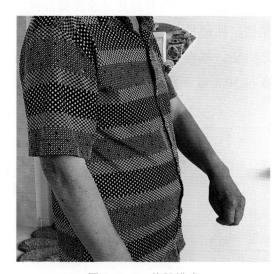

图 3-2-2　伸肌模式

（2）典型的痉挛或张力过高模式

根据 Bobath 理论，最常见的模式如下。

①头：屈向偏瘫侧，面部转向健侧。

②上肢（屈肌模式）：肩胛骨后缩，肩胛带下沉；肩关节内收内旋；肘关节屈曲，前臂旋前（某些病旋后优势）；腕关节屈曲伴有一定的尺偏；指屈曲内收；拇指屈曲内收（图3-2-3）。

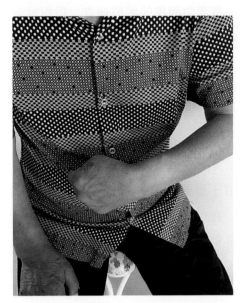

图3-2-3　屈肌模式

3. 脑卒中常见手与上肢相关并发症

并发症所引起的上肢功能障碍通常由于肩胛带肌肉瘫痪、肌张力降低，使得肩关节囊和韧带松弛而被牵拉。并发症发生后，前屈和外展等运动时常因姿势不当造成肩部软组织受压和疼痛。后期因滑膜腔粘连闭锁使肩关节僵硬，最终导致关节活动范围下降及挛缩，直接影响患侧上肢的功能恢复。

（1）肩关节半脱位：又称盂肱关节半脱位，是脑卒中后偏瘫患者的并发症之一，是导致肩痛、水肿、肩手综合征等系列相关并发症的重要因素，也是制约偏瘫患者上肢功能恢复的原因之一。该病多数在脑卒中发病后3周内，特别是偏瘫侧上肢松弛状态下发生。

临床表现：盂肱关节半脱位是指盂肱关节机械连续性的改变，导致肩峰与肱骨头之间可以触及的间隙，其临床表现为肩胛带下、肩关节腔向下倾斜、肩胛骨下角位置较健侧低，患侧呈翼状肩，同时冈上肌、三角肌及冈下肌的

后部可见明显萎缩，其并发症为肩痛、肩手综合征、水肿等（图3-2-4）。

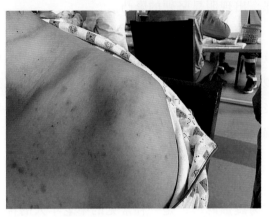

图3-2-4　肩关节半脱位

这是肩关节半脱位的照片，从这里我们可以看见该患者的肱骨头与肩峰之间有大约2cm的间隙，肱骨头脱出于关节盂下

（2）肩手综合征：又称反射性交感神经营养障碍，是指脑血管病在恢复期出现患肩、手突然水肿、疼痛，并使手的运动功能受限制（图3-2-5）。

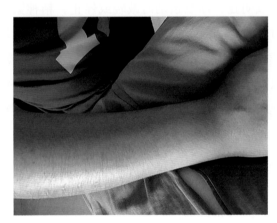

图3-2-5　肩手综合征出现的肿胀

临床表现通常分三期：

第Ⅰ期（早期）：患手骤然出现肿胀，以手背明显，皮肤皱纹消失，肿胀处松软、膨隆，但通常止于患手腕部。颜色呈粉红色或淡紫色。下垂时更明显，肿胀的手触诊时有温热感。患手指甲较健侧变白或无光泽。这是典型的手肿表现。

第Ⅱ期（后期）：疼痛加重，直至不能

忍受任何对手和手指的压力。X线检查可见骨质疏松的变化。在背侧腕骨及掌骨连接区的中部，出现明显坚硬的隆凸。

第Ⅲ期（末期或后遗症期）：未治疗的手虽水肿和疼痛可能完全消失，但手变成固定的典型畸形，手掌变平，鱼际萎缩，关节活动性永久丧失。水肿消失，腕骨上隆凸明显，腕屈曲伴尺偏，手指僵硬伴畸形，掌指关节无屈曲。

（二）帕金森病

帕金森病（Parkinson disease，PD），也称为震颤麻痹，是一种常见的中老年人的神经系统变性疾病，以黑质-纹状体通路多巴胺能与胆碱能神经功能平衡失调，导致经典的锥体外系运动障碍为基本特征。帕金森病的临床表现由核心的运动症状和非运动症状两部分组成。关于手与上肢具体表现如下：

1. 静止性震颤

震颤往往是发病最早期的表现，静止时出现或明显，随意运动时减轻或停止，精神紧张时加剧，入睡后消失。通常从某一侧上肢远端开始，逐渐扩展至同侧下肢、对侧上肢及下肢，以拇指、食指及中指为主，表现为手指像在搓丸子或数钞票一样的运动。手部静止性震颤在行走时加重。

2. 肌肉僵直

帕金森病患者的手与上肢部易失去柔软性，变得很僵硬，病变早期多从一侧开始，初期感觉某侧上肢运动不灵活、僵硬，后逐渐加重，出现运动迟缓。多呈齿轮样或铅管样强直。

3. 运动迟缓

在早期，由于上臂肌肉和手指肌肉的强直，患者的上肢往往不能做精细动作，如解系鞋带、扣纽扣等动作变得比以前缓慢许多，或者根本不能顺利完成。写字也逐渐变得困难，笔迹弯曲，越写越小，称为"小写征"。步行时，患侧上肢的协同摆动减少以至消失。

4. 特殊姿势

尽管患者全身肌肉均可受累，肌张力增高，但静止时屈肌张力较伸肌高，故患者上肢常出现特殊姿势：上臂内收、肘关节弯曲、腕略伸、指掌关节弯曲而指间关节伸直，拇指对掌。

5. 其他感觉障碍

上肢主观感觉可能产生疼痛、刺痛、烧灼感、蚁走感等其他形式的感觉异常。上肢客观感觉如浅感觉、深感觉、特殊感觉均可存在障碍。

（三）颈段脊髓损伤

1. 颈段脊髓损伤定义

由于外界直接或间接因素导致颈段脊髓损伤，在损害的相应节段出现各种手与上肢运动、感觉功能障碍。

2. 不同节段损伤的手与上肢功能障碍表现不同（C4、C5、C6、C7、C8）

见表3-2-2。

四、周围神经系统疾病

（一）臂丛神经损伤

1. 臂丛神经解剖

臂丛（brachial plexus）（图3-2-6）由第5~8颈神经前支和第1胸神经前支5条神经根组成。分为根、干、股、束、支5部分。有腋、肌皮、桡、正中、尺5大分支。臂丛包括5根3干，C5~C6神经根在前斜角肌外缘相结合，组成上干；C7组成中干；C8~T1形成下干。每干又分成前后两股，每股组成3个束，各束在相当于喙突水平分为神经支，形成终末神经。臂丛神经全长约15cm，位于活动范围较大的肩关节附近，邻近动脉，易造成臂丛神经损害。

2. 临床表现

（1）臂丛神经根损伤：

①上臂丛损伤：上臂丛包括C5~C6，主要临床表现为腋神经支配的三角肌麻痹导致肩外展障碍和肌皮神经支配的肱二头肌麻痹所致的

表 3-2-2　C4~C8 损伤的手与上肢的功能障碍表现

脊髓平面	手与上肢功能障碍功能特点	感觉障碍
C4	患者手与上肢部肌肉完全瘫痪，无任何运动	手与上肢部感觉均消失 感觉正常：颈以及第 2 肋间以上
C5	患者上肢三角肌、肱二头肌尚有功能，可完成肩部大部分活动和屈肘动作，缺乏伸肘及前臂、腕、手的活动功能	感觉减退：肩部 感觉消失：躯干第 2 肋间以下与肩部以下的整个上肢 感觉正常：肩及上臂外侧
C6	可屈肘，伸腕，但伸肘功能不良，不能屈腕，屈指和抓握 手功能丧失	感觉减退：前臂外侧 感觉消失：前臂外侧中部以下 感觉正常：肩上臂和前臂外侧
C7	上肢肘关节屈伸活动良好，手指功能仍然差	感觉减退：前臂中部，食指 感觉消失：前臂尺侧三个手指 感觉正常：肩，上臂，前臂桡侧与 1~2 手指
C8	上肢功能大部分良好 躯干肌大部分麻痹，平衡控制困难	感觉减退：前臂尺侧三个手指 感觉消失：肘内侧以下 感觉正常：肩上臂，前臂，桡侧，与尺侧及手

屈肘功能障碍。整个上肢下垂、上臂内收，不能外展外旋，前臂内收伸直，不能旋前旋后或弯曲，肩胛、上臂和前臂外侧有一狭长的感觉障碍区。

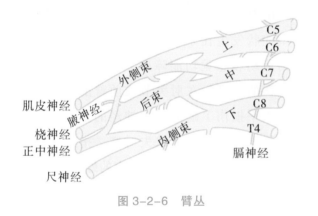

图 3-2-6　臂丛

②下臂丛损伤：下臂丛为 C8、T1 神经，主要临床表现为尺神经及部分正中神经和桡神经麻痹，即手指不能伸屈，手部小肌肉全部萎缩而呈爪形，手部尺侧及前臂内侧有感觉缺失，而肩、肘、腕关节活动基本正常。有时出现霍纳氏综合征。

③全臂丛损伤：全臂丛损伤表现为整个上肢呈弛缓性麻痹，全部关节主动活动功能丧失。除上臂内侧痛觉存在外，肩以下感觉功能缺失。全臂丛损伤不等于全臂丛神经撕脱伤，有 45% 左右的患者椎孔外仍可找到残留神经根如 C5、

C6，尤其是 C5 神经根。临床查体发现 Horner 征（+）是下干撕脱伤的表现。根据锁骨上 Tinel 征放射的部位可判定是否有神经根发生节后损伤。部分患者桡动脉搏动消失或明显减弱。

（2）臂丛神经干损伤：

①上干损伤：其临床表现与不含肩胛背神经及胸长神经麻痹的 C5~C6 损伤相同。

②中干损伤：临床上单独受损极少见，但损伤后可出现食指、中指指腹麻木，伸肌群肌力减弱，在受损 2 周后可自行恢复。

③下干损伤：其临床表现和下臂丛神经根损伤相似。

（3）臂丛神经束损伤：

①外侧束损伤：肌皮神经、正中神经外侧头麻痹。肱二头肌、肱肌、喙肱肌、旋前圆肌、桡侧腕屈肌麻痹。

②内侧束损伤：尺神经、正中神经内侧头麻痹。尺神经支配所有肌肉麻痹，除旋前圆肌、桡侧腕屈肌以外正中神经支配的肌肉麻痹。手指不能屈伸，拇指不能掌侧外展，不能对掌、对指，上肢内侧及手部尺侧感觉消失，手呈扁平手和爪形手（claw hand）畸形，肩、肘关节功能正常。

③后束损伤：腋神经、桡神经、胸背神经

及肩胛下神经麻痹。三角肌、小圆肌、伸肘肌、伸腕肌、伸指肌及背阔肌麻痹。肩关节不能外展，上臂不能旋内，肘与腕关节不能背伸，掌指关节（metacar pohalangeal joints）不能伸直，拇指不能伸直和桡侧外展，肩外侧，前臂背面和手背桡侧半的感觉障碍或丧失。

（二）正中神经损伤

1. 正中神经解剖

正中神经（mediannerve）起自臂丛神经的内侧束和外侧束，远端直到上肢的前方内侧。穿过肘关节前面的肘窝到前臂，正中神经位于肱动脉的内侧。穿过旋前圆肌的两个头之间。正中神经发出一条纯运动支——前骨间神经，支配拇长屈肌，食指的指深屈肌和旋前方肌。

正中神经继续走行于指浅屈肌的纤维下。腕关节近侧，发出掌侧感觉支，走行屈肌支持带的表面。神经的终末端，伴随9个外在手指屈肌腱，穿过屈肌支持带下，通过腕管，手掌的腕韧带。

正中神经远端手掌的运动支支配手掌内在肌；支配第一第二蚓状肌，神经继续穿行手掌作为感觉支，支配手掌拇指感觉，食指，中指，环指的内侧面。

2. 高位正中神经麻痹或前骨间神经麻痹和旋前圆肌综合征

压力性神经病变是正中神经在前臂近端常见的损伤。在这种神经近端的两种压力性神经病变都有相似的症状。包括前臂近侧的神经阻断，前臂近侧出现疼痛，尤其在活动中更加明显。

更近侧的神经阻断叫作旋前圆肌综合征。弥漫性的疼痛发生在前臂内侧和掌侧手桡侧三指半的手指。在屈肘伴随旋前抗阻时症状可以被诱发。或者中指的近端指间关节（proximal interphalangeal joint，PIP）屈曲时，症状诱发，也预示着旋前圆肌症状，此时压力主要在指浅屈肌上。这些症状经常是隐匿开始，数月到数年可能不会被诊断出来。旋前圆肌综合征影响

神经受压的因素有四种。第一种是肱骨远端，Struthers韧带和肱骨髁上之间。第二种是在肘关节处神经在腱膜纤维下。第三种是旋前圆肌受压，尤其是高张力时。最后是正中神经穿过指浅屈肌深部，主要是指浅屈肌受压。

前骨间神经综合征：是正中神经运动支的阻隔性神经病变。这种症状无特异性，尤其在活动时，前臂近侧深部的疼痛。感觉症状不常出现。可出现拇长屈肌、食指和中指指深屈肌麻痹，导致抓捏时远端指间关节活动受限。尽管旋前方肌瘫痪有时存在，但很难发现，当有强烈的旋前圆肌重叠运动时才能发现。潜在的受压症状和旋前圆肌症状相同，包括局部的旋前圆肌肿胀、肥大，过度的肘屈曲角度（120°或更多）。

3. 正中神经在肘到腕关节的水平损伤

正中神经损伤在前臂和腕关节损伤严重：典型症状发生在小刀伤和玻璃伤。临床表现包括运动和感觉功能障碍，特定的障碍取决于损伤的类型。在肘关节或前臂的近侧损伤（高水平损伤）缺失正中神经的整合导致猿手，不能精细地捏，缺失对掌，指浅屈肌麻痹和桡侧两个指深屈肌和相应的蚓状肌麻痹。大鱼际肌萎缩，拇指在手掌的一侧。拇指缺少对掌和掌侧外展。食指掌指关节和近端指间关节屈曲缺失。前臂旋前缺失因为旋前圆肌和旋前方肌麻痹。手掌桡侧三个半的手指感觉缺失明显。

低水平的损伤（在腕关节）可出现大鱼际扁平缺失拇指对掌，拇指掌侧外展，因为受正中神经支配的内在肌瘫痪。当高位损伤，产生掌弓萎缩，因为拇内收肌瘫痪导致内收不能，桡侧三个半手指感觉缺失也存在（图3-2-7）。

4. 低水平正中神经麻痹或腕管综合征

腕管综合征是上肢神经卡压中最常见的症状，在人群中发病率是 $1\% \sim 3\%$。典型的腕

管综合征是低水平正中神经受压，包括夜间麻木、刺痛、手掌无力，抓捏时力量减少。女性发病率高于男性，常见于双手。

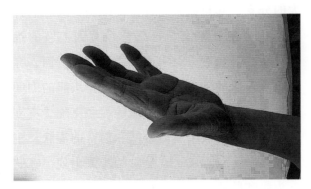

图 3-2-7　正中神经损伤的并发症——猿手畸形

腕管是一个狭窄的管道。正中神经和其他手指和拇指的九个屈肌腱通过这个管道。这个管道的每个屈肌腱都有滑液鞘包裹。背侧的底部和腕管一侧由腕骨形成凹形拱门。掌侧管道的顶部由横穿的腕韧带形成。正中神经位于表面，仅仅在腕韧带之下，九个被滑液包裹的腱鞘之上。

正中神经受压因为腕管空间太小，里面组织太多。可能导致局部缺血，神经的血流速度减慢。长期存在的血流供应不足导致神经外膜、神经外包裹组织缺氧、水肿。长期神经阻塞最终导致神经传导间歇性失衡，如果不治疗，导致神经永久损伤。很多情况都可导致腕管空间减少。一个常见原因是非特异性的腱鞘炎，肌腱周围滑液鞘的炎症。一些情况，健康人操作重复性的力量活动，使用腕屈曲，手指屈曲。腕管内的腱鞘炎导致正中神经受压，减少此神经的血液流动。其他的腕管综合征的原因包括全身系统液体流动阻滞，比如怀孕、内分泌障碍；空间占用，比如肿瘤、神经节；系统性障碍比如类风湿关节炎、糖尿病；腕关节的创伤，比如严重的腕关节骨折、月骨错位。

（三）尺神经损伤

1. 解剖

尺神经（ulnar nerve）起自臂丛神经的内侧束。伴随肱动脉下行，穿过内侧肌间隔，通过肱骨内上髁和肘关节鹰嘴的表面。尺神经进入前臂尺侧腕屈肌的两个头之间，继续下行在前臂的前内侧。在尺侧的下 1/3 处，尺神经分为背侧的皮支，管理手背侧的尺侧皮肤。在腕关节处，尺神经位于尺动脉的内侧，伴随动脉进入腕管的纤维组织，表面的穿行结构在豌豆骨和钩骨之间。在豌豆骨处，尺神经分为两个终末支：表面的皮支和深部运动支。运动支绕行钩骨，支配三条内在小鱼际肌，尺侧两个蚓状肌。尺神经的终端在拇内收和拇短屈肌的深部头。感觉支支配手掌尺侧皮肤和第五手指、第四手指内侧一半。

2. 近侧尺神经受压肘管综合征（高水平损伤）

这种情况在有肘关节炎的老年人或者重复使用肘关节运动的年轻人中多发。肘管是纤维性的空间，前面的内侧髁，外侧的尺肱韧带，后方两个尺侧腕屈肌头之间的拱形纤维。一条纤维带形成从鹰嘴到肱骨内侧髁组成了管道的顶部。尺神经在管道的表面能很容易的触诊，肘关节有五个潜在的引起神经阻隔的部分。他们是在 Struthers 拱形之下，在肌间隔的内侧，在内侧髁，肘管本身，尺侧腕屈肌的深层腱膜下。肘管综合征的发生率在周围神经受压神经病变中占第二位。肘关节处尺神经卡压有很多原因。系统性疾病比如糖尿病或慢性酒精中毒都可能产生卡压。外部环境的卡压比如止血带或者肘关节倾斜时来自坚硬物体表面的压力。卡压可能由作业活动产生，比如需要重复性维持肘关节屈曲的流水线工作。内侧髁的骨折和错位，肱骨的髁上区域急性、慢性的神经卡压。肘关节畸形，先天性的或者是创伤后的肘外翻畸形。研究表明在尺神经处有压力或者牵引，会伴随有肩关节的外展。腕关节伸展、旋前、桡偏，也会增加尺神经的张力。

临床表现取决于卡压的时间和严重程度。

典型的疼痛在肘关节内侧面、肘管处敏感，环指和小指处的感觉异常。抓握的力量减弱，由于尺神经支配的内在肌和蚓状肌的麻痹，可见环指和小指的爪形手，运动无力。

3. 远端尺神经卡压尺管综合征、Guyon's 管的阻滞（低水平的损伤）

腕关节处的尺神经称为 Guyon's 管，包括尺神经、动脉、脂肪组织。管的组成是豌豆骨和尺侧腕屈肌的肌腱嵌入和一侧的钩骨。管的顶部是屈肌支持带。在发出背侧皮支在腕关节近侧 5~6cm 处，尺神经进入 Guyon's 管，在动脉的内侧。在管道内，尺神经发出两支，表浅的感觉支和深部的运动支。腕关节处的神经卡压最常见的原因是腱鞘囊肿。其他原因包括豌豆骨，钩骨骨折，关节炎，血栓，血管异常等。

临床特点是受尺神经支配的内在肌感觉缺失，运动瘫痪。包括骨间肌和拇内收肌。偶尔，小指对指，外展和屈曲不受影响。感觉缺失包括手掌的尺侧部分，小指的两侧，环指的尺侧。背侧手的尺侧部分可能不受影响，因为更多的受背部近侧的皮支支配。

尺神经运动支瘫痪导致功能性障碍。内在肌外在肌的平衡缺失，导致大部分手内在肌瘫痪。手掌弓扁平。低位损伤产生典型的爪形手畸形（图 3-2-8）。

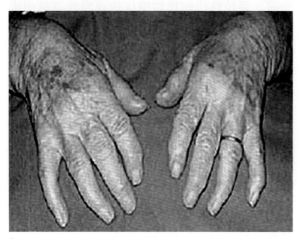

图 3-2-8　爪形手畸形

（四）桡神经损伤

1. 解剖

桡神经（radialnerve）是臂丛神经丛中最大的分支，起自后束，许多支配肱三头肌的神经起始高度在腋窝。这条神经直到上肢的远端，从肱骨头后方经中部缠绕到肱骨侧面，穿过肱三头肌的下方。桡神经从肱三头肌的中间头发出一支继续向下使肘肌受神经支配。皮支支配上肢和上肢下后方区域和前臂的皮肤。主干继续向下到远端，在肱骨的一侧出现，在肱三头肌和肱肌之间。主干穿过前方到达前臂的伸肌群，位于肱桡肌和肱肌之间然后穿过前臂。在前臂，桡神经发出运动分支，管理肱桡肌和桡侧腕伸肌。在桡骨头的位置，分成两个终末支：前方表浅的一支感觉支，在肱桡肌下方穿过前臂，后方运动支，后方骨间神经，通过叫作 Frohse 的纤维，穿过旋后肌。后方的运动支绕桡骨颈支配前臂后侧方旋后肌。后支发出尺侧的腕伸肌和所有手指的伸肌。前方皮支是两个终末支的较小支，在手腕处，皮支管理手背侧方三分之二的区域，背侧拇指，背侧侧方的近节手指。

2. 高位桡神经麻痹、低位运动桡神经麻痹和后骨间神经麻痹

低位运动桡神经麻痹是上肢三个主要周围神经中最常见的损伤。桡神经在肱骨中段尤其脆弱，穿过肱骨的桡神经沟，从中间到侧方。这部分的损伤叫作桡神经的高位神经麻痹。肱三头肌是不受影响的，它的神经支配是主干部分或仅仅是腋窝的远端处。伸肘不受影响。旋后肌和肱桡肌是瘫痪的；屈肘和前臂旋后是受肌皮神经支配，肱二头肌是屈肘和前臂旋后的原始肌。所有的伸腕肌瘫痪，少部分掌指关节处的指伸肌瘫痪，拇指桡侧外展和伸直不能。这种表现叫腕下垂，典型的垂腕姿势（图 3-2-9）。

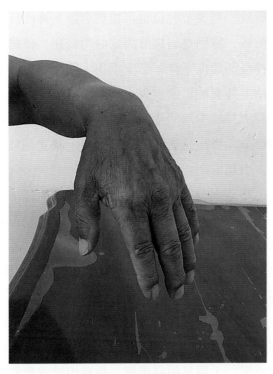

图 3-2-9　垂腕

最常见的桡神经麻痹的原因是直接创伤，导致肱骨骨折，肘关节错位，和孟氏骨折脱位。十分之一的杠杆骨折伴随高位桡神经麻痹。外部的压力，比如腋杖或者肱骨中段水平，神经从肱骨干和肱三头肌的表面穿过，导致桡神经的损伤。根据这种损伤的水平，肱三头肌瘫痪，上肢旋后感觉的丧失。腕伸肌和指伸肌瘫痪，手和前臂背侧方的感觉丧失。

在前臂、桡骨头的位置，桡神经分为表面的感觉支和运动支，后方的骨间神经。运动支的损伤将影响那些受神经支配水平在肘关节之上的腕伸肌。临床上低位桡神经麻痹，导致手指掌指关节伸缺失，拇指伸和外展缺失。这个水平的神经损伤发生于肱骨和尺骨头旋前肌之间的过度压力，可能是桡骨头骨折错位，肿瘤，重复性的、紧张的旋前旋后动作。后者男性发生率是女性的两倍，利手是非利手的两倍。

3. 桡浅感觉神经损伤

桡浅感觉神经损伤的原因有外部因素，比如，紧的手铐、紧手表带。这种情况还可以由于近端神经受压，或戴外部腕关节骨折的支具。手术或某部分的重复性炎症导致局部的慢性水肿和瘢痕组织，也引起桡浅感觉神经的刺激。偶尔，桡神经的表浅支的压迫发生在桡侧腕长伸肌和桡侧腕短伸肌肌腱之间。患者的典型症状是麻木，无力，手外侧面和背侧面的灼痛。

4. 桡管综合征

桡管综合征（radial tunnel syndrome，RTS）是在近端前臂处，桡神经受压的情况。本病又称桡弓综合征、旋后肌综合征、骨间背侧神经卡压痛，是桡神经深支在桡管内被旋后肌浅层腱弓或桡侧腕短伸肌腱弓卡压所致。起病缓慢，可逐渐发生伸掌指关节，伸拇，外展拇指无力，伸腕偏向桡侧，原因是尺侧腕伸肌受累，桡侧腕伸肌完整。无感觉异常，无疼痛。本病中指试验阳性，检查时令肘、腕、指间关节伸直，抗阻力伸直掌指关节诱发桡侧腕短伸肌起点内侧缘疼痛为阳性。网球肘疼痛出现于内上髁上下。手术需探查骨间背侧神经常见的卡压点，包括桡骨头前方，桡侧腕短伸肌弓和旋后肌的 Frohse 弓。

（五）胸廓出口综合征

胸廓出口综合征（thoracic outlet syndrome，TOS）因神经、血管或两者是否受压及其程度不同而表现各异。神经源性症状主要由压迫臂丛神经引起，较血管受压的症状常见。绝大多数患者的主要症状是疼痛和麻木感。运动无力、小鱼际肌、骨间肌和蚓状肌萎缩约占10%；疼痛和麻木感主要在尺侧神经支配的前臂和手部内侧，第5和第4手指的侧面。疼痛发生在颈肩部，也可累及前臂和手。疼痛和麻木可因过度用力，伴上肢外展和颈部过伸体位时出现或加重。体格检查无异常发现。部分患者前臂和手内侧感觉异常和麻木，小鱼际肌和掌间肌萎缩，出现第4、第5手指挛缩，形成爪形手。在胸廓出口综合征的上臂型，臂丛的C4、C5神经受压迫，疼痛发生在三角肌和上臂的侧面。疼痛的症状应除外由于颈椎间盘脱出产生的症状。累及臂丛的C7、C8，引起正中神经在食指和中指的症状。在胸廓出口综合征中，颈肋可以产生C5、C6、C7、C8、T1受压的各种不同程度的症状。

部分患者疼痛不典型，累及前胸部和肩周区域，出现假性心绞痛的症状。这些患者的冠状动脉造影正常，当尺神经传导速度低于48m/s时，提示胸廓出口综合征的诊断。而肩部、上肢、手部的症状可以提供诊断胸廓出口综合征的线索。

动脉受压的症状包括：手与上肢皮肤冷、疼痛、无力或易于疲劳，疼痛的性质呈弥漫性。部分患者出现雷诺现象，常为单侧。因上肢过度外展、头部旋转和手提重物引起，不同于雷诺病的双侧和对称的发作。此外，雷诺病多因冷和情绪激动而诱发。胸廓出口综合征的患者对冷敏感，突然感到一个或几个手指冷和发白，慢慢变为发绀和持续麻木感。血管受压症状是动脉永久性血栓形成的先兆。动脉闭塞常发生在锁骨下动脉，手指表现为持续发冷、发绀、发白。在肩胛区扪及明显的动脉搏动，提示锁骨下动脉有狭窄后的扩张或动脉瘤形成。

少见症状为静脉阻塞或闭塞的表现，包括臂部疼痛、疲劳，伴肢体肿胀、发绀和水肿，可出现肩周前胸侧支静脉扩张。体格检查时，如存在静脉血栓，可见腋静脉张力中等程度增高，在静脉走行中可见网状结构。侧支循环建立后逐渐消退，侧支循环不能充分代偿时，症状可以重复出现。

（六）周围神经卡压症

1.肩胛上神经卡压症

可因肩胛骨骨折或盂肱关节损伤等急性损伤所致。肩关节脱位也可损伤肩胛上神经。肩部前屈，特别是肩胛骨固定时的前屈，使肩胛上神经活动度下降，易于损伤。肿瘤、盂肱关节结节样囊肿以及肩胛上切迹纤维化等，均是肩胛上神经卡压的主要原因。各种局部脂肪瘤和结节均可压迫肩胛上神经的主干或其神经分支，引起卡压。

临床表现：患者常有肩周区弥散的钝痛，位于肩后外侧部，可向颈后及臂部放射，但放射痛常位于上臂后侧。患者常感肩外展、外旋无力。然而，多数病例无明显的肌萎缩，因此，临床诊断比较困难。

有创伤或劳损的患者肩部以锐痛为主，肩部活动时可加重。疼痛可为持续性，严重者影响睡眠。无明显的肌萎缩。抬臂困难或患侧手不能达对侧肩部。有些患者除有肩部疼痛外无其他症状，疼痛可持续数年。

肩胛上切迹部压痛或位于锁骨与肩胛冈三角间区的压痛是肩胛上神经卡压最常见的体征，斜方肌区也可有压痛。如肩胛切迹处卡压，压痛点在肩胛切迹处，肩外展、外旋肌力减弱；冈上肌、冈下肌萎缩，特别是冈下肌萎缩；可出现肩锁关节压痛。如肩胛冈盂切迹处卡压，则疼痛较肩胛上切迹处卡压轻，压痛位于冈盂切迹处，局部除冈下肌萎缩外其他表现不明显。

（姚黎清）

第三节 肿瘤

一、概述

常见引起手与上肢功能障碍的肿瘤包括乳腺癌、头颈部恶性肿瘤、肺癌、中枢神经系统肿瘤等。其影响机制主要包括肿瘤的直接侵犯导致神经肌肉及软组织受损，以及肿瘤治疗过程中手术因素、辅助放化疗因素导致的支配上肢的神经、肌肉控制紊乱、软组织粘连等，从而导致手与上肢功能障碍。肿瘤引起的手与上肢功能障碍主要包括：上肢淋巴水肿、肩关节活动受限、上肢部分区域感觉异常或丧失、上肢肌力减退等。

二、常见肿瘤

（一）乳腺癌

乳腺癌（breastcancer）根治术后患侧上肢功能障碍主要表现为：患侧上肢肩关节僵硬、软组织粘连、肌肉萎缩、肩关节活动幅度受限、上肢淋巴水肿、部分区域感觉异常或丧失、肌力下降、运动后迅速出现疲劳及手的精细运动功能障碍等。其影响因素很多，主要有以下几方面。

1. 手术因素

手术治疗仍为乳腺癌的主要治疗手段之一，手术方式与乳腺癌术后手与上肢功能密切相关。手术对手与上肢功能障碍的影响包括多个方面。

（1）术中胸大肌、胸小肌暴露，甚至被切断或切除，活动肩关节的其他肌肉在短期内无法代偿胸大肌和胸小肌的功能，便会使肩关节活动受限，造成上肢活动障碍，进而出现手的感觉功能及精细运动能力减退。

（2）若术中伤及胸内外侧神经、胸背神经以及胸长神经，术后其支配的胸大肌、背阔肌以及前锯肌就会逐渐失用性萎缩，造成上肢活动障碍，进而出现手的感觉功能及精细运动能力减退。

（3）若术后伤及肋间臂神经，则将引起其上臂内侧皮肤麻木、疼痛、灼烧感、腋窝无汗，也影响患者进行术后功能锻炼，影响手与上肢功能恢复。

（4）乳腺及腋窝部位有丰富的淋巴回流系统，腋窝淋巴结的清扫可导致腋下至上臂内侧淋巴管的损伤，淋巴回流不畅，从而导致上肢的淋巴水肿；而腋窝长期积液、轻度感染，也会使残留淋巴管进一步被破坏。淋巴水肿也会影响上肢的活动，上肢活动受限又可能加重淋巴水肿，两者形成恶性循环，严重影响术后患侧上肢功能，进而出现手的感觉功能及精细运动能力减退。

2. 放疗因素

术后辅助放疗是治疗进展期乳腺癌的重要手段，乳腺癌辅助放疗可造成放射野内的静脉闭塞，淋巴管扩张、水肿、炎性破坏；还会造成局部肌肉纤维化，压迫静脉和淋巴管，进一步影响上肢淋巴回流，造成淋巴水肿，影响上肢功能，进而出现手的感觉功能及精细运动功能减退。

3. 伤口愈合因素

乳腺癌术后，若伤口愈合不良，会出现感染、皮瓣坏死等术后并发症，使功能锻炼不能正常进行，影响上肢功能的恢复；愈合过程中肌肉和关节周围的疏松结缔组织变成致密结缔组织易致关节挛缩，加上关节囊、韧带及通过该关节的肌肉失用性萎缩，皮肤愈合后的瘢痕收缩等可造成不同程度手与上肢功能障碍。

4. 不适当的功能锻炼

术后早期功能锻炼能促进局部血液循环和淋巴回流，并可防止失用性肌肉萎缩、关节强直，避免手术切口瘢痕收缩而致上肢活动受限。然而不适当的功能锻炼适得其反。乳腺癌腋窝淋巴清扫形成较大的创面，腋窝皮下有一潜在的腔隙，上肢活动开始的时间过早或过度，往往造成皮下积液或血肿，过晚又会导致瘢痕粘连，使手与上肢功能受限。

乳腺癌术后手与上肢功能障碍是最影响患者生活质量的原因之一，早期手与上肢功能评定及合理规范的早期康复锻炼有助于促进血液及淋巴循环，利于瘢痕塑形，改善手与上肢功能障碍，对提高患者术后生活质量至关重要，应引起患者及医务人员的极大重视，才能促进患者更好地康复。

（二）头颈部恶性肿瘤

头颈部肿瘤导致的手与上肢功能障碍主要包括肩关节功能损伤，疼痛，软组织纤维化和上肢淋巴水肿。

颈部淋巴结清扫术，是治疗局部晚期头颈部肿瘤最常使用的手术方法。传统的颈部淋巴结清扫术，要切除从下颌骨到锁骨的所有淋巴结、胸锁乳突肌、副神经和颈内静脉。传统颈部淋巴结清扫术导致的手与上肢并发症包括：副神经损伤、淋巴水肿、颈肩部活动受限，以及显著的神经病理性疼痛。

副神经损伤直接影响斜方肌的功能，从而导致肩关节活动障碍，菱形肌和肩胛提肌变得过度牵伸和胸大肌萎缩。斜方肌受损可以使肩胛稳定性异常，肌筋膜疼痛，肩关节活动受限以及头部以上活动无力。患者的典型临床表现是单侧肩下垂，无法耸肩和肩关节屈曲，颈部以上活动受限，肩提肌肌筋膜严重疼痛。治疗方法包括代偿性耸肩训练和患者教育。预后很难评估，经过 18~24 个月有一定可能性缓慢恢复。

（三）肺癌

肺癌（lungcancer）是很常见的恶性肿瘤。肺尖肿瘤，如肺上沟癌，可直接侵犯臂丛神经、颈部血管神经，患者往往会感到受累侧上肢的疼痛、乏力，也常以肩背部疼痛问题而就诊，从而延误了疾病的诊断。在临床上，神经系统并发症通常发生较早，也会有相应的临床表现。

（四）中枢神经系统肿瘤

常见导致手与上肢功能障碍的中枢神经系统肿瘤包括成人及儿童的原发脑肿瘤、颅内转移性肿瘤以及脊髓肿瘤。中枢神经系统肿瘤的机制主要是肿瘤侵犯了脑与脊髓，导致手与上肢的中枢控制被破坏，从而出现相应的功能障碍。

三、功能障碍的常见类型

（一）淋巴水肿

1. 淋巴水肿（lymphedema）概述

淋巴系统是机体循环系统的一部分，其主要作用是将细胞碎片、代谢产物、感染源送至区域淋巴结进行降解，而且协助静脉运送体液回归血液循环。周围淋巴系统分为表浅淋巴结和深部淋巴结。表浅淋巴结直接位于皮下形成网状系统。而深部淋巴结则沿着血管系统的分布走行，并通过肌肉收缩和呼吸运动，淋巴液缓慢地向位于腹股沟和腋窝中线淋巴结运动，随后经淋巴导管进入血液循环。淋巴水肿是指身体某部位淋巴系统中的淋巴引流通道被中段或受阻，导致体液在组织间隙聚集，而表现出以水肿为主要体征的一种临床综合征。

2. 淋巴水肿的发生机制

上肢水肿是乳腺癌术后最常见的并发症之一。它可以在术后即刻出现，也可在术后甚至若干年后出现。这两种情况下的水肿，其症状和发病机制之间既相互关联，又有所区别。

在手术后很快出现的患侧上肢水肿，主要是由于手术过程中损伤了腋窝局部软组织，局部软组织水肿加上术后局部加压包扎，压迫上肢回流血管，使上肢回流不畅而发生上肢水肿。此时的水肿可较为严重，肿胀比较均匀，可累及手臂甚至手指，导致活动障碍。这类水肿可随局部软组织水肿的消退和加压绷带的去除，在 1~2 个月内恢复。上肢淋巴回流障碍也可以参与这类水肿的发生，但因此类水肿出现较快，较短时间内组织间隙滞留的淋巴液少，不足以成为水肿发生的主因。

随着时间的推移，由于滞留患肢间隙淋巴液增多而形成的不能完全消退的水肿以及消退后在此发生的水肿，称为淋巴水肿，淋巴水肿的发生机制目前并不是十分明确。淋巴梗阻学说是目前发展较为成熟的机制；另外还有泵衰竭假说，近年有学者在泵衰竭假说基础上提出的组织间隙压力失调学说。

乳腺癌患者在 ALND 术中破坏了淋巴回流通路，导致富含蛋白质的液体滞留组织间隙，从而使血管内外胶体渗透压梯度差减少，导致上肢淋巴水肿的形成，此时的水肿为"凹陷性水肿"；若早期未能及时去除病因，消除水肿，组织间隙中高浓度的蛋白渗液刺激机体结缔组织的异常增生，胶原蛋白沉积，脂肪组织逐渐被纤维组织取代，淋巴管内的单向性活瓣受损，管壁通透性减弱，自发收缩功能减弱，泵功能衰竭，淋巴回流障碍进一步加重，水肿难以消退。随着时间的延长，组织间隙内的高蛋白液体给细菌繁殖提供了良好的培养基，皮肤受损后发生反复感染，致使皮肤与皮下组织增厚，皮肤角化、粗糙、色素沉着、疣状增生、坚硬如象皮，甚至形成象皮肿，此时上肢的水肿为"非凹陷性"。由于淋巴通路的破坏，使免疫细胞如淋巴细胞和巨噬细胞的循环途径被阻断，机体的免疫功能降低，因此皮肤破损后容易发生继发感染，导致患侧肢体淋巴肉瘤形成。

3. 肿瘤患者手与上肢淋巴水肿的表现

肿瘤患者手与上肢淋巴水肿的临床表现主要包括以下四种类型。

（1）急性起病，一过性且轻度，发生在术后数天内。

（2）急性起病，伴疼痛，发生在术后 4~6 周，由急性静脉炎或淋巴管炎引起。

（3）类丹毒型：由轻微创伤引起，与慢性水肿症状叠加。

（4）隐匿起病，无痛，没有皮肤红斑。第一次治疗后数年起病。是最常见的起病方式。

4. 淋巴水肿的分期

按照每期的进展描述：0 期（潜伏期）：无水肿。因清除淋巴结而破坏淋巴管，出现淋巴水肿，但临床表现不明显。1 期（自发，可逆）：水肿一般出现在晨起时，呈非凹陷性，肢体体积正常或接近正常。2 期（自发，不可逆）：凹陷性水肿，开始形成纤维化。3 期（淋巴象皮肿）：水肿非常明显，肿胀不可逆，皮肤逐渐变硬，纤维化。

5. 淋巴水肿的分级

与健侧肢体相比，淋巴水肿依其严重程度分级如下：

1 级（轻度）：呈凹陷性水肿，抬高患侧肢体后水肿消退。主要出现在手臂或腿的远端，两侧肢体的周径相差小于 4cm。

2 级（中度）：呈凹陷性水肿，抬高患侧肢体水肿不消退。皮肤逐渐变硬，随着长期大量蛋白质和脂肪组织积聚在组织间隙，组织逐渐纤维化。努力治疗有可能逆转。整个肢体或躯干相关部分均会累及。一般不会继发感染。两侧肢体周径差异大于 4cm，但小于 6cm。

3a 级（重度）：受累肢体出现象皮肿样变化。单个肢体及其相关的躯干部分均发生水肿。按压无凹陷产生，水肿逆转的可能性很小，质地类似软骨。常因皮肤破溃的风险增加引起感染。感染通常每年低于 4 次，肢体周径差异 > 6cm。

3b 级（大范围）：2 个或以上肢体受累，其余症状同 3a 级。

4 级（极重度）：象皮肿，淋巴管几乎完全堵塞，水肿很严重且不可逆，无法进行超声波检查，甚至不能检测到脉搏。水肿有可能影响到头面部。感染频繁，每年高于 4 次，治疗着重于水肿的管理及感染的控制。

（二）肩关节活动障碍

1. 乳腺癌相关肩关节功能障碍

肩关节活动受限是乳腺癌术后最常见的慢

性并发症，超过 50% 的患者均受其影响，也是乳腺癌患者远期并发症的常见原因。典型的肩关节功能障碍表现为肩袖功能障碍，冻结肩，肌筋膜疼痛。上述问题的发生是多因素的，与制动、肌无力、肌萎缩、肩胛提肌的机械性改变、放疗和神经功能损害等因素相关。这主要是因为术后相对制动以促使伤口愈合。其次是因为胸肌的局部刺激造成肌群的收缩和缩短。这些改变造成肩胛带肌长度和张力关系异常。

肋间臂神经病变和腋网症候群（腋索）是乳腺癌治疗后腋窝疼痛的常见原因。此外腋窝皮下积液的形成常导致术后恢复困难。腋网症候群是腋中延伸到肘前窝和腕侧的束带感。这是由于继发腋窝手术后的淋巴管和血管硬化，失去其连续性造成的。随着肩关节前屈和外旋运动的加剧，患者会主诉疼痛和肩关节活动受限，这是自限性的，通常可以用最小的干预手段恢复至正常功能并解除疼痛。通常在腋窝手术后 2 个月开始，并由于放疗而加剧。其主要的临床特点在于导致肩关节和（或）肘部活动度的减低。

皮下积液是由堆积于乳腺切除和腋窝手术后形成的腔隙内的液体所致。术后放置引流管，引流量保持在平均 2 周每 24 小时 30mL 以下。皮下积液的持续存在，将增加感染的风险，并使上肢活动受限的时间延长。

2. 头颈部恶性肿瘤相关肩关节活动障碍

头颈部恶性肿瘤，传统颈部淋巴结清扫术后常会并发副神经受损，副神经损伤直接影响斜方肌的功能，从而导致肩关节活动障碍，菱形肌和肩胛提肌过度牵伸以及胸大肌萎缩。一项关于传统颈部淋巴结清扫术和功能性颈部淋巴结清扫术比较研究发现：尽管功能性颈部淋巴结清扫术使患者肌肉的功能丧失减少，但是仍然会发生持续性力量和功能损失。这提示，肌肉弹性、伸缩性和血管减少，可能导致神经功能受损。斜方肌受损可能会导致肩胛稳定性

异常，肌筋膜疼痛，肩关节活动受限以及头部以上活动无力。患者的典型临床表现是单侧肩下垂，无法耸肩和向前抬臂，颈部以上活动受限，肩提肌肌筋膜严重疼痛。

（三）放射所致组织损伤

放疗常用于根治性和姑息性治疗。对某些放射高度敏感性的肿瘤，例如头颈部肿瘤、精原细胞瘤和前列腺癌等，常可单纯地应用放疗。而在其他一些肿瘤，如：乳腺癌、结直肠癌、肺癌、淋巴瘤和黑色素瘤等，放疗常和手术或化疗配合使用。对于广泛转移的肿瘤患者，姑息性放疗可以减轻肿瘤负荷、疼痛、降低骨折风险以及减少神经损伤等。经典的放疗包括体外照射、近距离体内照射和立体定向放射治疗。放疗的总体疗效与分次剂量、总剂量以及照射次数相关。

放疗的局部效应可以造成很多并发症，康复医生面临最多的问题是软组织活动受限，吞咽障碍和神经损伤。吞咽障碍在本章不再具体阐述。放疗导致的软组织纤维化可以造成真皮纤维化、肌腱挛缩和关节活动受限。最常累及的上肢关节包括：乳腺癌患者腋窝放疗后肩关节活动受限，头颈部肿瘤放疗后颈背部活动受限。放疗初期造成放疗区域皮肤疼痛，接着引起肌腱挛缩，最后导致关节纤维化引起活动受限。

放疗所致神经丛病，常见于臂丛的上干以及腰骶丛。典型的临床表现是：进行性隐匿性无痛性无力，甚至导致全身性神经丛病。目前，降低照射的分次量及累积量，使臂丛损伤较为少见。但对于乳腺癌患者，若分次量超过 22Gy，累积超过 44Gy，则容易造成臂丛神经损伤。神经丛损伤需要借助于磁共振成像（magnetic resonance imaging，MRI）诊断（主要表现为神经丛的纤维化）和电生理检测（主要表现为病理性肌纤维颤搐放电）。

放疗继发周围神经损伤极少出现，主要发生在累积照射剂量超过 6000Gy 时。局部神经损伤后出现的无痛性乏力也与肌纤维颤搐放电有关。

典型的乳腺癌局部扩散表现为胸壁病变，臂丛神经病变或淋巴水肿。乳腺癌患者出现皮肤外形、轮廓和色泽改变或不规则皮疹，需要迅速引起注意，并进行活检。4%~5% 的乳腺癌患者会出现臂丛神经病变，这是由于肿瘤细胞转移至臂丛神经区域所致。其神经干的下支首先受到影响，造成肩部、臂内侧、前臂内侧和第 4、5 节指疼痛和感觉缺失。上述症状可进展为全臂丛神经病变。对臂丛行含钆造影剂的 MRI 检查，可以从影像学角度检查诊断可疑肿瘤播散患者。需要鉴别诊断放射性臂丛神经损伤。放射性臂丛神经损伤的临床表现为臂丛神经上支受损所致的感觉异常、肌颤，以及下支受损所致的疼痛。

（四）术后疼痛

乳腺癌术后常出现疼痛综合征，包括幻觉性乳房痛、切口疼痛、神经瘤形成、胸肌疼痛、肋间臂神经病变。切口触痛与乳腺部位密集的皮肤神经支配有关，导致近切口处的疼痛过敏反应。典型的神经瘤形成，出现在切口末端，其结果是局部区域疼痛，有时是一枚可触及的小肿块。胸肌痛可能是受手术机械性牵拉的影响，表现为弥漫性胸壁疼痛，更严重者表现为肩关节屈曲和外旋疼痛。肋间臂神经来自 T2 根神经外侧皮支的后支。它穿过胸壁，进入腋窝，支配外侧胸壁和上臂内侧的感觉。腋窝淋巴结清扫时常离断此神经，导致相应部位的感觉缺失，偶尔发生触痛。

疼痛在头颈部肿瘤患者治疗中是十分普遍的，25%~50% 的患者都会伴随疼痛。疼痛最常见的病因学类型包括口腔疼痛，软组织纤维化疼痛，神经病理性疼痛。手术、黏膜炎、龋齿和放射性骨坏死，可以造成口腔疼痛。神经病理性疼痛在接受颈部淋巴结清扫术的患者中较普遍。患者常表现为手术切口到耳后区域的疼痛。

（贾　杰　陈祥贵）

第四节　烧伤

一、概述

据统计，手部烧伤的发生率占所有烧伤的 39%，接近九成的大面积烧伤患者的手与上肢部均有受累，虽然双手只占体表面积的 5%~6%，但手在精细活动和复杂活动中起着重要的作用。手部皮下组织少，关键结构浅显易见，且小关节多，结构灵活，所以烧伤时极易损伤到手部的肌腱，关节等结构，造成严重的功能障碍，数据显示烧伤后手功能障碍会影响整个机体功能的 57%，进而严重影响此类患者的生活、工作和学习。

二、手部烧伤后的常见问题

手部烧伤后常见的问题包括疼痛、水肿、瘢痕增生、挛缩、皮肤瘙痒等。

（一）疼痛

手部烧伤后的疼痛可分为烧伤后急性疼痛、烧伤背景性疼痛、烧伤操作性疼痛、烧伤手术后疼痛等。手与上肢烧伤后的疼痛除了给患者造成极大的痛苦之外，严重影响到患者本身的心理状态，情绪继而影响到康复训练，造成日常生活活动受限，社会交往困难等问题。

（1）烧伤急性疼痛是指烧伤后 2~3d 内出现的急性剧烈的疼痛。主要原因有暴露的神经末梢产生的异位电流导致的疼痛，手部的炎性反应作用于神经末梢产生的疼痛，或者继发的皮肤张力增高，肿胀等刺激或压迫神经造成的疼痛等。

（2）烧伤背景性疼痛是指在急性疼痛之后，在烧伤愈合过程中产生的疼痛。在休息或夜间等静息状态下较为显著，主要包括创面愈合过程中产生的疼痛和愈合后瘢痕挛缩增生产生的疼痛。

（3）烧伤操作性疼痛是指在医护人员对烧伤创面等进行临床操作中引发的不愉快的感受，最常见的为换药痛。

（4）烧伤手术后疼痛指手术区及供皮区较大范围的疼痛。

（二）水肿

烧伤后手部的水肿（edema）主要是由于组织液中水分异常增多所引起的（图3-4-1）。烧伤后由于炎症介质的释放、创面感染、局部缺氧等因素可造成毛细血管和小静脉内皮细胞损伤、收缩，细胞间连接蛋白破坏分离，血管通透性增高，形成毛细血管渗漏，血管内水分、电解质和蛋白等成分通过内皮细胞间隙而丢失。大量血浆蛋白通过毛细血管渗透到组织间隙使血浆胶体渗透压迅速下降，同时造成组织间隙胶体渗透压上升，加剧组织水肿。烧伤后水肿的另外一个原因是淋巴回流障碍。血管通透性增加造成血浆渗出量超过淋巴回流量，并且由于组织间隙中蛋白含量增加，淋巴回流不畅造成组织水肿。水肿液可阻碍氧气等物质的摄取，导致创面加深，并可增加感染风险。水肿的持续存在除了造成疼痛外，还会延长创面愈合时间。

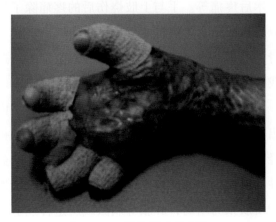

图3-4-1　烧伤后手部水肿

（三）增生性瘢痕

除了真皮浅层的表浅损伤，一般来说，创面愈合的最终结局是瘢痕形成。瘢痕从病理学层面上可分为生理性瘢痕和病理性瘢痕。创面愈合分为炎症反应、肉芽组织增生和瘢痕形成三个阶段。若创面损伤轻，组织缺损少，创面整齐，需要肉芽组织填充的量少，伤口愈合后局部瘢痕平坦，则为生理性瘢痕。如果愈合过程中肉芽组织过度增生，形成红且硬的瘢痕，表面出现瘙痒，刺痛和易激惹等症状，甚至存在外形和功能障碍，即为增生性瘢痕（hypertrophic scar）（图3-4-2）。

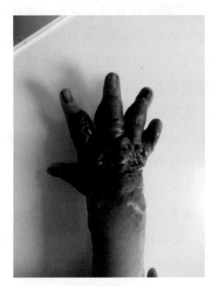

图3-4-2　手部烧伤增生性瘢痕

（四）挛缩

烧伤后挛缩（contracture）是指因延展性差且长度不足的病理性瘢痕取代正常皮肤所导致的相关关节或解剖结构的改变。手与上肢烧伤后最容易发生关节挛缩的部位包括肩、肘、手，以手（图3-4-3）和腋部（图3-4-4）居多。研究表明，创面愈合时间过长、创面感染、不恰当的体位摆放，以及长时间制动均可增加挛缩发生的概率。手与上肢烧伤后的挛缩会导致肌腱等软组织的缩短，影响关节活动范围，导致手功能下降，严重影响到患者的日常生活能力，如个人卫生、吃饭、穿衣、洗澡等。

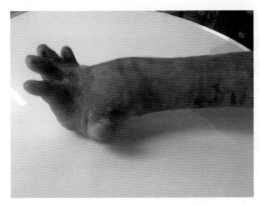

图 3-4-3 手部烧伤关节挛缩

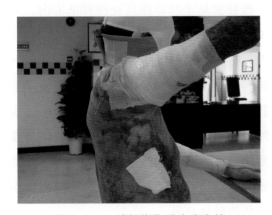

图 3-4-4 腋部烧伤后瘢痕挛缩

（五）皮肤瘙痒

烧伤后的皮肤瘙痒（cutaneous pruritus）一般指对创面愈合后形成的瘢痕存在的一种搔抓意愿，是一种复杂的主观体验。据统计，烧伤后瘢痕瘙痒的发生率为 90%~100%。瘙痒在卧床和夜间休息时会加重，类似于疼痛，可引发患者焦虑、失眠等异常心理状态，甚至对于植皮患者来说，瘙痒可能会导致抓伤，加重创面损伤或影响创面愈合，严重影响到患者的生活。

三、烧伤后手与上肢功能障碍的类型及其原因

烧伤后手与上肢功能障碍的类型主要包括关节活动受限、手部挛缩畸形（肌腱/瘢痕挛缩）、水肿、截肢、瘢痕增生、肩关节内收畸形、肘关节屈曲或伸展畸形、腋下瘢痕增生挛缩、肌肉萎缩、感觉异常等。造成这些功能障碍的原因如下。

（一）关节活动受限

烧伤患者因疼痛而常处于最舒服的体位即挛缩位，短期的制动可导致血液循环功能减弱，若关节持续处于制动状态，常常造成关节活动受限、软组织缩短等不良后果。长期水肿，使肌腱等挛缩，一些软组织缩短，同样也是造成关节活动受限的一个重要原因。体位摆放不正确，瘢痕的异常增生常常造成烧伤后期的关节活动受限。肌力不平衡也可引发关节活动受限，如因腕部屈肌力量大于腕伸肌力量，常造成腕关节屈曲挛缩畸形（图 3-4-5）。

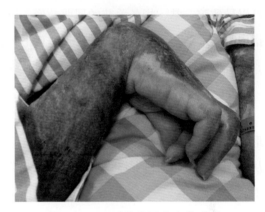

图 3-4-5 腕关节屈曲挛缩畸形

（二）手部挛缩畸形

手部挛缩畸形包括爪形手畸形、手掌挛缩畸形和指蹼挛缩畸形。

1. 爪形手畸形

可因组织水肿、肌腱损伤或瘢痕挛缩所致，在烧伤早期就可出现，即掌指关节过度背伸、指间关节屈曲（图 3-4-6）。畸形的严重程度与组织水肿程度相关，掌指关节的过度背伸一方面是由于液体渗出造成手背皮肤和手掌扁平引起的，另一方面是由于伸指总肌腱水肿所引起的掌指关节过伸，继发性地引起近端指间关节屈曲畸形。Graham 等发现，手部烧伤后环、小指的爪形手畸形最为常见，占整个手

部畸形的 65%。

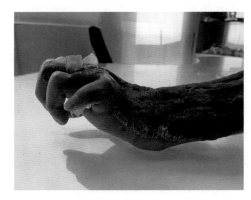

图 3-4-6 烧伤后爪形手畸形

2. 手掌挛缩畸形

烧伤后手掌的挛缩主要是由于创面的延迟愈合或手的位置保护不佳造成的。手掌侧的挛缩畸形可以导致腕、掌、指各关节的屈曲畸形，以及拇指内收畸形。随着挛缩时程的延长，皮下的神经、血管束、肌腱、关节囊也会逐渐形成挛缩。

3. 指蹼挛缩畸形

指蹼挛缩畸形是手部烧伤最为常见的挛缩畸形，表现为指蹼位由于瘢痕增生导致正常指蹼从背侧向掌侧上升的 45° 斜角消失，手指外展困难（图 3-4-7）。

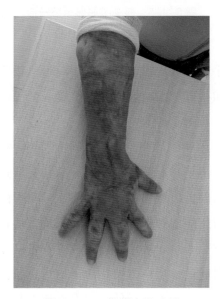

图 3-4-7 指蹼挛缩畸形

（三）水肿

正常情况下组织液的生成和回流维持着动态平衡，是保障血量和组织液量维持稳定的重要因素。如果这种动态平衡遭到破坏，发生组织液生成过多或重吸收减少就会形成水肿。一般来说，根据血管内外渗透压和静水压的变化，水和电解质通过毛细血管进出组织间隙维持动态平衡，而血浆蛋白等成分则不能通过血管屏障。当淋巴回流受阻，组织间隙内组织液积聚，也可导致组织水肿。

（四）截肢

截肢常见于肢体深度烧伤和电击伤，如图 3-4-8 所示，患童电击伤后手指截肢。截肢的原因包括：①肢体的毁损性烧伤，如高温下的长时间烧伤；②深度烧伤达骨质且损毁严重，保肢后无功能；③电接触烧伤肢体远端造成血运障碍和严重软组织损毁；④电接触烧伤肢体迟发性肢体坏死；⑤难以控制的曲霉菌感染，导致肢体进行性坏死；⑥肢体环形焦痂烧伤或电击伤致肢体坏死。

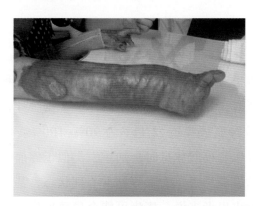

图 3-4-8 电击伤后手指截肢

（五）病理性瘢痕

在正常皮肤组织的创面愈合过程中，胶原合成和降解保持着平衡，如果这种平衡被打破则使得胶原合成明显超过胶原降解水平，导致胶原大量堆积，从而发生异常瘢痕增生。研究表明，在创面愈合过程中，血小板源性生长因子（platelet-derived growth factor，PDGF）等部分生物活性因子的作用与瘢痕增生有关。另外，病理性瘢痕和机体免疫反应和内分泌系统紊乱有关，增生性瘢痕有更为显著的变态性反应。一般来说，由于免疫和内分泌的因素，青春期和女性妊娠后病理性瘢痕发生率会增加。常见的病理性瘢痕包括增生性瘢痕（图 3-4-9）、瘢痕疙瘩（图 3-4-10）和萎缩性瘢痕（图 3-4-11）。

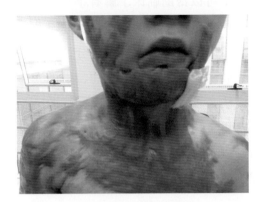

图 3-4-9　增生性瘢痕

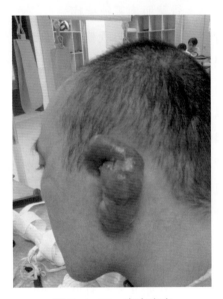

图 3-4-10　瘢痕疙瘩

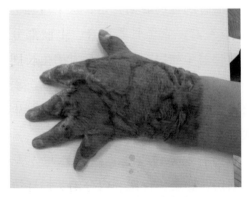

图 3-4-11　萎缩性瘢痕

（六）肩关节内收畸形

创面的愈合是成纤维细胞的增生和胶原纤维的沉积来填补组织的缺损、增加损伤部位的组织强度，肌成纤维收缩牵拉创面缘会使创面缩小，但这也导致了挛缩的出现。一般来说，不恰当的肢体摆放、长时间的制动或软组织的损伤与烧伤后的挛缩畸形密切相关。躯干和上肢烧伤早期良肢位摆放应将双侧肩关节放置在外展、外旋的位置，如若体位摆放不当，则会由于腋部瘢痕增生挛缩导致肩关节内收畸形（图 3-4-12）。

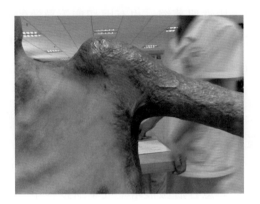

图 3-4-12　肩关节内收畸形

（七）肘关节屈曲或伸展畸形

肘关节深Ⅱ°与Ⅲ°烧伤创面愈合后常出现增生性瘢痕，若不早期进行正确的体位摆放和压力治疗的干预，则很容易出现瘢痕挛缩所引起的肘关节功能障碍。烧伤创面位于屈肘侧会导致肘关节屈曲挛缩畸形（图 3-4-13），烧伤创面位于伸肘侧会导致肘关节伸展挛缩畸形（图 3-4-14）。

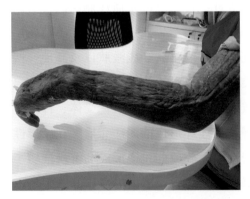

图 3-4-13　肘关节屈曲挛缩畸形

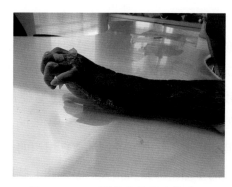

图 3-4-14　肘关节伸展挛缩畸形

（八）肌肉萎缩

烧伤患者因长期制动或肢体运动不足常表现为失用性肌萎缩，也有因切痂等导致的肌肉缺失所造成的肌力减弱或因伴有周围神经损伤而出现的神经源性肌萎缩。

（九）感觉异常

烧伤患者常出现的感觉异常表现为疼痛和感觉瘙痒。

（1）疼痛是指烧伤创面在愈合过程中，或在创面愈合后瘢痕增生或挛缩过程中，烧伤患者在静息状态下出现的不适感觉或主观感受。此种疼痛出现的原因是创面局部干燥、皮肤神经末梢暴露等物理因素而导致的创面疼痛；也可因烧伤创面局部的炎症反应、受压、感染、肿胀等引起的疼痛。部分患者由于创面愈合过程中肉芽组织生长、上皮细胞移行等因素，还伴有蚁行、痒痛等不适的主观感受。

（2）瘙痒是创面愈合或瘢痕增生过程中常见的一种症状。研究表明，组胺的释放作用于初级神经传入纤维是瘙痒刺激的首要因素，但创面愈合后产生瘙痒的机制仍不清楚。一些研究认为，内啡肽、缓激肽以及其他一些血浆酶类物质也可以不依赖组胺的途径产生瘙痒，组胺、白介素、蛋白酶活化受体、神经生长因子等都是瘙痒形成的局部介质。在肥厚性瘢痕的产生中，胶原的过度形成和沉积证实了组胺被释放，从而解释了瘢痕瘙痒的产生。

（董安琴）

第五节　儿童手与上肢功能障碍特点

一、概述

本节可以帮助临床了解有手与上肢功能障碍的儿童，包括常见的疾病以及障碍儿童。儿童疾病可以用不同的方式做区分，但如果是以手与上肢功能康复用途为目的，借助人体系统的分类法去了解较为简洁且最有帮助。

这里主要介绍影响手与上肢功能障碍的疾病的发生率与流行病学、发生原因、障碍特征、病理改变等。

二、常见疾病及其障碍表现

（一）骨骼肌肉系统疾病

骨骼是具有主动自我修复的组织。骨骼系统会根据所受到的压力沉积或是再吸收骨质而呈现出延展性特征。骨骼系统包括骨骼、关节、软骨以及韧带。肌肉系统包括肌肉纤维以及包绕肌肉纤维的筋膜，借神经系统控制肌肉的收缩，带动骨骼做出功能性动作。肌腱是连接骨骼与肌肉系统的肌肉起止点。

骨骼是一种间质组织，随着儿童的生长、发育，骨质会先以膜状或软骨组织的形态储存起来，再逐渐通过钙质沉积而发生软骨内骨化。骨骼最早在胎儿发育时期就开始形成。长骨的成长与骨化自骨骼末端、被软骨覆盖并形成关节的骨骺板的时期开始，这个过程会持续到 25 岁左右，直至骨骺愈合。上肢部分无骨骺板的骨骼（如肩胛骨、腕骨）的生长则源于其外周的软骨面，以及硬骨膜产生的沉积性骨生长。掌骨、指骨的生长则由沉积性骨生长以及软骨骨化共同提供。

肌肉骨骼系统会受到遗传性与先天性疾病、创伤、感染、代谢、内分泌、循环以及神经系统疾病等的影响。这里只介绍对手与上肢功能影响较大的几种病损。

1.先天性疾病

多数会影响肌肉骨骼系统的病变是遗传性或先天性的。这些病变通常会影响儿童整个一生，导致功能障碍、肢体变形，甚至可能导致死亡。

对上肢功能造成影响的先天性骨骼肌肉系统异常与疾病主要包括成骨不全症（或称易碎性骨病）、先天性多关节硬化症等。

（1）成骨不全症（osteogenesis imperfecta），或称易碎性骨病，是由于Ⅰ型胶原蛋白无法形成而导致骨质沉积减少的一种疾病，此类病变病程不同，多数患者属轻症类型。成骨不全症多是由常染色体显性基因遗传引起，然而最严重的类型则是常染色体隐性遗传方式。该病在新生儿中发生率为1/20 000，表现为全身结缔组织病，女性较多。

这些患者骨骼异常脆弱和软化，即使轻微的创伤便会骨折。该病发病越早越严重，其中胎儿期发病的最为严重，在胎儿期以及分娩产程时会发生骨折，胎儿肢体短、死亡率高；婴儿期发病的严重程度属中等，幼年时期便会发生多次骨折，也会出现严重的肢体畸形与生长迟缓；青少年时期发病的症状较轻，在儿童晚期开始出现骨折，青春期时骨头开始变硬，且较少发生骨折可能，但会出现牙齿问题。

（2）先天性多关节硬化症（congenital multi-joint sclerosis），儿童在出生时身体部分或全部关节出现不完全性的纤维性关节僵直或挛缩的特征。可伴随出现四肢肌肉发育不全。目前病因尚不清楚，但已发现这些儿童脊髓内的前角细胞较少，因此可能存在神经病理性原因。儿童的关节呈现僵硬、单薄以及变形的情况。

发生于上肢的类似先天性畸形手病变较为少见，与缺少部分或全部桡骨以及尺骨干弯曲有关。桡侧的肌肉组织、神经与血管可能会缺少，或是发育不全。通常手仍然具有基本功能。

2.肢体缺损

出现于儿童的肢体缺损多是由于先天性畸形（只有少数是意外）所致，或是接受预防癌症扩散的手术所致，如Ewing肉瘤。先天性肢体缺损常发生在上肢。先天性肢体缺损与畸形可能是家族性、胎儿早期的伤害，少数为先天性带状紧缩。如果发生了先天性带状紧缩，身体上有少部分的软组织与覆盖上方的皮肤无法增长。如果紧缩过于严重，会阻断远端肢体的循环，会导致坏疽与先天性截肢。由于急诊与外科手术移植技术的发展，使得因为创伤而导致截肢的情况越来越少见。常见于手指的先天性畸形发生率为存活婴儿的1/600。

先天性肢体缺失包括无肢、海豹肢、轴旁缺损、横向半肢畸形。无肢为缺少单一肢体，或者缺少单一肢体的远端。海豹肢为全部或部分的远端肢体虽完整，但缺少近端肢体。轴旁缺损为近端肢体完整，但剩余肢体的内侧或外侧部分缺损。横向半肢畸形为肢体自中心区域截断。患有肢体畸形的儿童多有双侧或单侧肢体问题。

患有先天性肢体缺损的儿童需要用外科手术切除妨碍功能的皮瓣或是妨碍性的赘生物，常见于肩部、躯干以及肋骨不对称的儿童。

3.幼年型类风湿关节炎

幼年型类风湿关节炎（juvenile idiopathic arthritis）是小于16岁的儿童最主要的生理障碍，在儿童中发病率为（1~2）/10 000，是小儿时期常见的结缔组织病，幼年型类风湿关节炎多在2~4岁时发作，且以女童多见。基本诊断方式为在过去6周内一个或数个关节出现持续的关节炎，而且排除了其他可能的疾病。需要更多实验室检查来进行确诊。

关节炎会对关节产生4种主要变化。幼年型类风湿关节炎最常见的特征为关节发炎、关节挛缩（僵硬、关节弯曲）、关节损伤和（或）生长方式改变。其他症状包括休息或活动量减少后关节出现僵硬，关节周围的肌肉与其他软组织出现无力。

类风湿关节炎是一种影响患儿生活的全身性疾病，其根本原因是滑液囊关节因发炎而造成改变与破坏。幼年型类风湿关节炎有三种不同类型：少关节型、多关节型、全身型。少关节型所影响的关节数量通常少于 5 个，且为非对称性、少有全身性表现。上肢肘关节常受累。发炎关节周围的长骨过度生长会导致屈曲挛缩。

波及多个关节的幼年型类风湿关节炎，发作时多是突然疼痛且为对称性，包括腕关节、手指关节在内，可累及全身关节。

幼年型类风湿关节炎的预后差异很大，大部分可以在 1~2 年完全康复，只有 15% 的患病儿童会出现永久性障碍。

幼年型类风湿关节炎的患儿时常会出现关节疼痛、疲乏，以及单个或多个关节的活动度减少。

（二）神经肌肉疾病

1. 脑性瘫痪

脑性瘫痪（cerebral palsy，CP）的特征为发育中的大脑发生非进行性损伤，使得发育阶段的儿童出现一系列神经、动作与姿势问题。脑性瘫痪在每 1000 名新生儿的发生率为 1.4%~2.4%。由于极低体重与超低体重婴儿存活率的增加，痉挛型双瘫的发生率也随之增加；另一方面，由于胎儿窒息、高胆红素血症造成的手足徐动型脑瘫的发生率在医疗水平发达的国家和地区逐渐降低。

脑性瘫痪临床上主要表现为一组持续存在的中枢性运动和姿势发育障碍、活动受限症候群，但也常共患感觉、知觉、认知、交流和行为障碍，以及癫痫和继发性肌肉、骨骼问题，会使动作缺损与相关的功能变得更加恶化。

脑性瘫痪的病因可依早产或足月产分类。早产是脑性瘫痪已知病因中占比最大的一类，这与中枢神经系统在怀孕 26~32 周时侧脑室旁分水岭区容易出血有关。脑血管意外、脑发育畸形、胎盘早剥、母体出血、胎盘梗死以及母体接触环境毒素也与脑性瘫痪有关联。另外，母体感染巨细胞病毒、梅毒、水痘病毒、弓形体等是脑性瘫痪的次要原因。后天因素包括创伤、颅内出血、中枢神经系统感染、溺水、缺氧等。

脑性瘫痪根据临床表现特点有 6 种分型。①痉挛型四肢瘫（spastic quadriplegia）以锥体系受损为主，包括皮质运动区损伤。牵张反射亢进是本型的特征。四肢肌张力增高，上肢背伸、内收、内旋，拇指内收，躯干前屈，下肢内收、内旋、交叉、膝关节屈曲、剪刀步、尖足、足内外翻，拱背坐，腱反射亢进、踝阵挛、折刀征和锥体束征等。②痉挛型双瘫（spastic diplegia）症状同痉挛型四肢瘫，主要表现为双下肢痉挛及功能障碍重于双上肢。③痉挛型偏瘫（spastic hemiplegia）症状同痉挛型四肢瘫，表现在一侧肢体。④不随意运动型（dyskinetic）以锥体外系受损为主，主要包括舞蹈性手足徐动（chroeo-athetosis）和肌张力障碍（dystonic）；该型最明显的特征是非对称性姿势，头部和四肢出现不随意运动，即进行某种动作时常夹杂许多多余动作，四肢、头部不停地晃动，难以自我控制。该型肌张力可高可低，可随年龄改变。腱反射正常、锥体外系征 TLR（＋）、ATNR（＋）。静止时肌张力低下，随意运动时增强，对刺激敏感，表情奇特，挤眉弄眼，颈部不稳定，构音与发音障碍，流涎、摄食困难，婴儿期多表现为肌张力低下。⑤共济失调型（ataxia）以小脑受损为主，以及锥体系、锥体外系损伤。主要特点是由于运动感觉和平衡感觉障碍造成不协调运动。为获得平衡，两脚左右分离较远，步态蹒跚，方向性差。运动笨拙、不协调，可有意向性震颤及眼球震颤，平衡障碍、站立时重心在足跟部、基底宽、醉汉步态、身体僵硬。肌张力可偏低、运动速度慢、头部活动少、分离动作差。闭目难立征（+）、指鼻试验（+）、腱反射正常。⑥混合型（mixed types）多数兼有痉挛与不随意运动型特点。

目前多采用粗大运动功能分级系统（gross motor function classfication systerm，GMFCS）。GMFCS是根据脑瘫儿童运动功能受限随年龄变化的规律所设计的一套分级系统，完整的GMFCS分级系统将脑瘫患儿分为5个年龄组（0~2岁；2~4岁；4~6岁；6~12岁；12~18岁），每个年龄组根据患儿运动功能从高至低分为5个级别（Ⅰ级、Ⅱ级、Ⅲ级、Ⅳ级、Ⅴ级）。此外，欧洲小儿脑瘫监测组织（the European organization of surveillance on cerebral palsy）树状分型法（决策树）现在也被广泛采用。

尽管脑性瘫痪是非进行性病变，但异常的肌张力、感觉功能以及运动表现与重力、生长发育效应交互影响，会继发挛缩与畸形。在青春期后，其功能也渐渐受到限制，出现生理不适以及关节炎等反应。

2. 肌肉萎缩症

肌肉萎缩症（muscular dystrophy）是儿童期最常见的肌肉疾病，是由于肌肉表面以及内膜的生物化学与结构发生改变，产生的持续性退化以及多个肌群无力、功能障碍、变形，甚至会导致死亡。目前已发现遗传性肌肉萎缩疾病的染色体位置以及致病基因。

肌肉萎缩症包括肢带型肌肉萎缩症、颜面肩胛肱骨型肌肉萎缩症、Duchenne's肌肉萎缩症。

肢带型肌肉萎缩症多在10~30岁发病，对上肢最先影响的是肩胛带的近端肌肉，病程通常较为缓慢，但进展速度较快。颜面肩胛肱骨型肌肉萎缩症多在青春期早期发病，主要侵犯颜面部、上臂以及肩胛带区域。Duchenne's肌肉萎缩症是最为严重的一种类型，患儿在2~6岁发病，有时会出现上臂肌肉假性肥大。最初先侵犯骨盆带的近端肌肉，接着是肩胛带，最后会影响到全身肌群。

（三）神经管缺损及脊柱裂

神经管缺损（neural tube defect）是中枢神经系统在子宫内早期发育时出现的畸形，目前认为有基因背景因素，也与叶酸缺乏等环境因素有关。神经管缺损的严重程度与侵犯脊髓的位置与程度相关，其范围非常广，包括没有功能损害、轻微肌肉失衡与感觉丧失、瘫痪，重症患者甚至死亡。

神经管缺损有3种主要的类型：脑膨出、无脑畸形与脊柱裂。脑膨出是大脑枕叶突出，新生儿中总发病率为2‰，这些儿童都有严重的缺陷，包括认知受损、脑积水，包括上肢在内的动作受损以及癫痫等。

（四）脑积水

由于脑脊液循环障碍，阻碍了脑脊液自脑室中流出的过程，当脑脊液的生成量超过吸收量或阻塞，会造成脑积水（hydrocephalus）。Arnld-Chiari畸形、肿瘤等也是引起脑积水的原因。

婴儿的头部增大是脑积水的早期表现，而随着儿童头部增长出现颅内压增高。

患有脑积水的婴儿临床表现为头部异常生长，囟门膨出，头皮静脉扩大以及头颅缝分开；眼睛会向下倾斜，使得虹膜如"落日"而且巩膜可看见，逐渐出现昏睡、易怒，以及出现病理反射、进食和肌张力异常等。年长的儿童容易出现头痛、易怒、斜视或眼球震颤以及认知落后等问题。

脑积水颅内压增高会导致视觉、知觉与认知的损害，也可能发生癫痫，严重的情况会导致死亡。患儿会表现出感觉处理与知觉的问题，通常也会表现出与知觉受损或动作运用障碍相关的精细动作迟缓。

（五）周围性神经损伤

1. 产伤

婴儿与儿童在围生期与产后有时会出现创伤性损伤，导致暂时或永久性的周围神经损伤。臀位分娩时上肢较慢从产道中产出，会导致臂丛神经损伤，导致这些神经支配的手部小肌肉表现为无力或萎缩、手臂与手部区域的感觉迟钝，这种病变称为 Erb-Duchenne 瘫痪，属于典型的单侧瘫痪，而且只与支配上臂的神经丛分支相关，通常是由于肩部出现过度屈曲拉伸而引起的（手部高于头部）。该损伤发生率非常高，占存活新生儿的 0.38‰~1.56‰。

2. 周围神经创伤性损伤

年龄大的儿童若发生周围神经损伤，通常是由意外引起的，如果不是神经断裂，就是骨折、脱位、过度运动所致，注射偶尔也会引起此类症状。这一类型的损伤较常发生于桡神经、尺神经、正中神经以及臂丛神经等。

可将神经损伤分为 3 级。3 级最为严重，称为神经损断，表示轴索与神经内膜已经断裂。2 级损伤称为轴索断伤，表示神经内膜是完整的，但轴索朝着受损处的远端产生退化。1 级损伤称为神经失用，表示神经有某种程度的损伤，但未出现周围神经退化现象。

（六）发育障碍

1. 学习障碍

学习障碍是指影响儿童有效处理学校事务、信息处理以及沟通能力的一组问题，这些障碍通常与特殊的神经伤害无关。学习障碍通常与注意力缺陷多动障碍（attention deficit hyperactivity disorder，ADHD）等其他多种神经问题有关，特殊学习障碍还包括听觉处理、语言障碍以及知觉缺损等。

多数学习障碍儿童的智力测验分数相当于或高于平均，视力与听力无明显异常，而且拥有合适的学习机会。学习障碍包括知觉障碍、诵读困难，以及失语症等，不包括因感觉缺损、智力障碍、神经疾病或心理社会问题引起的学习问题。学习障碍发生率约占入学人口的 4%~5%，其中男童患病率是女童的 4 倍。

在各类学习障碍中，与上肢关系密切的是动作功能障碍，包括了动作技巧以及动作活动程度的障碍。

2. 发育障碍

发育障碍并不是一种单一问题，但会造成儿童发育迟缓的一些疾病。发育迟缓可分为产前、产中或幼年早期。对发育造成负面影响的部分因素与母体有关，其他的则是由婴儿的并发症所引起的。这里只介绍对手与上肢功能带来较大影响的发育性协调障碍，发育性协调障碍可影响儿童多方面的发展，对其自身表现和社会角色产生不利影响。

发育性协调障碍（developmental coordination disorders）也称作不灵活儿童症候群、笨拙、先天性笨拙等。通常儿童因为行走、开始穿衣等动作发育里程碑延迟，而被认为是发育性协调障碍。该障碍主要特征为动作协调发育缺损，需与其他病变或广泛性发育障碍鉴别。

在 5~11 岁的儿童中约有 6% 患有发育性协调障碍。一般认为男、女发病率大致相同，但男性比较容易被发现。发育性协调障碍与语言障碍紧密相关。

（七）感染疾病

1. 母体感染

胎儿会被多种微生物感染。有些感染疾病是怀孕时由母体传染给胎儿（经胎盘感染）的，也有部分是在生产时通过产道传染（上行感染）给胎儿。胎儿缺乏对感染性疾病的抵抗能力，尤其是经胎盘感染的情况，对胎儿组织与器官的形成、生长以及发育有严重影响。

常见的母体感染因素简称为 TORCH 综合征（TORCH syndrome）（或称 TORCHS）病原体，主要包括弓形体（toxoplasmosis）、麻疹（rubella）、巨细胞病毒（cytomegalovirus）、疱疹病毒（herpesvirus），还有梅毒（syphilis）。任何一种细菌或病毒所导致的病变，各有其特点。

2. 脑炎与脑膜炎

大脑受到感染所造成的脑炎与脑膜炎（meningitis）会对生命造成威胁，并可造成永久性障碍。脑部感染，病因最常见的为病毒感染，也可能是细菌、螺旋体感染，或其他微生物造成的损伤。病变可能发生在大脑局部，也可能波及脊髓和（或）脑膜。大脑可能是直接受到感染，也有可能是其他部位感染蔓延造成的。蚊虫是多种病毒的携带者，在夏季患乙型脑炎的孩子较多。单纯疱疹病毒也会偶尔造成婴幼儿脑部感染。

病变的严重程度根据病因而有不同，可能是突发疾病或渐进式的，而且一般很难辨别与其他感染类疾病之间的差异。临床特征与症状有发热、头痛、眩晕、颈部僵硬、恶心呕吐、震颤以及运动失调。严重的会导致意识障碍、癫痫发作、定向感丧失、昏迷乃至死亡。若为细菌感染，抗菌药物治疗是在急性期采取的主要疗法。

脑炎会导致轻至重度的脑部损伤后遗症，严重程度与儿童的年龄、感染的类型以及病程及治疗早晚等有关。年幼儿童出现神经系统并发症的风险较高，临床医师在感染症状缓解后需要监控儿童的病程进展以及神经生理与病理状况。

脑膜炎是脑膜感染造成的。脑膜炎的病因也非常多，最常见的是细菌性感染，也包括结核菌、真菌、支原体、病毒有高度的接触传染力，感染急性期部分病例会采取隔离措施。在脑膜炎的急性感染缓解后，可能会出现脑炎，或留下神经后遗症如视觉、听觉、癫痫以及学习问题。

（八）烧伤

高温、电、化学以及放射性物质都会导致烧伤，其中高温造成的烧伤最为常见，大多数的烧伤属于意外，但也有 10%~20% 属于虐童事件。3 岁以内的儿童发生的烧伤多数为高温性质，其中 50%~60% 为热水的烫伤。年龄大一些的儿童约有 30% 的烧伤与火伤（如打火机、汽油、爆竹）或化学性灼伤有关。短时间内接触高热物质，或是长时间接触稍微低热的物质都会造成严重的烧伤。对于化学性灼伤，可以通过立即实施急救来阻止其伤害的扩大。电烧伤所伤害的范围不仅包括皮肤，还可能导致骨骼、肌肉以及神经组织损伤。伤害还包含吸入烟尘，引起呼吸衰竭、休克以及烧伤后感染等。

影响烧伤儿童预后的项目包括身体烧伤的百分比、烧伤的深度与位置、年龄、烧伤原因、是否影响呼吸功能，以及是否有其他的伤害。

儿童烧伤范围百分比是根据受影响的全身体表面积来进行评估，如果超过 10 岁则用九分法，或是经过特别设计用以评估不同年龄的儿童的身体烧伤比例的评估表。

烧伤的深度是依据遭受伤害的组织层的数目来进行评估。表层烧伤或称 I° 烧伤，受到伤害的组织少，皮肤红且干燥，痊愈后通常不会出现瘢痕。部分皮肤烧伤或称 II° 烧伤，代表表皮与真皮受到不同程度的伤害，可进一步分为深层或浅层烧伤。浅层部分皮肤烧伤的范围包含表皮与部分的真皮，但大部分的真皮构造是完整的，这种类型的烧伤使皮肤呈现微微突起、有水泡、红肿以及湿润，而且在触压时会变得苍白。浅层部分皮肤烧伤可能会自行痊愈，但这是最疼痛且会形成瘢痕的烧伤类型，但真皮层中的汗腺和毛囊仍然完好。全皮肤烧伤或称Ⅲ°（或Ⅳ°）烧伤，所有皮肤层皆受到破坏，甚至包括皮下组织。全皮肤烧伤会使皮肤变得僵硬，无感觉，且像皮革般坚韧，出现没有弹性的结痂。

三、存在发育障碍儿童的手部技巧问题

多种发育障碍儿童的手部技巧都存在明显困难。视觉受损／盲童、ADHD、孤独症谱系障碍以及发育性协调障碍都会造成儿童手部技巧问题。

手部技巧问题可以反映孤独症谱系障碍及ADHD儿童的动作协调困难。动作协调的问题与注意力缺陷型或混合型ADHD有关，与多动型ADHD的相关性较小。儿童的家长及老师的描述也证实了这些问题，为学龄期儿童持续存在协调问题提供了依据。研究发现，近60%的发育性协调障碍儿童有注意力缺陷问题。Piek等学者指出注意力缺陷可能会导致动作表现多变，动作技巧障碍会干扰表现速度。动作技巧的障碍之一是与指尖在发力及扭转时的控制有关，发育性协调障碍儿童在扭转控制的缺损可能会导致其在日常操作型任务中面临极大的考验。

四、健康儿童与障碍儿童在发展趋势上的差异

手部技巧的正常发育进程的资料有助于了解儿童手部功能障碍以及指导干预计划，但需注意，正常发展程序不一定适用于所有障碍儿童。

以脑性瘫痪为例，在Hanna等学者的研究中，患儿手部功能通常在早期会有所改善，之后便开始逐渐衰退。而且还发现轻度、重度及中毒损伤的偏瘫型脑性瘫痪儿童及四肢瘫儿童发育模式存在某些不同。儿童的动作损伤范围越大，其手部技巧的改善更为缓慢。一般来说，四肢瘫痪的脑性瘫痪儿童随着时间的推移其动作品质比偏瘫儿童更差。46个月时功能性品质为最好，而在接近5岁时的Peabody儿童运动发育量表精细动作量表得分最高。而Eliasson等的研究发现，手部技巧的发展要经历一个很长的时期，长期跟踪测试并没有证实技巧的退化，表现出动作技巧上的改善，包括了速度变快和动作流畅度的改善，但相对于健康儿童来说，其发展周期要长。Hanna与Eliasson等人的研究结果的差异，可能是因为所使用的手部功能评估方式不同及研究对象不同，从而影响了干预方式所造成的。

发育性协调障碍与其他手部技巧性问题可能随着时间的持续影响其发展，这些问题会持续存在并影响到与同伴的互动，并会对儿童造成情绪上的负面影响。如果儿童的手部技巧活动表现出较慢或无法完成任务的情况，可能会使其难以参加学校及社区的集体活动或无法有效地参与同伴活动。这些手部技巧问题至少会持续到青少年时期。

（孙克兴）

第六节　其他原因

一、概述

手与上肢功能障碍原因复杂，除上述骨骼肌肉、神经系统、肿瘤、烧伤等病损引起的感觉、运动功能障碍外，还包括内分泌系统疾病、内脏疾病引起的病损以及慢性病继发的功能障碍，具体阐述如下。

二、类风湿关节炎

类风湿关节炎（rheumatoid arthritis，RA）

是一种以累及周围小关节为主的多系统炎症性、自身免疫性疾病。RA的基本病理特点为关节滑膜炎。我国患病率0.32%~0.34%，发病高峰年龄40~60岁，女性发病率为男性的2~3倍。

类风湿关节炎常侵犯指间关节、掌指关节、腕关节等小关节，影响上肢与手功能，给患者本人及家庭、社会带来沉重的负担，因此康复治疗显得尤为重要，也是重要的治疗方法之一。

类风湿关节炎患者的手与上肢功能障碍常表现为近端指间关节、掌指关节及腕关节为主的对称性、多关节、小关节肿痛、活动受限、指关节呈梭形肿胀，多伴有晨僵，晚期可出现畸形。同样的手与上肢功能障碍也是诊断类风湿关节炎的常见指标之一，表现为连续6周的腕、掌指、近端指间关节至少一处肿胀，手典型的X线改变（关节间隙变窄和骨质疏松）。类风湿关节炎患者功能障碍的评定也可采用功能病损信号评定法（SOFI评定法），总分越高，病损程度越重。

三、骨质疏松

骨质疏松（osteoporosis）是一种多因素导致的慢性疾病，其特征是骨量下降和骨的微细结构破坏，表现为骨的脆性增加，骨折的危险性增大。随着社会生活方式的改变和老年人口的增加，骨质疏松的发病率逐渐上升，骨质疏松的防治已经成为全世界都在普遍关注的健康问题。

骨质疏松的发病与地区环境、饮食结构、营养水平以及种族等因素有关，并且随着年龄的增长而增加。男性多发生在55岁后，女性多见于绝经期后，要注意的是这个时间段是无菌性肩周炎发病的高发时期，一旦发生肩周炎，又因为骨质疏松导致关节的活动度没有得到及时的治疗，可能会发生粘连，这样无疑对

患者来说是非常痛苦的。

骨质疏松所能导致的手与上肢功能障碍主要包括以下几个方面：

（1）前臂及颈胸椎骨折，影响手与上肢的正常日常活动。

（2）胸椎骨折造成呼吸困难，同样引起手与上肢的活动障碍，影响日常生活能力。

（3）原发性骨折引起最常见的病症就是疼痛，其中肩关节疼痛最为常见。

四、慢性疼痛

引起手与上肢疼痛的原因与身体其他部位的疼痛一样，包括以下四种：伤害性疼痛、神经性疼痛、牵涉痛及心因性疼痛，具体发生的机制尚不完全清楚。一般认为神经末梢（伤害性感受器）受到各种伤害性刺激（物理的或化学的）后，经过传导系统（脊髓）传至大脑，而引起疼痛感觉。同时，中枢神经系统对疼痛的发生及发展具有调控作用。

该部分主要详细阐述了疼痛的机制，但是未涉及手与上肢功能障碍的具体临床表现，建议删除。

五、内脏疾病

（一）冠心病

冠心病（coronary heart disease），是因冠状动脉供血不足导致一系列心脏反应，危及生命。经临床观察，冠心病的生存率较高，故冠心病导致的并发症就显得尤为棘手。冠心病导致的手与上肢功能障碍包括以下两个方面：

（1）心绞痛向左侧手与上肢放射，严重的患者放弃使用左侧上肢进行活动，长久下来，左侧上肢会出现各大关节的活动度受限，肌力下降，严重的出现关节粘连。同时要注意肩周炎并发症的患者。

（2）心脏冠状动脉供血不足，造成心肌缺血，心脏正常泵血不能，很有可能影响手末

端血液回流，造成手部营养不良，出现水肿，此时也会影响手的精细动作的活动。

（二）慢性阻塞性肺疾病

慢性阻塞性肺疾病（chronic obstructive pulmonary disease，COPD）是一种以气流受限为特征的肺部疾病，气流受限不完全可逆，呈进行性发展，与肺脏对吸入烟草烟雾等有害气体或颗粒的异常炎症反应相关，可伴有气道高反应性。

慢性阻塞性肺疾病所能导致的手与上肢功能障碍主要包括以下几个方面：①长期的呼吸障碍导致卧床休息的患者，除了在全身其他关节或者部位会造成功能障碍外，对于手与上肢部分，我们要预防的是长期缺氧可引发的杵状指。②长期的高碳酸血症可能会引起手与上肢的血液循环不利，造成水肿，进一步的营养障碍，长期影响各个关节的活动度。

此时，我们应该了解能够引起慢性阻塞性肺疾病的各大病因，这样才能做到早期预防。本病确切的病因尚不清楚。但认为与肺部对香烟烟雾等有害气体或有害颗粒的异常炎症反应有关，这些反应存在个体易感因素和环境因素的相互作用。慢性阻塞性肺疾病的患者因上肢存在辅助呼吸肌，当患者呼吸困难时，上肢辅助呼吸肌做功不良，进行日常活动容易气短，所以慢阻肺患者因呼吸困难很可能导致日常生活能力的下降，从而对手与上肢的运动形成障碍。

六、系统性硬化病

系统性硬化病（systemic sclerosis），也称进行性系统性硬化症、硬皮病，临床以局限性或弥漫性皮肤增厚和纤维化为特征，常累及食管、心、肺等内脏器官。

系统性硬化病可引起手与上肢功能障碍，主要表现为皮肤病变，为本病标记性特点。皮肤病变呈对称性，一般先见于手指和面部，然后向躯干蔓延。典型皮肤病变有三个时期：肿胀期、硬化期和萎缩期。不同分期在手的表现均不一样。手指常可见关节周围肌腱、筋膜、皮肤纤维化，且可引起关节疼痛。其次，晚期由于皮肤和腱鞘纤维化，关节发生挛缩而使关节僵直固定，形成畸形。此外，关节屈曲处皮肤可发生溃疡。

同时手与上肢的功能障碍是系统性硬化病的诊断指标之一，除了上述变化，还包括如手指的硬皮样变，指端凹陷性瘢痕或指垫变薄等。

七、痛风

痛风（uarthritis）是由于遗传性或获得性病因引起的嘌呤代谢障碍、嘌呤合成速度或肾脏消除尿酸能力下降，导致血清尿酸持续升高，尿酸盐沉积于关节、软组织、软骨、骨骺及肾脏等处而引起一系列临床症状的一种代谢性疾病。

痛风患者常有手与上肢的功能障碍，主要表现为前臂背面，手指，肘部等有痛风结节，关节局部疼痛。结石起初质软，以后质地越来越硬，并可溃破形成瘘管。从而导致手与上肢的关节活动受限，影响肢体的运动功能。X线检查早期除软组织肿胀外，关节显像正常，反复发作后有关节软骨缘破坏，关节面不规则，关节间隙狭窄。晚期骨质呈凿孔样缺损，边缘锐利。

八、糖尿病

糖尿病（diabetes）是一组以慢性血糖水平增高为特征的代谢性疾病，是由于胰岛素分泌和（或）作用缺陷所引起。

糖尿病手综合征是糖尿病少见的并发症，主要表现为手骨间肌、大小鱼际肌对称性萎缩，远、近端指间关节畸形、屈曲挛缩、活动受限，累及掌指关节时可产生挛缩。糖尿病手的三个典型临床表现：关节活动受限、掌腱膜挛缩症和扳机手。

（1）关节活动受限也称为糖尿病手关节病变。其特点是手部僵硬，皮肤尤其是手背部皮肤特别厚、紧，通常双手对称，一般第五指受影响是最严重的，拇指指间关节患病率较低。临床表现可伴有肢端感觉异常及痛觉过敏、疼痛。

（2）掌腱膜挛缩症特点是增厚、缩短和手掌筋膜纤维化，常表现为手指屈曲挛缩，通常是无痛的，可有掌结节，主要影响第三、第四手指，双侧受累。

（3）扳机手，也称为屈肌腱鞘炎，表现为手指屈曲的锁定现象，主要影响第一、第三和第四手指，常多个手指同时受累。

（贾　杰）

参考文献

[1] 王省，左焕琛，孙俊.系统解剖学.北京：高等教育出版社，2007.

[2] 王迪浔，张成，王建枝.临床病理生理学.北京：人民卫生出版社，2009.

[3] 吴军，唐丹，李曾慧萍.烧伤康复治疗学.北京：人民卫生出版社，2015.

[4] 陈生弟.中国帕金森病治疗指南.3版.中华神经病学杂志，2014，47（6）：1-6.

[5] 李晓捷，唐久来，马丙祥，等.脑性瘫痪的定义、诊断标准及临床分型.中华实用儿科临床杂志，2014，29（19）：15-20.

[6] Lee DM, Weinblatt ME. Rheumatiod arthritis. Lancet, 2001, 358: 903-911.

[7] Levine DW, Simmons BP, Koris MJ, et al. A self-administered questionnaire for the assessment of severity of symptoms and functional status in carpal tunnel syndrome. J Bone Joint SurgAm, 1993, 75: 1585-1592.

[8] Santos-Garcia D, deIa Fuente-Fernandez R. Impact of non-motor symptoms on health-related and perceived quality of life in Parkinson's disease. J NeurolSci, 2013, 332: 136-140.

[9] Zhang ZX, Chen H, Chen SD, et al. Chinese culture permeation in the treatment of Parkinson disease: a cross-sectional study in four regions of China. BMC Res Note, 2014, 7: 65.

[10] Ansari-Lari M, Askarian M. Epidemiology of burns presenting to an emergency department in Shiraz, South Iran. Burns, 29 (6): 579-581.

[11] Richard R, Staley M. Burn Care and Rehabilitation: Principles and Practice. Philadelphia: F.A. Davis.

[12] Reierson AM, Constantino JN, Todd RD. Coocurrence of motor problems and autistic symptoms in attention deficit/hyperactivity disorder.J Am Acad ChildAdolesc Psychiatry, 2008, 47 (6): 662-672.

第四章 手与上肢功能评估方法

第一节　概述

评估是临床治疗的基础，也是临床治疗的核心，临床推理也是评估过程的核心。在此过程中临床医生和治疗师需充分参与融入，选择正确的方法、获得全面持续的反馈，在一条一条信息中筛选，使之能够正确推导临床计划决定。在评估阶段，以上这些可以保证临床人员最终做出有效的治疗计划，以此提升治疗阶段的疗效，让患者有一个好的康复结局，提升回归社会的几率，提高生活质量。

在评估开始前，临床医生和治疗师需要让

自己记住 3 个关键点：①如果一位患者需要开始、继续或者结束手功能康复，那么作为诊断和治疗方需要获得哪些信息；②如果需要推导得出治疗计划，有哪些具体功能或者行为需要被评估；③对自我的评估结论是否足够自信，能够以此来为患者作出最佳的治疗方案，让其充分参与治疗过程并获得最佳的康复结果。

一、手功能评估阶段相关专业词汇

筛查（screening）、评估（evaluation）、再评估（re-evaluation）、评价（assessment）、再评价（re-assessment）这些都是在手功能评估阶段需要用到的专业词汇，虽然在临床康复过程中存在混用的现象，但其实他们都有专业定向性的特指，尤其是在专业报告的记录中或者英文论文的书写中，混用的话会造成概念上的混淆，因此在具体的手与上肢感觉和活动评估开始之前，需对这 5 个概念做清晰的解读。

筛查指的是了解目前已获得的患者的相关信息，观察患者、了解患者潜在的优势和限制以判断出进一步评估的需求及方法的过程。筛查只是评估阶段的开始，但是筛查结果并不能作为诊断结论和指导制订治疗计划的基础。

评估指的是综合地、充分地获取和解读有关患者信息的过程，具体包括评估过程及评估结果的计划、实施以及记录，详细的方面有：综合全面的信息获取、反思推理、患者因素、行为技能、行为模式、环境因素、动作需求等。在评估报告的书写中，医生和治疗师需要记录评估过程、汇总所有发现的信息、阐述结果并为后续治疗提出有效建议。

再评估是指继初始评估之后，对手功能障碍的患者的个人及其生活环境的再次正式地、全面地评估，目的是为了发现更改治疗计划或者治疗方法的信息或证据。换句话说就是临床工作者对于患者的治疗反馈的准确性分析，让其为提升治疗结果而作出最准确的治疗计划的更改。在再评估的过程中，并不一定要求医生或者治疗师运用评价或者评估工具，而临床推理思路及专业判断才是指导再评估过程的重要依据。

评价指的是在一个评估过程中运用一个特定的工具、设备、流程性的互动方法（会面指南、文体流程图等）以获取患者的个人、技能、动作模式以及环境等信息。评价的方式有简单也有复杂，即使再复杂的评价方法，它依然是评估中的一个部分。

再评价和一次性评估不同，是指一个持续的根据患者的功能表现而不断进行的信息分析过程。它既包括了标准化的又包括了非标准化的评价方法，再评价的目的是为了判断治疗方法是否有效及治疗计划是否需要更改，以便为再评估时提供做出正确的临床决断的依据。针对某一功能需要一开始就选择正确的评价方法，这样沿用同一方法做再评价时获取信息会更加容易，如果初次评价方法不正确，则再评价时需要针对某一功能更改评价方式。

二、手功能康复指导框架

无论是在康复医学还是康复治疗学范畴内，涉及具体的评估和治疗都需要用到指导框架（frame of reference）作为临床思路的指导，与模式（model）仅仅提供理论思想不同的是，指导框架还可以在评估阶段和治疗阶段都明确临床操作的具体范围及具体内容，所以它提供的是实践指导的理论依据。

在不同的康复领域会有很多指导框架，在这里我们不做赘述，仅在手功能康复学的范围内探讨，其中有两种指导框架：生物力学指导框架（guidance on biomechanical frame）和康复治疗指导框架（guidance on rehabilitation framework）（在这里的康复与我们平时所说的康复概念不同，下文会做详细解释）。

三、生物力学指导框架

这一实践指导理论是由 Dirette 在 2005 年提出的，在手功能康复中它关注来自运动系统（肌肉、骨骼、关节）及表皮系统方面因素造成的疾病及障碍。在疾病早期强调通过针对肌力、关节活动度、耐力、稳定性、水肿、粗大协调和精细协调（灵活性）等方面进行直接的、针对性的治疗来恢复躯体功能，使患者达到最佳的功能状态和活动能力。在这一指导框架下有一些特定的评估方式及量表可供选择，他们都是比较有针对性地对某一问题进行评估来获取有效信息，为后续治疗制订计划及监督治疗过程，其包括的评估方法及量表有：量角器、握力器、肌维度、Purdue Pegboard Test 等等，在本章的后面几节内容中有部分量表的概括介绍，具体的操作实施指导请参阅《手功能康复理论与实践》一书。

若在临床中运用生物力学指导框架作为实践指导理论，则需要明白我们临床工作者用的是自下而上的治疗性策略（bottom-up & restorative approach）。在评估或治疗过程中，针对患者的疾病及其障碍，运用针对性的评估方法获得明确的有关疾病或障碍的信息，以此做出的治疗计划可以最快地降低甚至消除障碍的程度，提升具体躯体功能。

所以，以上指导框架及策略更适用于处于康复急性期和恢复早期的患者。

四、康复治疗框架

康复治疗框架也是由 Dirette 在 2005 年提出的，他认为如果疾病无法治愈，则个体的独立性依然可以运用一些补偿的技术（如辅具、假肢、矫形器、环境改造、习惯、行为流程、安全宣教等）来完成。在此理论下，手功能康复中他关注那些在恢复后期、病程较长、或者由慢性病导致的障碍，往往这些障碍存在

并且持续时间长，直接进行针对性的康复治疗潜力不大，障碍消除的程度较低。疾病及障碍的病因可能是一种或者多种，所以在评估阶段不能单一侧重某一方面，而需要从整体的行为表现及生活质量角度出发来执行，所包括的评估方法及量表有：Chedoke 手与上肢活动目录、Disability〔功能独立性量表（functional independent measurement，FIM）〕等，在本章的后面几节内容中有部分量表的概括介绍，具体的操作实施指导请参阅《手功能康复理论与实践》一书。

与之前不同的是，若在临床中运用康复治疗框架作为实践指导理论，则需要明白我们临床工作者用的是自上而下的补偿性策略（top-down & compensative approach）。在评估或治疗过程中，我们不能局部分析患者，而是要以整体的眼光看待他们，他（她）的行为表现是多种因素导致的最终结果，无论是个体的认知、情感、意志、习惯还是环境因素都会影响患者，致病因素是长期的、复杂的，在评估阶段需要采集多方面的信息，以此做出的治疗计划是以增加独立性及提高生活质量为目的的。

所以，以上指导框架及策略更适用于处于康复恢复后期的患者、残障人士、退行性病变患者等。

（胡　军）

第二节　感觉功能评估

感觉功能是人体的重要功能之一，感觉包括浅感觉、深感觉、复合感觉及特殊感觉，感觉信号也是人脑对作用于感受器的事物个别属性的反映。根据脑部感觉神经分布显示，手与上肢的感觉功能占了很大的面积，这是由于手与上肢有丰富的神经纤维和感受器，尤其是手，有很高的神经分布密度。在从事有意义的活动

（功能性活动、生产性活动等）时，手与上肢是工具、执行者、参与者，同时也是个体与他人、场景、环境互动的媒介之一，正常完整的感觉功能可在人体活动中提供实时、正确的感觉反馈并保障安全。

手上的感觉系统庞大且复杂，涉及的组织、器官和神经繁多，其中任何部分出现损坏都会影响感觉功能。上文中提到了表皮系统和运动系统，表皮系统是由 J·Sachs 提出的三种组织系统之一，其中感觉功能也是表皮系统中最重要的功能之一，浅感觉的感受器就是来自于此；运动系统由肌肉、骨骼和关节构成，深感觉的感受器来自于此。在生活中有各种各样的原因会对感觉系统造成伤害，有直接导致器质性损伤的病因（手部烧伤、截肢、手部骨折等），肌骨退行性变异造成外周感受器异常的病因（风湿性关节炎、帕金森病、肌萎缩等），神经损伤造成的感觉功能障碍（上肢周围神经撕裂、脊髓损伤、脑卒中等），这些因素都会造成感觉功能障碍。

手与上肢的感觉功能障碍的诊断有感觉缺失、感觉异常、感觉减退、感觉过敏、痛觉丧失、痛觉减退、残肢痛等，感觉功能评估是在临床实施手与上肢功能诊疗的第一步，以此来判断患者是否能够参与接下来的运动评估的部分，感觉障碍同时又会影响患者的运动功能，因为其会阻碍参与运动的积极性，所以正确具体的感觉评估是实现高效感觉治疗的重要基础。

一、感觉损伤分类

任何在感觉传导通路中或者大脑感觉皮质区域的中断或障碍都会导致感觉功能障碍。以中枢和外周的神经解剖结构为基础，感觉功能障碍的范围和严重程度在一定程度上是可预测的，因为它往往和损伤机制和位置有关，根据这一点，导致感觉功能障碍的神经损伤可分为

三类：皮质损伤、脊髓损伤和外周神经损伤。

（一）皮质损伤

对于绝大多数临床康复工作者来说，最常见的一类有感觉功能障碍的患者就是脑卒中患者，导致其发生的原因是控制感觉功能的中枢神经损伤。临床统计显示，大约有 60% 在颈内动脉系统发生脑卒中的患者会有感觉功能障碍发生。脑血管意外导致的感觉功能障碍具有一定的预判性，可根据脑卒中发生的具体位置来判断肢体出现感觉功能障碍的位置，如大脑前动脉是对大脑中部的皮质前 2/3 供血，所以脑卒中发生时对侧下肢的感觉功能障碍会比上肢明显；大脑中动脉由于对大脑皮质的供血范围较大，涉及的有额叶、顶叶、颞叶前部，所以脑卒中发生后患者对侧肢体（头面、上肢、下肢）所有感觉功能都会产生异常（图 4-2-1）。

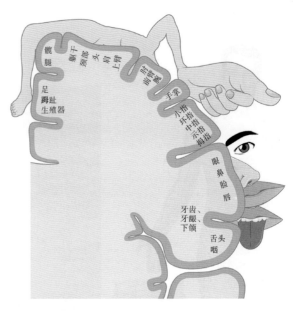

图 4-2-1　大脑皮质感觉图

根据临床统计显示，脑卒中患者感觉功能障碍发生时，轻触觉和本体感觉影响最多，温度觉影响较少，痛觉受限最少。对比左右脑卒中患者后发现，右侧脑卒中患者的本体感觉缺失和痛觉减退多于左侧脑卒中患者，所以在临床中我们发现，有很多左侧忽略的患者会不

知道自己的左手在哪里，不知道左手放在什么物体上，手中有什么，即使在主动活动中有触觉反馈的情况下，也会忽略外部事物的感觉反馈。皮质损伤后的感觉功能的恢复与脑水肿的降低、脑血管供血增加、皮质可塑性等因素相关，所以在康复之前，有效且有针对性的评估非常必要。

（二）脊髓损伤

脊髓损伤也属于中枢神经损伤，所以一旦损伤将对人体感觉功能的完整性造成较大影响。脊髓损伤有完全性感觉损伤和不完全性感觉损伤，两者分别导致不同的感觉功能障碍表现。

完全性脊髓损伤的患者在损伤平面以下的感觉功能完全丧失。脊髓损伤的节段将决定感觉损伤的面积大小，颈髓损伤的患者则感觉损伤的面积较胸腰段脊髓损伤的患者多（图4-2-2）。

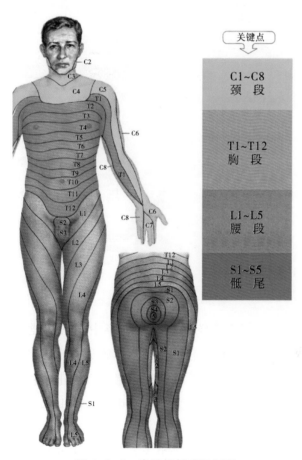

图4-2-2　脊髓投射感觉平面

不完全性脊髓损伤患者的感觉功能障碍的表现与脊髓某一平面内的具体位置的损伤直接相关。

①脊髓前索综合征：表现为损伤平面以下的温度觉和痛觉缺失，由于脊髓后索无损伤，患者的轻触觉、本体感觉（位置觉、运动觉、振动觉）和深压觉仍然完整存在。

②脊髓后索综合征：当脊髓后部损伤时，患者不能感受损伤平面以下的轻触觉和振动觉，但对温度觉和痛觉感受正常。

③脊髓半切综合征：损伤平面以下同侧上运动神经元损伤和本体感觉功能障碍，包括位置觉、运动觉、振动觉及精细触压觉，对侧的温度觉和痛觉缺失。这是由于感觉神经传导通路的不同所致，携带温度觉和痛觉的感觉神经传入后直接到所在平面的脊髓交叉后上行，而携带轻触觉和本体感觉的感觉神经会直接上行至延髓交叉。

如果损伤发生在脊髓中央，则损伤平面以下双侧的温度觉和痛觉都缺失，因为携带这些感觉的神经在损伤平面的脊髓中央交叉，交叉后的结果仍然一样。

轻中度的脊髓压迫也同样会造成脊髓平面所在区域或者包括脊髓平面以下躯体区域的感觉减退或缺失。

创伤导致的脊髓损伤在伤后一年内可以达到不错的康复效果，前半年的康复速度较快。

（三）周围神经损伤

周围神经损伤后感觉功能障碍的表现随受损神经位置的不同而不同。脊髓出口处神经根受损则可导致其所在神经延续肢体以下部位的感觉功能障碍。周围神经从远端神经到臂丛神经节段都有明确的神经分布位置走形，可以根据损伤的位置确定受损的神经和肢体感觉障碍表现的位置（图4-2-3），比如腕管综合征的患者，由于正中神经在腕部受到压迫，所以会

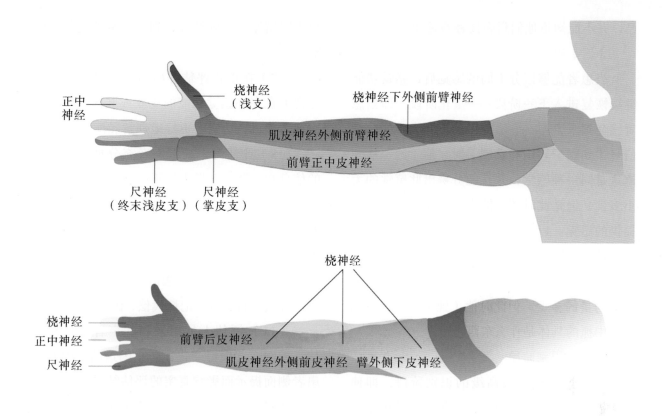

图 4-2-3　上肢神经支配区域分布图

在拇指、食指、中指以及无名指外侧有感觉功能障碍的症状。周围神经损伤后，感觉功能障碍的病理表现会有很大的不同，严重的如外周神经完全切断，则所在区域的感觉功能完全缺失；比较轻度的神经压迫如腕管综合征的早期，只会表现为轻触觉和震动觉的感受阈值有轻度增加。无论是神经压迫的症状缓解后，还是神经切断手术修复术后，在神经恢复的过程中，往往温度觉和痛觉的感觉功能首先恢复，随后恢复的是轻触觉，因为前两者的感觉纤维的再生速度是 1.08mm/d，而触觉感觉纤维的再生速度是 0.78mm/d，在触觉功能恢复的顺序为：移动触觉→轻触觉→触觉定位能力。

二、感觉恢复觉醒等级

感觉功能恢复不是从无到有的过程，在临床中我们发现患者感觉恢复时会有一个循序渐进的过程，根据患者能够感受到感觉信息的程度和分辨能力，此过程可被归纳为 4 个阶段：

（一）发现阶段

此时是感觉功能恢复最早的一个阶段，患者从一开始没有任何感觉到现在已经能够接受并处理一些感觉信号，可能是神经的恢复、传导通路的建立、或者脑内神经地图区域重现，此时如果感受到了来自手部的感觉，说明感觉功能正在逐渐恢复，但恢复的程度不高。在这一阶段中，患者只能分辨有无感觉，却无法分辨不同的感觉有什么不同，对他们来说，不同的感觉在主观感受上是一样的。

（二）区分阶段

当感觉恢复进入第二个阶段时，患者拥有分辨、区分不同感觉的能力。当患者在无视觉反馈情况下接触不同的物体表面时，或者评估者在他（她）手掌提供不同的物体施加感觉刺激时，他们能够识别并区分出不同物体给予的不同感觉信号，比如说刷子的刷擦感和针刺感是不同的，但此阶段，也仅仅是区分出不同而已，并不能知道他们到底接触的是什么。

（三）量化阶段

当患者能够区分不同的感觉后，感觉功能继续恢复进入下一阶段——量化阶段。即当患者感受到来自同一外物提供的不同大小的感觉信号（如刷子轻刷和重刷）时，他（她）能知道这是同一种感觉，并且能分辨出此感觉的大小多少，但是此时还不能识别具体是什么物体提供的感觉。以触觉为例，当患者在无视觉反馈的情况下随机抓几把黄豆，他（她）知道每次抓的是同一种东西，也可以分辨出每次抓的黄豆的量的多少，但此时他（她）还不能识别出手中抓的具体是什么东西。

（四）识别阶段

最后患者进入最高级的识别阶段，即使在无视觉反馈的情况下，他（她）依然可以根据手中的感觉信息知道在自己手中的物体是什么，以生活中常见的情况为例，我们可以在眼睛不看的情况下仅仅用手掏包而找到包里的钥匙，在实体觉评估中就是依赖这种感觉功能的识别阶段。

三、感觉评估的基础

感觉评估基本原则和要求：

（1）选择一个相对较安静的、最少被打扰的环境。

（2）确保患者处于舒适且放松的状态。

（3）确保患者能够充分地理解和配合，并作出准确回答，当言语功能受限时，可以修改一下评估反馈的方式（用手势、文字代替语言反馈），确保可以从患者处获得可靠的信息。

（4）确定需要评估的肢体部位。

（5）确定好部位后，在评估之前，如果需要则应固定好这些部位，防止肢体移动而干扰评估过程。

（6）实施评估前注意观察皮肤，如果发现皮肤增厚、有硬结等，则会影响感觉信号的输入。

（7）在正式评估开始前，可以在患者的注视下在完好感觉功能的皮肤或肢体上示范一次评估项目，让患者更好地理解和配合。

（8）评估时，确保患者充分理解你提供的信息和问题，并做出最正确的反馈。

（9）评估时会要求患者关闭视觉反馈，除了让患者闭上眼睛之外还可以用文件夹、挡板等来挡住患者视线。

（10）提供感觉刺激信号时以一种随机乱序的方式进行，防止记忆代偿，优化评估结果。

（11）评估人员用平和的声音来指导评估，控制面部表情变化，防止因这两个因素给患者侧面提示而影响真实的评估结果。

（12）仔细观察患者回答时的正确率、自信度和敏捷程度。

（13）观察患者在整个评估过程中会不会出现不适，尤其是当接收到感觉刺激信号后，如有不适感或刺痛感，则可能提示感觉过敏（将正常感觉放大成不适的感觉）。

（14）保障初评、再评和末评都是由同一位评估人员来执行，保障评估的可信度。

四、感觉评估的分类

在手功能康复中主要涉及需要评估的感觉功能有浅感觉、深感觉、复合感觉，还有一些特殊感觉，下面做一些介绍，主要操作内容请参阅《手功能康复理论与实践》一书。

（一）接触压力阈值测试（touch/pressure threshold test）

S-W 单丝检查（Semmes-Weinstein monofilament categories/scoring）的历史最早可以追溯到 18 世纪，当时 Max 和 Frey 将不同粗细的马毛用于感觉测定。后来到了 1950 年代，Josephine Semmes 等人用不同粗细的尼龙丝来进行感觉测定（图4-2-4）才将此标准化。目前它是一个国际通用的标准化的工具型测试，可用于测定手部3大神经的固有感觉支配区轻触－深压觉的感觉阈值，能够有效发现病理现象，其中它在神经挤压伤中的信度、效度最高，此方法将感觉障碍分为五级：正常→轻触觉减退→保护觉减退→保护觉消失→感觉丧失。

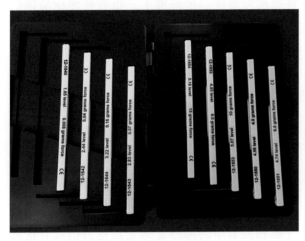

图4-2-4　S-W单丝检查

Semmes-Weinstein Monofilaments 的工具组件中有不同颜色的测试笔，不同的颜色代表不同的意义，可指导临床康复工作者了解患者的感觉功能状态，以及手的功能及使用操作能力（表4-2-1）。

（二）浅感觉评估

浅感觉(superficial sensation)是指人体对于从外界直接加于机体组织上的各种刺激的主观反映，感受器在皮肤和黏膜，此处介绍轻触觉、尖钝觉和温度觉并归纳比较。这三个评估都是非标准化的操作评估，因为无论从评估的时间、工具、操作次数、数值参考、分值计算等都没有统一的标准。

1. 轻触觉

轻触觉的感受器在毛囊周围神经末梢、触觉小体和触盘，评估时可用棉棒、指尖或者铅笔头来轻触手上皮肤某处，被评估者在无视觉反馈提示下（闭眼），可用言语或者点头等肢体语言在每一次测试后给予评估者一个关于是否感觉到施予皮肤上的刺激的主观反馈。

2. 痛觉

痛觉感受器在游离神经末梢，评估时可用叩诊锤中自带的检测针，或者大头针、别针，将它弄直，使它一头是尖的，另一头是钝的。评估者将针的两头中任意一头随机垂直于被测试皮肤上，并给予适当压力（很轻，使皮肤轻微凹陷）来引起感觉刺激，让被评估者在无视觉反馈提示下，凭自己的主观感受回答接触自己皮肤的一头是"尖的"还是"钝的"，通过测试患者对"尖"和"钝"的区别能力来判断保护性感觉是否存在。如果被评估者能够全部判断出"尖的"刺激，说明其存在完整的保护性感觉；如果被评估者能够感觉到施加于其皮肤上的刺激，但不能正确说出是"尖的"还是"钝的"，说明他（她）存在压觉，但保护性感觉缺失（表4-2-2）。

表4-2-1　S-W单丝检查

单丝数值	颜色	功能状态	功能及使用
2.83	绿	正常	正常
3.61	蓝	轻触觉减退	实体辨别觉、温度觉、痛觉都很好，感觉功能接近于正常
4.31	紫	保护觉减退	实体辨别及疼痛辨别能力下降，手部操作能力下降
4.56	红	保护觉缺失	痛觉、温度觉、实体辨别觉都下降，不能在无视觉信息反馈下用手部进行精细操作工作，手部自主运用能力下降
6.65	红－橙	除深压觉外其他感觉消失	无法辨别物体及温度，只能在睁眼状态下即有视觉信息反馈下使用手
对6.65无感应	红线	所有感觉消失	不能分辨物体、温度和疼痛，手部使用受制约，很少用手

表 4-2-2　非标准化浅感觉评估技术

浅感觉测试	测试工具	刺激、反馈	评分及预期结果
轻触觉	棉棒、铅笔	刺激：轻微触觉于皮肤 反馈：针对每次刺激的言语或肢体反馈	正确次数和测试次数的比值
尖钝觉/痛觉	测试针、大头针	刺激：尖、钝不同刺激于皮肤上 反馈：针对每次刺激的言语或肢体反馈	两种不同的刺激对应的正确次数和测试次数的比值
温度觉	配套组件、试管	刺激：冷、热不同刺激于皮肤上 反馈：针对每次刺激的言语或肢体反馈	两种不同的刺激对应的正确次数和测试次数的比值

3.温度觉

温度觉感受器包括了冷觉 Krause 球状小体和热觉 Ruffini 小体。温度觉的评估旨在测试人体对冷和热感觉信号的区分能力，评估的工具可以选择"冷热区分工具组件"（图 4-2-5）或者分别装有 46℃ ~48℃ 温水和 4℃ 左右凉水的玻璃试管。通过患者对感觉的主观反馈来判断感觉功能。此评估的优点是可以有效判断保护性感觉的缺失与否，缺点是需要依赖患者的主观反馈作为评估依据，同时没有针对温度的变化做一定的分级评估。

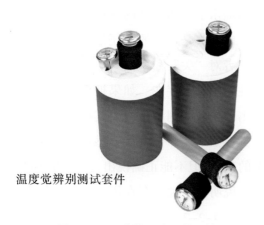

温度觉辨别测试套件

图 4-2-5　冷热区分工具组件

（三）深感觉/本体感觉评估

本体感觉（proprioceptive sensation）是指肢体在不同状态（运动或静止）时产生的感觉，因位置较深，又称深感觉，感受器在肌肉、肌腱、骨膜、关节。此处介绍位置觉、运动觉和振动觉的归纳比较。这三个评估中既有非标准化的操作评估（位置觉和运动觉，因为这两者的评估时间、工具、操作次数、数值参考、分值计算等都没有统一的标准），也有标准化的评估操作（振动觉，此处需要用到音叉这一标准化的评估工具）。

1.位置觉

测试被评估者是否具有感受肢体位置的能力，需要采集来自关节、肌肉和肌腱感受器的组合信息来判断，当患者在无视觉反馈下能否将健侧的肢体主动放置到与患侧肢体一样的位置，以此来检测分布在患侧肢体的肌肉、肌腱、骨膜和关节中的深感觉感受器是否仍具有正常的位置信息的采集功能以及大脑是否对采集到的深感觉信号做出了正确的处理（表 4-2-3）。

2.运动觉

运动觉旨在测试被评估者对于肢体运动的感觉，被评估者能够在无视觉反馈下根据肢体被动的移动来判断不同的方向，并通过言语或肢体信息做出正确的反馈，移动的方向有"上、下、左、右、内、外"等（表 4-2-3）。

3.振动觉

振动觉的测试是为了评估快速适应 A-β 纤维的信息输入感知能力，评估是通过击打评估工具（每秒 30 周波至每秒 256 周波的音叉），贴于患者肢体让其感受双侧感觉是否一致或有不同（大小、轻重、麻木等），并根据此评估结果来评估神经再生过程的成果（表 4-2-4）。

在上述内容中我们发现浅感觉和深感觉是有很大的不同的，他们的感觉传导通路是非常复杂而有差异的，从感受器到中枢任何一个部分的损伤都会导致不同的病理表现及感觉障碍，为了让大家更为直观的学习，下面将列举一些具体的感觉并介绍它们的神经传导通路（表4-2-5）。

（四）复合感觉评估

复合感觉是大脑顶叶皮质对深浅感觉的分析、比较、整合而形成的，又称皮质感觉，有实体觉、两点辨别觉、定位觉、体表图形觉等。复合感觉是要在浅感觉和深感觉功能都较为良好的状态下才会有比较好的评估表现，如果以上两个感觉的评估效果不佳，则复合感觉的评估结果也不会理想。

1.两点辨别觉

两点辨别觉（two-point discrimination）用来测试被评估者能否正确接受并区分皮肤上一处或同时两处的感觉信号的能力，他们不仅能够感应到物体，还能感应到数量，分为静态两点辨别觉（static two-point discrimination）和动态两点辨别觉（dynamic two-point discrimination）两种，此处做一下介绍，具体的评估方法请参阅《手功能康复理论与实践》一书。

①静态两点辨别觉：是为了测试手部三大神经的固有感觉支配区在第Ⅰ和Ⅱ屈肌区域（远端掌横纹到指尖）的慢适应神经纤维的分布密度（即测试区域的神经末梢数量）。②动态两点辨别觉：旨在测试神经损伤后感觉恢复的进程及快适应神经纤维的分布密度，测试区域同上，但值得注意的是在神经损伤后的恢复过程中，动态两点辨别觉比静态两点辨别觉早恢复2~6个月，所以它可以作为临床康复进程的一个标志，来为康复过程提供一定的依据。

2.定位觉

定位觉（touch localization）也是复合感

表4-2-3　非标准化位置觉、运动觉评估技术

深感觉测试	测试工具	刺激、反馈	评分及预期结果
位置觉	无	刺激：将部分躯体被动放置到一定位置并保持 反馈：另一侧肢体复制此位置	记录正确次数和测试次数，标记：完全复制、部分复制或者无法复制
运动觉	无	刺激：将部分躯体在不同的空间被动移动 反馈：正确判断位移	记录正确次数和测试次数，标记：完全复制、部分复制或者无法复制

表4-2-4　标准化振动觉评估技术

深感觉测试	测试工具	刺激、反馈	评分及预期结果
振动觉	音叉	刺激：振动侧贴于测试部位，选择强度渐强或渐弱 反馈：反馈初次感受到及感觉消失	根据主观感受记录对应不同的数值做前后对比

表4-2-5　感觉刺激的神经传导通路

感觉	感受器	传入神经	通路	中枢
轻触觉	Merkel 细胞	A-β 慢适应Ⅰ型、Ⅱ型脊髓神经元	上升到脊髓内侧丘脑、锥体束再到髓质交叉	丘脑和躯体感觉皮质
振动觉	Pacinian Corpuscles 环层小体、毛囊	A-β 快适应Ⅰ型、Ⅱ型脊髓神经元	上升到脊髓内侧丘脑、锥体束再到髓质交叉	丘脑和躯体感觉皮质
运动觉	肌梭、腱梭	β 快适应Ⅰ型、Ⅱ型脊髓神经元 A-α 脊髓神经元	上升到脊髓内侧丘脑、锥体束、脊髓小脑束再到髓质交叉	丘脑和躯体感觉皮质
针刺觉	自由神经末梢	A-Δ 脊髓神经元	立即交叉到对侧上行至脊髓丘脑前束	脑干、丘脑和躯体感觉皮质
温度觉	冷觉 Krause 球状小体和热觉 Ruffini 小体	Δ 脊髓神经元 C 型无髓鞘纤维	立即交叉到对侧上行至脊髓丘脑前束	脑干、丘脑和躯体感觉皮质

觉的一种，患者不光需要感觉到触觉同时还需要明确指出获得的感觉刺激的具体位置，在神经修复过程中，它的恢复在轻触－深压觉之后，所以它同样可以作为临床康复进程的一个标志，也具有指导神经恢复的重要意义。

3. 实体辨别觉

实体辨别觉（stereognosis）也属于复合感觉，顾名思义，患者能够通过手部的感觉来判断和辨别出手中抓握的物体是什么，通过输入的感觉信号的整合处理后得出结论，但是手部的运动功能存在是测试实体辨别觉的前提，因为需要手部的活动来获取需要的信息。

（五）利用痛觉来做诊断的诱发试验

除了上述的复合感觉之外，在手与上肢功能的评估中，特殊试验也是做出诊断的重要方式，在测试中都有一些非常直观明确的现象来帮助判断，有些是肢体结构变化，有些是大幅度动作，而另外一些是通过诱发痛觉这一特殊感觉来诊断或筛除病因的，此类评价方式非常的多，下面只是列举一些常用的检查评估方式：

1.Tinel 征

Tinel 征（Tinel's sign）又称叩击征，用来确定周围神经损伤的部位，或者是在神经修复术后，神经轴突正在生长的位置，通过 Tinel 征的诱发，可以确定神经损伤部位和神经生长的位置。具体评估方法是沿周围神经走向用手指或叩诊锤叩击，找到那个会引发疼痛不适感的位置（图 4-2-6）。如果损伤存在的话会出现阳性试验反应，就是在神经损害的部位或远侧的下方有放射样麻痛感。

2.Neer 测试

Neer 测试（Neer's test）用于诊断肩袖损伤。评估时被动将上臂在肩胛平面上举（使肱骨头撞击肩峰的前下方），再将肩袖后部在肩峰下旋转（冈下肌和小圆肌）（图 4-2-7）。如果损伤存在的话会出现阳性 / 试验反应，患者出

现疼痛，即可诊断肩袖损伤。

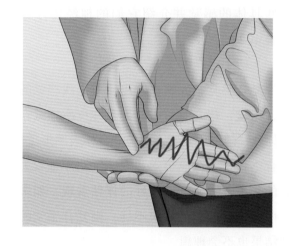

图 4-2-6　Tinel 征

引自：Marcia Harstock，2000

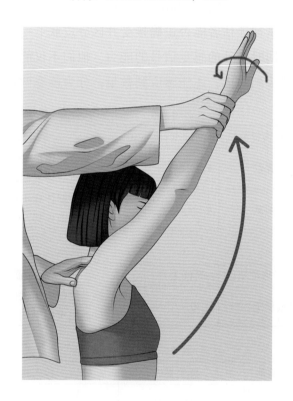

图 4-2-7　Neer 测试

引自：Marcia Harstock，2000

3. 米拉氏试验

米拉氏试验（Mill's test）在临床上用于鉴别诊断肱骨外上髁炎（网球肘）。评估时嘱咐患者前臂稍弯曲，手半握拳，然后前臂突然旋前再伸直肘关节（图 4-2-8），如果损伤存在则会出现阳性试验反应，在此过程中肘

外侧出现疼痛为阳性，即可诊断网球肘。

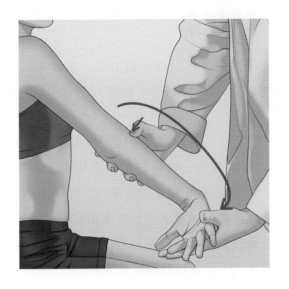

图 4-2-8 米拉氏试验

引自：Marcia Harstock，2000

4. 芬氏征试验

芬氏征试验（Finkelstein's test）用于诊断桡骨茎突部腱鞘炎。评估时嘱咐患者拇指内收于掌心握拳，评估者一手持其前臂，另一手握患者拳做极度尺偏活动（图 4-2-9），在评估时腕部桡侧出现疼痛为阳性，即可确诊。

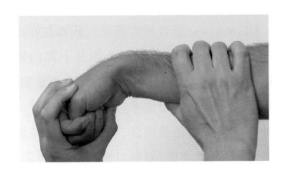

图 4-2-9 芬氏征试验

（六）其他感觉功能测试——侧面评价感觉功能

在这一部分的评估中，并不直接针对某项感觉功能进行针对性的评估，而是通过进行其他活动、观察或者利用一些特定工具而得以了解感觉神经功能的状态。在这些评估方法中，将感觉的感知当做某项试验的重要信息来源或

者试验工具之一，只有感觉功能良好的状态下才会出现那个明显可观察的试验结果。下面将介绍 3 种感觉评估方式，这些都是比较特殊的侧面评估感觉功能的方法。

1.Moberg 拾物试验

Moberg 拾物试验（Moberg's pick-up test）旨在测试正中神经损伤后的慢适应 A-β 纤维的触觉灵敏性，但是需要达到评估目的则需要结合本体感觉以精细运动功能（灵活性）表现来进行评估，所以需要执行一些精细活动任务来作为评估的媒介，动作要求是需要用手部三点抓握的姿势（三点握：拇指 - 食指 - 中指）来执行任务。

2. 起皱试验

起皱试验（O'Riain wrinkle test）是通过观察皮肤的质地外观变化来确定神经完全损伤后交感神经功能的恢复情况，手上皮肤感受器对温度和湿度的感知和反应能力，在一定时间内把皮肤置于合适条件下，感觉信息通过完整的感觉通路到达中枢感觉控制区整合后，中枢神经调节交感神经功能而使皮肤做出一定的变化而发生可观察到的试验表现。

3. 茚三酮出汗试验

茚三酮出汗试验（ninhydrin test）可以通过手部的皮肤对温度信息的接受能力尤其是热的感知来测试手部交感神经及泌汗功能是否正常。在这个试验中，正常完好的温度觉是关键，试验结果的验证非常客观直接，手部皮肤毛孔泌汗后，将手掌印在留有无色的茚三酮液体的试纸上，它可以和汗液产生化学反应并转为紫色，由此可观察到手部具体出汗的区域。此试验的过程和结果都是基于客观操作和观察，不需要被评估对象主观控制的动作活动的配合，所以无论是儿童或者认知功能受限的患者都可以用此方法测试。

五、病例分析

手与上肢烧伤

（一）病情简介

1. 入院前经过

患者张某，女性，36岁。在家中做饭时不慎操作致使衣物燃烧，丈夫发现后用水灭火，约5min后完全扑灭，随后用救护车送至医院，当时神志清楚，急诊静脉注射平衡盐液500mL，肌注TAT 1500U，哌替啶50mg，创面清创包扎好转烧伤科。

2. 体格检查

体温37.9℃，脉搏100/min，呼吸20/min，血压11.6/9kPa（88/70mmHg），体重57kg。

3. 一般情况

发育正常，营养中等。神志清楚，表情痛苦，不断呻吟。四肢冰冷，发声不嘶哑。

4. 检验及其他检查

血常规：血红蛋白149g/L，白细胞计数28×10^9/L，中性0.93，淋巴0.07，出血时间1min，血凝时间2min，血小板计数95×10^9/L。

尿常规：比重1.020，尿糖+++，红细胞2~4/HP，白细胞0~1/HP。

粪常规：阴性。

血液生化检测：血K^+2.8mmol/L，血Na^+140mmol/L，血Cl^-114mmol/dL，血糖10.1mmol/L。

肝功：总胆红素10μmol/L，白蛋白36g/L，球蛋白20g/L，ALT 12U/L。

心电图：正常。

5. 损伤情况及损伤面积

见表4-2-6。

6. 诊断

①火焰烧伤，总面积15%，浅Ⅱ°8%，深Ⅱ°7%；②吸入性损伤（轻度）。

7. 现病史

患者于35d前在家中因厨房火灾而导致上肢15%的烧伤，烧伤部位主要集中于右侧上肢（手背、手指掌面、前臂、上臂中下段）。之前在烧伤科接受多项治疗及植皮手术，术后进入恢复阶段，所有伤口均已愈合，目前需要佩戴压力手套以抑制瘢痕增生。

（二）康复SOAP记录

Subjective：患者为36岁女性，主诉在家做菜时不慎火灾导致上肢烧伤，当时疼痛不止被送往医院抢救接受了清创及植皮手术。术后35d后接受烧伤科主治医师的建议转康复科接受康复治疗，需要佩戴压力手套，主观感觉皮肤有灼痛感，佩戴手套后不适加剧，拒绝佩戴。愿意配合参与烧伤康复治疗以达到理想康复效果。

Objective：患者神志清晰，认知良好，右上肢15%烧伤（上臂中部外侧及下部前侧和外侧、肘窝、前臂内外侧、手背、手指掌侧），其他部位无烧伤。植皮术后伤口愈合良好，植皮处与自身皮肤色差明显，未植皮烧伤位置表皮红肿，有轻微渗血。双侧对比，轻度肌肉萎缩，关节僵直，活动受限，形态学上发生变化。压

表4-2-6　烧伤部位和深度记录烧伤面积（%）

分度	头	颈	前躯干	后躯干	上臂	前臂	手	大腿	足	臀	外生殖器	总计
浅Ⅱ°					5	2	1					8
深Ⅱ°					1	4	2					7
Ⅲ°												
合计					6	6	3					15
正常值	7	3	12	12	8	7	5	20	7	5	1	100

力手套分型：手指–腋窝全覆盖型。药物：外敷瘢痕软化膏。患者康复意愿强烈，配合度高。

Assessment：针对患者感觉问题进行感觉评估——浅感觉：轻触觉、尖钝觉；深感觉：位置觉、运动觉；复合感觉：实体辨别觉、定位觉。评估结果见表4-2-7。

Plan：为患者制订的康复目标（尤其是长期目标）必须是功能性的目标，即对于患者来说是有实际意义的，又对临床工作者有观察作用的目标，而不是含糊不清的。举一个例子：改善患者感觉异常情况，可借助相应治疗技术或者辅具来完成日常生活活动来实现康复目标。我们在设定康复目标的时候必须是SMART目标，具有明确的信息（specific）、

可衡量的标准（measurable）、患者可以做到的（attainable）和患者具有相关性并对他（她）有价值（relevant）、有时间标准（timebound）。所以为此患者设定的目标如下。

①长期目标：患者在1个月后可以在90%的时间内，用双手独立完成所有上衣的穿戴。

②短期目标：患者在1周后，可以主动用患侧手抓握一把黄豆并耐受不适感达到2min。

（三）治疗计划

准备阶段：安全宣教、补偿技术、感觉再教育、脱敏治疗（具体内容请参阅《手功能康复理论与实践》一书）。

目标性阶段：具体动作结合感觉治疗。

作业表现阶段：融入日常生活活动。

表4-2-7　感觉初评结果

感觉初评结果						
部位感觉		手指掌侧	手背	前臂	肘窝	上臂
浅感觉	轻触觉	过敏	减退（正确率30%）	过敏	减退（正确率50%）	过敏
	尖钝觉/痛觉	过敏	减退（正确率40%）	过敏	减退（正确率60%）	过敏
深感觉	位置觉	正常				
	运动觉	正常				
复合感觉	实体辨别觉	减退（正确率20%）	NA（不可测）			
	定位觉	NA（不可测）	减退（正确率20%）	NA（不可测）	NA（不可测）	减退（正确率40%）

（胡　军）

第三节　运动功能评估

本节主要介绍成人的手与上肢运动功能康复过程中常用评估方法的概况，包括通用的评估方法（如水肿测量、肌力评定、痉挛和关节活动度评定等）和专用的评估方法（如Fugl-Meyer评估表和运动功能状态量表）。此外，所涉及的评估方法中，有些已经按照中国文化背景，被翻译成了简体中文，并进行了效度、

信度、响应度和其他心理学属性方面的研究，甚至已经获得了中国人口的常模，有些则仍未有中文版本，但在手与上肢功能康复领域也有比较广泛的应用。

一、水肿评估

手部水肿会严重阻碍手部各关节的主被动活动度，进而影响手部功能表现。评估消除水肿的治疗效果主要通过测量手指围度或者手部的体积实现。测量围度的方法一般通过软尺度

量肿胀部位的周长实现，而测量体积则一般通过将水肿肢体浸泡到盛满水的容器，测量溢出水的体积间接反映水肿肢体的体积。通过围度测量可以应用于有外露伤口的肢体，且操作简单，方便临床应用。然而，由于水肿肢体的弹性和操作软尺的评估者信度的影响，围度测量受人为因素干扰较大，但可以通过标记测量部位和增加重复测量次数降低误差。通过容积测量肢体的体积可以更全面、客观地反映肢体的水肿变化情况，但不适合用于有伤口外露的肢体。生物电阻抗分析（bioelectrical impedance Spectrum，BIS）则通过对手部施加特定频率的微弱电流来测定手部的生物电阻抗，继而计算出手部细胞外液的量，接着将患者的健患侧对比即可知道手部的肿胀程度。

二、肌肉围度测量

肌肉萎缩在伴有周围神经损伤或者失用的手与上肢功能障碍患者人群中常见。肌肉围度的测量可以从生理学的层面反映手与上肢功能水平。常用的测量方法是通过软尺测量肢体肌肉最丰厚部分横截面的周长。肌肉围度测量操作简单，方便临床应用。但因为受到肌肉的弹性和操作软尺的评估者信度影响，肌肉围度受人为因素干扰较大，但可以通过标记测量部位和增加测试次数降低误差。

三、瘢痕评估

手外伤导致的手功能障碍可能伴有皮肤瘢痕形成的过程，包括数天的炎症期、数周的纤维组织增生期和数周到数年的重塑期（成熟期），因此需要对瘢痕的成熟程度进行评估，以制订不同的瘢痕干预方法。成熟的瘢痕颜色淡、质软、平坦且弹性好。瘢痕的评估内容包括位置、面积、弹性、硬度、颜色、厚度、血液灌注水平和瘙痒程度，如果瘢痕跨关节，还需要评估主被动关节活动度。较客观的测

试方法可以通过仪器实现，如皮肤弹性测试仪、硬度测试仪、色度测试仪、超声波厚度测量、激光多普勒血液灌注影像和测试体积的三维轮廓光学分析。较主观的评估量表有温哥华瘢痕量表（Vancouver scar scale）、患者观察者瘢痕评估量表（patient and observer scar assessment scale）、曼彻斯特瘢痕量表（Manchester scar scale）、斯托尼布鲁克瘢痕评估量表（the Stony Brook scar evaluation scale）。主要的评估量表内容见表4-3-1至表4-3-4。瘢痕评估涉及多个领域的内容，但一般的客观测试方法只能评估单一领域，而主观的评估量表虽然同时涉及多个领域的内容，却非常容易受到评估者经验的影响。

四、残肢断端评估

手或者上肢部分肢体缺如时，需要对残肢的长度、围度和瘢痕进行评估，为后续的移植或者辅助用具的选配提供参考。测量长度时，起点在近端关节附近的体表标记，如从腋窝前沿起测量上臂残端长度；从尺骨鹰嘴起测量前臂残端长度；从近端横纹起测量掌指残端长度。测量围度时，对上臂残端和前臂残端需要从近端的起点开始，每隔2.5cm测量一次残端围度。评估瘢痕成熟程度时，与瘢痕评估类似。长度和围度的优点和缺点与肌肉围度测量相同，瘢痕成熟程度的优点和缺点与瘢痕评估相同。

五、关节活动度测量

关节活动度（range of motion，ROM）包括主动关节活动度和被动关节活动度。一般先进行主动关节活动度的测量再进行被动关节活动度测量。测量可以通过传统量角器（包括基于传统量角器的电子显示量角器）或者基于角度传感器的电子量角器实现。传统关节量角器操作简便，利于临床应用，但在测量活动度时，因为固定臂要与近端肢体平行，移动臂要与远端肢体平行，

表 4-3-1　温哥华瘢痕量表

瘢痕特点		得分
血管分布	正常	0
	粉红色	1
	红色	2
	紫色	3
色泽	正常	0
	色泽较浅	1
	混合色泽	2
	色泽较深	3
柔软度	正常	0
	柔软	1
	柔顺	2
	硬的	3
	弯曲	4
	挛缩	5
厚度	正常	0
	<1mm	1
	1~2mm	2
	2~4mm	3
	>4mm	4
总分		

表 4-3-2　患者 – 观察者瘢痕评估量表

正常皮肤	观察者成分	极差的瘢痕
	1　2　3　4　5　6　7　8　9　10	
血管分布		
色泽		色泽浅
		混合
		色泽深
厚度		
心理接受程度		
柔韧度		
	患者成分	
完全没有	1　2　3　4　5　6　7　8　9　10	极差
瘢痕疼痛吗？		
瘢痕痒吗？		
像正常皮肤	1　2　3　4　5　6　7　8　9　10	完全不相同
瘢痕的颜色不一样吗？		
瘢痕的厚度不一样吗？		
瘢痕长得不规则吗？		

表 4-3-3 曼彻斯特瘢痕量表

视觉模拟评分		
好 <--> 差		
色泽	完全匹配	1
	轻微不匹配	2
	明显不匹配	3
	完全不匹配	4
不光滑与光滑对比	不光滑	1
	光滑	2
轮廓	平坦	1
	轻微隆起	2
	肥厚	3
	疙瘩	4
畸形	没有	1
	轻度	2
	中度	3
	重度	4
质地	正常	1
	刚刚能触及	2
	硬	3
	坚硬	4

表 4-3-4 斯托尼布鲁克瘢痕评估量表

	瘢痕类别	得分
宽度	>2mm	0
	≤ 2mm	1
高度	突起	0
	平坦	1
颜色	比周围皮肤深	0
	与周围皮肤相同颜色或更浅	1
缝合口标记	有	0
	无	1
总体外观	差	0
	优	1

有时固定臂和移动臂并不能很好地与所测肢体接触，如测量前臂的旋前旋后关节活动度，因此，测量结果存在较大的人为因素干扰，但可以通过增加测量次数降低误差。同时，也应该注意重复测量带来的治疗效果对增加关节活动度的影响，特别是被动关节活动度。基于角度传感器的电子量角器可以较准确测量关节活动度，主要误差出现在放置传感器的位置选择和关节活动起点的确定，测量关节活动范围比单一方向活动度的重复测量信度要高。

六、肌力测量

肌力测量的方法包括徒手肌力测量（如Lovett 肌力评定法和美国医学研究委员会肌力分级）和仪器肌力测量〔如等速肌力测定、手持式电子测力（握力和捏力等）〕。徒手肌力测量临床操作简便，但评估结果较主观，且不够量化，适用于肌力水平较弱的肌群（如不能完成抗阻肌力测试的肌群）。仪器肌力测量的量化程度较高，且评估结果较为客观，但只能用于已经具备抗阻能力的肌群，且需要患者保持标准动作，避免代偿。

七、痉挛测量

最常使用的痉挛评估方法是改良 Ashworth 量表（modified Ashworth scale，MAS），此外还有改良 Tardieu 量表（modified Tardieu scale，MTS）。前者主要在被动活动关节的情况下，通过阻力出现的角度大小和性质判断痉挛程度的高低，阻力出现的角度越小，范围越广，则肌肉痉挛越严重。后者主要依次在三种不同速度牵伸肌肉的情况下（最慢速度、自由下坠速度、最快速度），通过阻力出现的角度大小和阻力性质评价肌肉痉挛的程度，牵伸速度越慢，阻力出现的角度越小，范围越广，则痉挛越严重。改良 Ashworth 指数临床操作简便，但评估结果不够客观，并未能充分体现痉挛的定义（速度依赖型的肌肉张力增高）。改良 Tardieu 指数操作比较复杂，能更好地体现痉挛水平，但评估过程也不够客观，特别是自由下坠速度和最快速度下对阻力出现角度的判断受较大的人为因素干扰，而重复的肌肉牵伸会使肌肉张力减低，影响评估者对痉挛水平的评价。

八、Brunnstrom 手与上肢功能分期

脑损伤后偏瘫患者的运动功能恢复按照时间的先后顺序，一般会经过以下几个阶段，包括软瘫、痉挛、共同运动、分离运动和协调运动。Brunnstrom 偏瘫运动功能恢复的理论框架将运动功能表现从低级至高级分成六个阶段，是脑卒中康复中经常采用的评价方法。该分期方法临床操作简便，但由于评估内容的局限，对细微功能变化的灵敏度不高。此外，临床应用过程中亦常见一些患者并不完全按照此理论框架恢复，可能在某一阶段停滞不前或者部分完成几个阶段的内容。对指定动作完成程度的评价受较大的主观因素干扰，进而影响评估者判断患者恢复阶段的高低。

九、Fugl-Meyer 评估表

Fugl-Meyer 评估表（Fugl-Meyer assessment scale，FMA）是 Fugl-Meyer AR 等人基于 Brunnstrom 理论框架，专门为脑卒中患者设计的运动功能评估方法。它涵盖了运动、感觉、平衡、关节活动度和疼痛五个领域的内容，包含 113 个评估项目，满分为 226 分。其中，运动功能领域的评估是脑卒中临床和科研疗效评判中应用最为广泛，被最多业内人士认同的评估方法。Fugl-Meyer AR 等人在发表的原始研究中，并没有详细地描述 Fugl-Meyer 评估表的具体操作规范，这导致了评估者间的信度受到极大的挑战。Katherine J 等人于 2011 年在美国心脏协会的杂志 Stroke 上发表了 Fugl-Meyer 评估表的运动和感觉领域评估标准。Fugl-Meyer 评估表运动部分包含上肢运动和下肢运动，其中上肢运动部分包含 33 个评估项目，满分为 66 分。有些学者将上肢运动部分进一步分为近端部分（包括上肢反射活动、屈肌共同运动、伸肌共同运动、伴有共同运动的运动、分离运动、正常反射活动和协调能力与速度，共 21 项）和远端部分（腕和手的运动，共 12 项）。该量表适合于中等运动功能水平的患者（Brunnstrom 分期Ⅲ至Ⅴ），而对于其

他功能水平的患者则容易出现地板效应和天花板效应，此外，对指定动作的完成程度方面的评价存在主观因素的影响。

十、运动功能状态量表

运动功能状态量表（motor status scale，MSS）是 Aisen 等人基于 Fugl-Meyer 评估表上肢运动部分设计的上肢功能评估方法，内容包括肩 17 项、肘前臂 6 项、腕 3 项和手 18 项，共 44 项。与 Fugl-Meyer 评估表上肢运动部分相比，在评估的项目和单项的评估标准方面均更为细化，如肩肘部分的评估标准从原来的三个级别（0 分——完全不能完成；1 分——部分完成；2 分——充分完成）改为六个级别（0 分——无主动运动；1- 分——完成运动开始的几度；1 分——部分完成运动；1+ 分——差几度完成运动；2- 分——充分完成运动，但有控制缺陷或较慢；2 分——无障碍完成运动）。运动功能状态量表常被应用于上肢机器人康复相关领域的临床研究。它更适用于观察上肢远端功能，特别是手指运动功能表现。该量表对指定动作的评价标准亦受主观因素的影响。

十一、运动学评估方法

（一）加速度传感器应用于计算患手使用比例

人类虽然有分利手和非利手，但日常生活中的大部分活动均需要双侧上肢的参与，因此，健康人实际的双手活动机会非常接近。基于习得性失用的理论，偏瘫患者患侧上肢在日常生活活动中的使用比例与其运动功能水平呈正相关，运动功能水平越好，习得性失用程度越轻，患手的使用比例则越接近正常。与传统的问卷形式获得患手在日常生活活动中的使用频率不同，许多学者将加速度传感器植入到可穿戴设备，通过不同的算法计算出患侧上肢的使用比例。有些学者通过时间－加速度曲线的波

峰或波谷的数量计算单侧上肢活动量，亦有学者通过加速度的持续时间代表活动量，而患手的使用比例则通过计算患侧上肢活动量和健侧上肢活动量的比值获得。该方法可以比较客观地评估患者的患侧上肢表现，但目前仍没有办法确定患手具体在进行何种活动，也不能准确分辨主动控制的运动和较少主动意识参与的肢体摆动。

（二）三维摄像技术应用于上肢功能评估

患者的上肢运动表现通过肉眼观察的评估结果会受较大的主观因素影响，包括对速度、加速度、角度和多关节的协调程度。三维摄像技术通过数个摄像头从不同角度同时记录上肢活动过程，并通过后期的三维重建技术对各运动学参数进行分析。针对不同上肢活动的特点，评估者需要对特定的评估动作建立标准活动的三维模型。与其他评估方法相比，基于三维摄像技术的评估方法更为客观、精确，但操作非常复杂，除了评估前需要花大量时间根据上肢功能评估的指定动作进行个性化的三维模型建设以外，评估时也要求在患者的相关肢体上粘贴标记并与系统进行匹配。由于摄像系统的局限性，测试过程中肢体或者评估物品可能遮挡部分标记，导致在后期的三维重建和运动分析时，有些被重叠或者消失的标记需要通过人工进行修整，存在部分主观影响因素。

（危昔均）

第四节　功能性活动评估

上一节介绍了手与上肢运动功能的评估方法，接下来的这一节将要介绍手与上肢功能性活动评估。运动功能是在基于一定生理和心理功能的情况下，以一种恰当的方式来完成一个或多个关节的简单随意运动，而功能性活动则更为复杂，它是让个体在某一环境下进行的一

组有目的的、持续的、规律的以及可涉及物品工具使用的活动，功能性活动组成了有意义的作业活动得以影响人作业表现能力，最终决定了人的社会属性及生活质量。功能性活动的评估需要将前面运动功能涉及的技能元素、功能结构（包括肌力、肌张力、耐力、粗大协调、精细协调－灵活性、神经肌肉因素等）融合到一个复杂或多个任务中，同时还可用到设备或工具作为操作媒介。由于它们的评估项目繁多、极其复杂，将所有评估分类讨论，是手与上肢功能性活动评估的有效方法。在开始分类之前，选择合适的指导理论是重要的基础，世界卫生组织发布的"国际功能、残疾和健康分类（International Classification of Functioning, Disability and Health, ICF）"能够统一和标准地反映与人体健康有关的功能和失能的状态分类。此外，作业治疗实践框架（occupational therapy practice framework domain & process）也有描述活动的内容，对整个评估和治疗的康复行为可以起到指导和引领的作用。将这两者作为归纳评估分类的理论指导时，我们将着重参考与"人、作业活动和手与上肢"相关的部分，在此并不将环境（environment）纳入讨论范围。在量表归类时，也会将《作业治疗评估工具》（*Occupational Therapy Assessment Tools*）一书作为重要依据，此书是美国作业治疗师协会（American Occupational Therapy Association, AOTA）发布的权威行业评估工具书，书中收录的有关量表的所有数据都真实有效，可用来作为归类标准的重要参考依据。

"国际功能、残疾和健康分类"中，第一部分是功能和残疾，着重描述人体相关的内容，与本书手与上肢的评估内涵一致，其中"身体功能和身体结构"的内容更偏向于上一节手与上肢运动功能，而"活动和参与"部分的内容则与本节功能性活动有更多关联。在"活动与参与"中描述了人的功能状态，与本节中手与上肢功能性活动相关的分类有自我照顾、学习工作等，这些活动在作业治疗学中可对应被分类成基础日常生活活动（basic activities of daily living, BADL）和工具性活动（instrumental activities of daily living, IADL），对这些活动的评估可根据其性质来选择相关的量表。

在作业治疗实践框架中有指示，若要对个体的功能性活动做有效彻底的评估的话，评估的第一步是需要理解患者的作业活动史、生活经历、日常活动模式、兴趣和需求等。通过这些可以从患者的角度出发理解他们需要的康复服务和日常生活活动要求，继而自上而下地得出构成这些作业活动的相关活动能力要求，随后选择合适的评估方式或量表，从而获得关于患者手与上肢的优势、劣势、功能、特征等确切信息。换句话说，它是一种以"以患者为中心"的评估方式，紧紧围绕着患者去获得一些定性和定量的相关信息。定量的评估信息中有明确的数值，如时间、个数等，所以评估结果是客观的；在定性的评估信息中，包括患者自我描述的症状、能力、参与表现等都是来自于主观的信息，或者由评估人员根据患者表现和评分指南而作出的主观判断。手与上肢的评估方式和量表中，存在定性和定量的评估方式。

一、功能性活动评估分类

（一）整体评估

整体评估（generic reported outcome measure）是运用自上而下的策略（top-down approach）为指导思想，它侧重的是从人的整体需求、功能状态及活动能力信息出发来获取评估信息，手与上肢是影响因素之一，故这些评估内容比较全面，但其中包括了手与上肢功能性活动信息。此类评估往往依赖患者的自我描述，通过访谈问答及问卷的形式开展评估，并不强制要求患者真正展示操作，但前提条件是要求患者有正常的认知功能并且能提供真实有效的信息。比较著名的量表有：

加拿大作业表现量表（the canadian occupational performance measure）：此量表是在三个方面〔自我照顾（self-care）、生产（productivity）、娱乐（leisure）〕进行评估。患者对这三个方面的一些活动表现和满意度主观描述并打分，它是典型的以患者为中心的评估，可以作为评估流程的第一步。以开放式的问答形式从患者个人的角度出发来认识自我照顾、生产和损伤，评定活动中的困难，并根据主观意向设定对其有意义的活动和康复目标，患者可自主将关注点完全放在手与上肢功能方面，所以此量表也非常具有个人倾向性。

此量表是半结构式评估、基于访谈及自我描述形式的评分量表、等级式评估量表，适用于 7 周岁以上有功能障碍和残疾的患者。

（二）定量及标准化工具评估

定量及标准化工具评估（quantitative and standard tools evaluation）是以自下而上的策略（bottom-up approach）为指导思想，它可以具体到针对某一问题或某一领域进行评估，评估目的非常明确，在这一类型的评估中，评估者可以得到定量的评估结果：个数或所用时间，这些都是非常客观的数据，不存在争议或主观改变。这些评估涉及的行为和活动比较单一或者呈系列相关性，并且都需要使用标准化的评估工具来执行，这些评估工具几乎都是有版权的，需要购买才能获得，但是一定程度上也保证了此评估的信度，比较著名的评价方法有：

普度钉板测验（Purdue pegboard test），此方法由三部分构成：单手放置、双手同步放置及双手配合操作，通过简单化的执行任务活动的形式开展了关于手指灵活性（精细协调）以及手指、手、手臂之间粗大协调能力的评估。量表类是一种计时型、标准流程化活动的评估，它里面涉及客观数据和计量数据，适用于各种原因导致的手与上肢功能障碍的成人，既可以在临床手与上肢功能性活动评估中使用，同样也可以用于工伤康复评估。

（三）定量及组合任务导向的评估

定量及组合任务导向的评估（quantitative and task-oriented evaluation）同样是以自下而上的策略为指导思想，评价方式可以是多种类型的活动和行为的组合形式，但是它依然是具体到针对某一问题或某一领域进行评估，评估目的同样非常明确，评估结果也是定量的数据（时间、数量），非常客观明确，不存在争议或主观改变。比较典型的评价方法有：

Jebsen-Taylor 手功能测试（Jebsen-Taylor hand function test），评价的类式是标准化多种任务评估，它由 7 个任务构成，运用了一些和日常生活有关的功能性活动任务作为评估项目，所以它的适用人群非常广，适用于评估 5 周岁以上的人生活中手有效使用的情况。在手功能康复中，评价的结果是很好地鉴别治疗效果的客观依据。

（四）定性及基于作业表现的评估

定性及基于作业表现的评估（qualitative and occupational performance based evaluation）是以自上而下的策略为指导思想，个人的主观叙述、作业表现作为评估的标准，经过评估之后，得到的评估结果不是打分，而是性质、等级的确定，因此得到的是定性的结果，在此处手与上肢功能可能也并不会作为单独的评估项目，而是作为整体能力的一部分，评估活动的选择也不会过难，往往都是基本日常生活活动或者工具性活动。由于需要对患者做出较为全面的评估，往往此类量表的评估内容、条目会比较多，比较典型的量表有：

Chedoke 手与上肢活动目录 -1-7 项条目（Chedoke arm and hand activity inventory-7 version，CAHAI1-7 Version），它是一种任务活动执行类式的量表，适用的人群比较有针对性——中枢神经损伤后一侧上肢轻瘫患者，评估时并不限制具体是用健侧手还是患侧手，只根据患者执行任务的情况和质量来进行等级得分评价。

（五）特定诊断中的手与上肢功能评价

在评估工作中，选取量表的时候我们会发现某一些评估量表适用的范围不大，只适合某一类人群或诊断，甚至有些评估量表在命名的时候就已经标明了适用范围。这是因为这些评估量表在研发之始就是为了获得某一类特定人群的功能信息而设定的，或者研发这些评估量表的原始支持数据都是来源于某一类人群，后续没有其他相关研究数据扩容而造成了这一结果。

因为是针对某一特定手与上肢病种的评估，为了获得更多的有关手与上肢功能性活动的信息，这些量表关注的方面较为广泛，从基本日常生活活动的评估到生产性活动和文娱情感方面可能都会有所涉及，而这些无法在临床环境中实际展示，更多的是通过患者对过去一段时间生活的描述来获取评估信息，所以即使是评估手与上肢的功能性活动能力，但这类量表是以简单操作和问卷调查的形式展开的，需要患者具有正常认知及交流能力，同时还需要如实作答。下面介绍一些比较著名的适用于某类病种或诊断的手与上肢功能性评估量表。

1. 澳大利亚 / 加拿大骨关节炎手功能指数评定表

澳大利亚 / 加拿大骨关节炎手功能指数 评定 表（Australian/Canadian osteoarthritis hand index，AUSCAN）是由加拿大西安大略大学和澳大利亚昆士兰大学的两个医学中心共同研发的，目的是能够创立一份可以针对手部骨关节炎的患者自我功能评价的量表，可以在患者康复过程中评价疗效进展。

澳大利亚 / 加拿大骨关节炎手功能指数评定表是由 15 个问题组成的问卷评定表，评分方式有两种：数字等级评分和视觉评分。评定表由 3 个部分构成：疼痛（5 个问题）、僵硬（1 个问题）和肢体障碍（9 个问题）。患者根据过去 4 周内的情况如实回答，评定等级变化从"一天也没有"到"每天都有"，患者的得分范围为 0~61 分，视觉评分方式的分值范围是 0~1500 分。在这两种评分方式中，0 分都表示患者没有病理症状，如果分数变低就表示手部骨关节炎的患者的疼痛、僵硬的症状在缓解，肢体功能在提升。这个评分表已经被翻译成 25 种语言在全球范围内广泛使用。量表的后续研究显示，不只在骨关节炎患者的手功能评估中有很好的信度和效度，在类风湿关节炎患者的手功能评估中同样有效。

2. 波士顿问卷调查

波士顿问卷调查（Boston questionnaire）最早是在布莱根妇女医院用于评估腕管综合征患者的手部的症状和功能性活动状态。由两个部分构成，其中之一是由 11 个项目组成的症状严重程度评分，另一部分是由 8 个项目组成的功能性活动状态评分。

在症状严重程度评分中，涉及在最近的 2 周中关于疼痛、麻木、无力、刺痛以及日常精细活动障碍的症状和表现。在功能性状态评分中，将会评价症状和功能的关系，涉及的评估活动有近 2 周内的典型的一天中的活动：扣纽扣、写字，以及一些日常基本活动。评分方式也是等级评分制：1 分表示轻度的症状和障碍，5 分表示重度的症状并且不能完成评价活动，分数变高则显示功能状态变差，反之则好转。

波士顿问卷调查在腕管综合征的手功能评估中具有较好的信度、效度和极高的敏感性，对比一般的手功能评估，在针对腕管综合征的评估中，症状严重程度评分的敏感性高于一般评估4倍，功能性状态评分的敏感性高于一般评估2倍，所以这是一个极具针对性的手功能评估量表。

3.肩袖肌群生活质量量表

肩袖肌群生活质量量表（rotator cuff quality of life，RC-QOL）最早于2000年在卡尔加里运动医学中心问世，用于评价与肩袖肌群相关的所有病种，从轻度的肌肉撞击到重度的功能障碍都可以评估。

此评估量表共含有34个问题，每个问题通过一条100mm长的线的视觉评分方式来完成。让患者回忆过去3个月中的病理症状、不适（16个问题）、运动活动（4个问题）、工作相关信息（4个问题）、生活方式相关信息（5个问题）和社交情感方面相关信息（5个问题），每个问题得分越接近0分表示患者面临越巨大的疼痛和困难，总分值在0~3400，可以在一定程度上判断预后。

4.西安大略肩关节不稳定指数

西安大略大学肩关节不稳定指数（Western Ontario shoulder instability index，WOSI）是在加拿大西安大略大学创立的，设计之始是为评估那些创伤性或者非创伤性引起的肩关节前部、后部或者多方向的不稳定性。

此量表中共有21个问题，每个问题的评分方式都是用一条100mm长的线的视觉评分方式来完成。让患者根据过去一周的情况来提供和手与上肢功能性活动相关的疼痛、生理症状（10个问题）、运动/娱乐/工作（4个问题）、生活方式（4个问题）和情感（3个问题）的信息。总分值在0~2100，与上一张量表不同的是分数越接近0分表示越高的生活质量。

下面将上述4个量表罗列比较，我们可以从中对此类型的量表有一定程度的了解，以后可在临床工作中根据病种或诊断选取合适的手与上肢功能性活动的评估量表（表4-4-1）。

二、如何选择一个评估方式

在量表的选择上其核心就是"最适用于患者"，最适用意味着可以获得更多的正确信息，

表4-4-1　疾病和手与上肢功能性活动评估量表简介

量表名称	发行年份、地点	适用诊断/人群	项目、问题数量	评分类式	资源获取
澳大利亚/加拿大骨关节炎手功能指数评定表	2002，澳大利亚、加拿大	手部骨关节炎	疼痛：5；僵硬：1；功能：9 总共：15	等级评分、视觉评分	Professor Nicholas Bellamy nbellamy@medicine.edu.au University of Queensland, Australia
波士顿问卷调查	1993，波士顿	腕管综合征	症状严重程度：11；功能性状态：8	等级评分	Levine et al.
肩袖肌群生活质量量表	2000，加拿大	肩袖肌群疾病	症状、不适：16；运动/文娱：4；工作相关：5；生活方式：5；社交情感：5 总共：34	100mm视觉评分	Hollinshead et al.
西安大略大学肩关节不稳定指数	1998，加拿大	肩关节不稳定	疼痛/生理症状：10；运动/文娱/工作：4；生活方式：4；情感：3 总共：21	100mm视觉评分	Sharn Griffin stdshg@uwo.ca Fowler Kennedy Sports

这样可以为后续治疗方案的制订和为评估提供有效的初始依据。说起来容易但实施起来却有困难，上述量表只是根据不同类型选择了一些典型的使用率较高的量表作为介绍，但其实手与上肢的功能性活动评估量表数量巨大，在选取量表时也需要注意考虑一些因素。

（一）适应诊断（人群）

就像前文提到过的，有些量表在研发之初，所有的数据都是来自于某类诊断或人群，或者说这些量表就是为了评估这一类人群而去制订的，此类量表的指向性就非常明确，适用的人群也较为狭窄，如腕管综合征、骨关节炎、肩袖损伤、周围神经卡压等；也有很多手与上肢功能的评定量表并没有特别狭窄的诊断和人群指向，只是会有一定的偏向范围，如年龄（青少年、老年）、职业（车间组装工人、林业从业人员、文员）等。在选择时可以参考 *Occupational Therapy Assessment Tools* 书中或者 www.rehabmeasures.org 对量表做的有关诊断和人群的描述。

（二）评估时间

时间在选择评估量表时是一个重要的因素。可以从三个方面去看待时间，一是对患者执行评估活动所用的时间，考虑到患者的体力或者活动能力，如果需要患者实际演示的，整个量表用到的评估的时间就不宜太长，评估人员对量表的熟悉掌握程度越好，评估的效率就会增加，时间就会减少。第二个时间是有关于评估结果分析，把评估分值换算成标准分、百分比等参数时的评分系统越简单、所用的时间越短则出错的可能性就越小，则使用者间的信度就越高。最后一个时间是指量表采集信息需要涉及的时间跨度，有些问卷会让患者回忆过去几天、两周或者一个月内的有关身体症状、疼痛、功能、操作等方面的信息，时间长短的设定，可以根据患者认知功能、记忆能力及能否提供正确信息而定。

（三）类型

在手与上肢功能性活动的评估中，量表的类式多种多样，有访谈、问卷调查、主观自评、活动观察等，可以根据患者生理功能、环境等情况选择合适的方法。

（四）版权问题

在科研工作中，若要用某个量表作为科研的数据，必须取得量表版权所有者的同意方可使用，否则会涉及科研数据造假的问题，如果被版权所有者起诉，发表的论文可能被撤同时面临知识产权纠纷。

（五）操作指南

有些量表是有操作指南的，里面有明确的规定要使用的工具、评估的场地以及指导患者参与评估过程的台词，评估人员必须严格按照指南中指示的来实施量表的评估流程，不能有丝毫自由发挥或改变，否则会影响此评估的信度和效度，从而失去真实的数据和评估结果。

三、病例分析

案例——手指骨关节炎

（一）病情简介

患者王某，女性，56 岁。因双手关节疼痛入院。

1. 主述

双手反复指间关节疼痛伴活动受限 1 年，加重 7d。

2. 现病史

自诉 10 年前出现双侧手部关节疼痛，为持续性钝痛无向他处放射，劳累时加重，休息后可缓解，由于病情较轻没有特殊治疗，后疼痛每年反复发作，手部操劳或碰凉水后可诱发疼痛伴指尖关节周围软组织红、肿、疼痛、压痛，经休息或抗炎药物短期治疗后可消失。5 年前于右侧中指远端指尖关节背侧最先出现骨性结节，而后逐渐增多，累及双手手指所有指尖关节。于 1 周前再发，出现放射痛伴肢体乏力活动受限，晨起出现指尖关节僵硬，时间大于 30min，活动后改善，近一周出现静息痛，休息不能缓解。

3. 既往史

平素体格良好。否认有"高血压、冠心病、糖尿病"等慢性疾病病史。否认有"肝炎、肺结核"等传染病病史。否认有手术、外伤、输血、药物食物过敏史。

4. 体格检查

体温 36.9℃，脉搏 86/min，呼吸 18/min，血压 11.6/9kPa（88/70mmHg），体重 50kg。

5. 专科检查

双侧手部皮肤明显红肿，局部皮温升高，双手远端指尖关节背侧出现骨性增生的结节（Heberden 结节），近端指尖关节出现类似结节（Bouchard 结节）。手指各节向尺侧偏斜，蛇样手指（图 4-4-1），大鱼际萎缩，第 1 掌骨内收。

6. 检验及其他检查

血红蛋白 123g/L，血糖 12.2mmol/L。

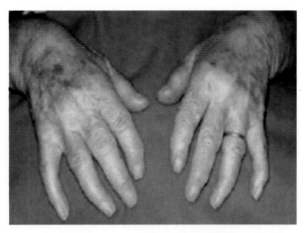

图 4-4-1　骨关节炎蛇样手指

7. 诊断

手指骨关节炎。

8. 指导框架

（1）生物力学框架：评估或治疗时侧重关节活动度（表 4-4-2）、肌力、耐力、协调性等方面。

（2）康复治疗框架：评估或者治疗时侧重 ADL（表 4-4-3）、生活能力、再就业能力、辅具适配、环境改造等方面。

9. 评估数据、结果统计

肌力：握力器数值——左手 15kg，右手

表 4-4-2　关节活动度评估治疗

关节	功能运动	王某		正常
		L	R	L/R
腕关节	掌曲	0~45	0~40	0~80
	背伸	0~30	0~20	0~70
	桡偏	0~10	0~10	0~20
	尺偏	0~15	0~13	0~30
拇指腕掌关节	外展	0~55	0~50	0~70
	屈曲	0~10	0~10	0~15
	伸展	0~10	0~10	0~20
拇指掌指关节	屈曲	0~35	0~30	0~50
拇指指间关节	屈曲	0~55	0~50	0~80
第 2~5 掌指关节	屈曲	0~70	0~60	0~90
第 2~5 近端指间关节	屈曲	0~55	0~50	0~90
第 2~5 远端指间关节	屈曲	0~50	0~50	0~90
	过伸	0	0	0~10

表 4-4-3　ADL 能力：Katz 日常生活活动独立指数

Katz 日常生活活动独立指数		
活动	评分（0= 依赖，1= 独立）	独立 / 依赖
打开带盖子的广口玻璃瓶	0	依赖
打三位数字的紧急报警电话	1	独立
在纸上用铅笔和尺子画一条直线	0	依赖
从装有水的量杯中往杯子里倒水	1	独立
从装有水的脸盆中捞出湿衣物并拧干	0	依赖
穿上衣服并扣上 5 个扣子、用浴巾擦干背部	0	依赖

12kg。

功能性活动：Jebson 手功能测试——写句子：字迹不清；翻转卡片：31s，掉落 3 次；捡起小物件：未完成；进食动作：28s，掉落 4 次；叠高小圆片：12s；拾起轻罐子：14s；拾起重罐子：未完成。

10. 问题小结

关节活动度受限、关节僵硬、日常生活活动能力下降、作业表现能力下降。

（二）康复目标

长期目标：患者在 1 个月后可以在 90% 的时间内用双手独立完成所有上衣的穿戴。短期目标：患者在 2 周后可以在 2min 内双手协调独立连续扣上至少 5 颗直径在 5mm 以上的纽扣。

（三）治疗计划

准备阶段（preparatory session）：关节活动度、肌力、协调等功能的训练（具体内容请参阅本章第二节"手与上肢感觉功能评估"）。

目标性阶段（purposeful session）：具体动作结合融入功能性活动中，具体活动可参考下表（表 4-4-4）。

作业表现阶段（occupational-based session）：融入真实日常生活活动。

表 4-4-4　不同手部部位的功能性训练活动

部位		功能障碍	目标动作	可适配矫形器	功能性训练活动
腕部	伸展	腕关节伸展受限或屈曲挛缩	腕背伸 80°	腕背伸矫形器	伸腕动作，如擦玻璃、对掌挤压、拍手、拍球等
	屈曲	腕关节屈曲受限	腕掌曲 70°	多不需要	屈腕动作，如拍球、投飞镖、投掷棒球、敲击等
手部	掌曲	掌指关节屈曲受限不能对指	第 2~5 指掌指关节掌曲 90°拇指掌指关节掌曲 50°	保护位矫形器，拇对掌矫形器	抓握毛巾，如抓小球、握体操棒等
	背伸	掌指关节、指间关节伸直受限或屈曲挛缩	腕中立位，掌指关节伸直 0°	腕指伸展矫形器，拇外展矫形器	伸指伸腕活动，如擦桌子、猜拳、压饺子皮等
	手指	蛇样手指	伸直 - 屈曲 0°~90°	手指矫形器、矫形指环	精细协调动作：书写、串珠、系纽扣等

（胡　军）

第五节　评估新技术、新理念

手功能的评估依据量表和工具从运动、功能以及任务等层面进行客观的功能评估。但除此之外，也有其他新的评估技术与理念。本节将对其一一进行阐述。

一、视频评估

评估是康复治疗过程中必不可少的一部分，评估的准确性与精确性，会影响对患者康复疗效的科学评判。随着人们康复需求的不断提高，对康复的期望值也在不断提升，治疗过程中亟须用更加精确的评估方法来评估其康复效果。视频评估（video-based evaluation）就是提高评估结果稳定性和客观性的技术之一，通过第三方对视频中患者功能状态进行评价以确定患者的功能分数。

多维视觉手功能康复定量评估系统（见第二章第四节，图 2-4-5）在视频评估的基础上，为增加其评估精度，减少人为因素造成的误差，弥补量表中所没有涉及的功能动作，研发定量评估系统，填补国内外在手功能康复上定量评估的空白。目前，几乎所有量表只具有定性或者半定量的评估效果，或者只能通过量角器来衡量患者手功能的关节活动度，缺乏对手主动关节活动度或说是功能动作的定量评估方法。该多维视觉手功能康复定量评估系统可用于中枢神经损伤如脑卒中、脑外伤以及具有手运动功能障碍的患者如上肢及手部骨折术后、臂丛神经损伤等。该系统能够对手部动作如前臂旋前旋后、腕背伸、拇指屈伸及内收外展、手部屈曲与伸展等进行定量评估，精度上做到不比人工评估甚至关节活动度测量的结果差，并且由于其自动化、客观化而进一步提升了其评估的整体性能与优点。由于手部功能动作复杂，评估动作所需的算法均为原创，因而这是研发过程中的一大挑战，也是奠定其创新力的坚实支撑。多维视觉手功能康复定量评估系统将由于极大的需求与前沿性而被探索应用于手功能康复领域当中，成为评估方面的一大亮点。

二、电生理评估

康复医学中常用于评估的电生理技术有脑电图、神经传导功能检测、表面肌电图、诱发电位等，这些电生理技术均具有可量化、易重复、无创等优点。

脑电图能够监测神经元的功能活动，可间接观察到康复过程中的神经功能变化，主要用于预后推测及手与上肢康复效果评估。

神经传导检测常用于检查上肢正中神经、桡神经、尺神经等的传导功能，以明确患者神经功能状态。除了患侧，健侧的手和上肢神经功能状况也应引起康复工作者的重视。脑卒中不仅会导致中枢神经系统损害，还会诱发周围神经病变，健侧神经功能异常的比例甚至高于患侧，常表现为神经卡压病变，推测可能与健侧代偿性使用过度有关。康复辅具的使用也可能导致和加重神经损伤，有研究显示，长时间使用手杖或拐杖助行可能会增加上肢神经传导异常的发生。应用神经传导检测，可早期发现神经功能异常，并进行干预。

表面肌电图在临床上用来评估脑卒中后手痉挛模式、痉挛肌肉共激活状态，重度手功能障碍患者的手指屈肌运动神经元高度兴奋，手部各肌肉之间协调收缩的自由度明显降低，在完成不同种任务时，表现为相似的肌肉激活模式。

诱发电位多用来评估手和上肢的功能障碍，其中运动诱发电位主要反映锥体束的功能状况，是评定运动障碍的较好选择，脑卒中患者早期保有运动诱发电位被认为是预后良好的指征。由于运动诱发电位操作复杂，且中枢神经损伤时相邻的运动和感觉通路常常同时受累，故而一些学者认为，在一定条件下也可用体感诱发电位反映运动神经受损的情况。

三、影像学评估

利用影像学检查方法，可对手-上肢的结构、功能状态做多方面评估，协助客观评定手-上肢的病损及功能状态，进行针对性的精准康复。一般来说，从评估对象不同，与手－上肢康复相关的影像学检查方法可分为针对中枢神经系统（脑和脊髓）和外周神经、肌肉等器官的评估方法；从评估层面不同，可分为结构评定和功能评定；而从影像学技术本身，又包含了磁共振、CT、X线摄片、超声和 PET 等不同技术。基于手功能康复中枢－外周－中枢理论，简述如下。

针对中枢神经系统，影像学评估可评估与手功能相关的神经结构（如脑皮质 M1 区）损伤的程度（结构），或功能活动（功能）。评估神经组织结构最常用的方法是磁共振检查（T1 加权、T2 加权、DWI、DTI 等），对神经系统组织分辨率好，有助于鉴别脑梗死、脑萎缩等多种病变情况；脑 CT 由于其实施简便，对脑出血等病变敏感性好，也有广泛应用。评估中枢神经系统功能的影像学检查包括各种功能磁共振（BOLD 功能磁共振、磁共振灌注成像等）、PET、脑电图、经颅多普勒超声等。可用于评估与手功能相关脑结构的功能活动状态、功能连接和网络变化等。例如，对于脑卒中的患者，可利用 T1、T2 等结构磁共振成像方法，评估其病变位置、范围，利用 DTI 评估其运动相关白质束（如皮质脊髓束）损伤状态，并利用功能磁共振评估其双侧大脑半球 M1 区功能活动及其和其他运动相关区域的功能连接关系；以此较全面地反映与手－上肢功能相关的中枢神经系统改变，为制订针对性的康复干预策略提供依据。

针对周围神经、肌肉、骨骼等外周组织器官，也可利用多种影像评估方法客观测量其结构和功能变化状态。例如，利用臂丛神经磁共振可较清晰地观察臂丛神经损伤情况；利用肌骨超声，可观察上肢神经、肌肉、肌腱的形态与活动正常与否；利用 X 线摄片，可检查是否存在骨化性肌炎等病变。

影像学检查是高速发展的领域，各种技术方法不断改进更新；随着多种新技术的不断涌现，对手－上肢功能康复可提供的信息也日益丰富。

四、微血流评估

循环系统是人体重要的组成部分，它与手和上肢功能密不可分，因此，对血流的监测分析也是手功能康复评估工作中重要的一环。常用的血流监测技术有激光多普勒成像和激光散斑成像，而后者因具有更高的时空分辨率而在应用中更具优势。

在手部，血流评估可比较治疗前后手表层组织内毛细血管的血流灌注情况。研究表明，接受康复治疗后，患侧手部血液流速显著增加。但目前尚未有手部血流速度与康复训练疗效的相关性研究。肢体血液灌注增加可促进代谢，有益于手功能障碍患者的康复，而手部血流是否可以作为康复评价的重要指标还需要后续验证。

在脑部，血流评估可通过对脑缺血病灶在治疗前后灌注的变化，来对康复治疗效果进行评价。有研究人员采用 $^{99m}T_c$-ECD 脑血流灌注显像分析脑卒中偏瘫患者上肢功能康复训练后的脑血流情况，发现脑卒中患者病灶血流灌注的改变与量表评分正相关，训练后上肢功能明显改善的患者，其脑卒中病灶的血流灌注也得到了部分恢复。

五、三维运动评估

人是一个整体，在关注患者下肢步态时，不能忽略上肢对下肢的影响。在给予上肢一定干预时，下肢可能会产生相应的变化，即所谓"上下肢一体化"理念。

"上下肢一体化"理念的提出来源于在康复训练脑卒中偏瘫患者步态等下肢训练时，通过控制患者上肢的关键点，比如姿势的纠正、手功能康复支具的运用、减少上肢的代偿，从而改善下肢的步态，使患者尽可能地获得接近于正常的步行模式，进而对患者的整体都有所改善。在患者出现步态异常时，使用下肢如踝足矫形器能改善、纠正其步态，其上肢屈肌痉挛模式也相应有所改善，提示下肢干预对上肢及手产生的影响；同样的，在出现异常步态如偏瘫画圈步态，让患者佩戴上肢手功能支具，也能起到在纠正上肢屈肌痉挛的同时，改善下肢伸肌痉挛模式，诱发、促进分离运动的产生，这是上肢干预后对下肢产生的影响。

"上下肢一体化"理念以上肢及手为康复切入点，将上下肢康复训练有机地结合起来，避免下肢康复训练时上肢痉挛模式的加重，使患者获得正常的感觉输入，建立正常的运动模式。这种康复理念促使治疗师将患者功能障碍当作整体看待，而非局限于某种功能障碍，通过反复的有目的的训练，改变患者异常的习惯，巩固这种正常的运动感觉，直至成为自发的技巧性活动。

运用全身三维步态与运动分析系统评估脑卒中恢复期患者佩戴手功能支具前后的时空参数和关节运动学参数，并进行定量分析脑卒中偏瘫步态前后的变化。测试者让患者佩戴 17 个一体化全身三维步态传感器行走 20m，实时自动分析、计算、反馈显示、记录步态传感器采集的全身（肩、肘、腕、髋、膝、踝关节、头颅、躯干等关键部位在矢状面、冠状面和水平面的运动数据）步态波形和数据。运用该系

统可以研究通过脑卒中恢复期患者上肢的干预对脑卒中患者偏瘫步态的影响和脑卒中恢复期患者佩戴下肢踝足矫形器对脑卒中患者上肢的影响。我们采集了大量的脑卒中恢复期患者的研究数据，通过研究进一步验证了"上下肢一体化"理论的正确性。

六、心理旋转试验评估

1. 基本概念

心理旋转试验（mental rotation）是运动想象能力评定的重要方法之一。该试验要求患者对旋转到不同空间角度的手部的视觉刺激图片进行观察，继而判断该图片内的手是左手还是右手（图 4-5-1），故又称左右手判断试验。当受试者进行心理学旋转试验测试时，会通过内在的运动想象（implicit motor imagery）将眼前的图片在内心旋转到合适的角度从而帮助左右手判别，故用"心理旋转"一词来强调这一心理过程。很多研究表明，心理旋转试验可以激活大脑中的运动想象网络，这是心理旋转试验评价运动想象能力的基础。

2. 临床应用方法

心理旋转试验最早由 Daniele Nico 等人设计，最初用于评价截肢患者的运动想象能力。受试者在接受测验时，眼前会出现 96 张不同视角和旋转角度的手部图像——共 4 个不

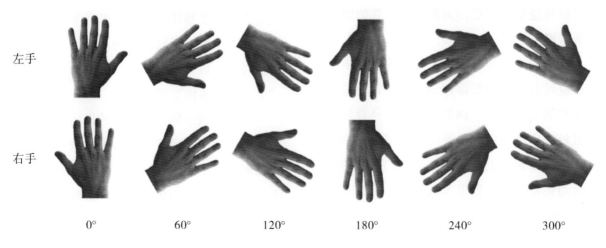

左手					
右手					
0°	60°	120°	180°	240°	300°

图 4-5-1 心理旋转试验

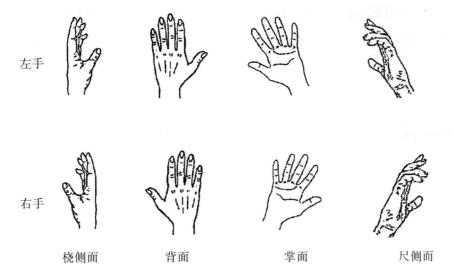

图 4-5-2　4 个不同的视角

同的视角（掌面、背面、尺侧面、桡侧面，图 4-5-2），间隔 30° 的 12 个不同的旋转角度（0°、30°……330°，图 4-5-3）。

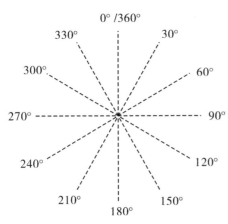

图 4-5-3　12 个不同旋转角度

通常屏幕正对受试者且距离受试者双眼 30cm 左右的距离，受试者可以通过点选鼠标或者按键来代表屏幕中的是左手或者右手（最初的试验要求患者大声说出"左"或者"右"）。试验开始后，屏幕中会依次随机出现上述的 96 张手的图片，当受试者点选左右之后，自动切换到下一张图片，直到完成整个测试。

3. 注意事项

进行测试时，受试者应该处于良好的精神状态，因为注意力高度集中是测试质量的保证。受试者在看到图片后只能在内心进行旋转进而判断左右手，而不可以用自己的手摆姿势帮助判别。设计好的软件会自动提取受试者的正确率和反应时间，通常反应时间 < 300ms 或者 > 15 000ms 的测试为无效，需要舍去。研究表明，正常人的识别正确率在 80% 至 90%，而对于脑卒中患者来说，如果识别率小于 75%，即可被认为运动想象能力不足，而不适合镜像或者运动想象训练。

七、BIS 评估水肿

生物电阻抗（BIS）是通过测量人体对于电流的阻碍作用，进而推测人体组织成分的设备。在上肢淋巴水肿的评估和监测应用上，该类设备可以利用穿过人体的微弱的电流来测量人体躯干或肢体的细胞外液的量，从而进一步来判断患者是否存在淋巴水肿以及水肿的程度。

BIS 是利用生物组织的电学特性来提取人体生理信息的无创监测技术，它是利用置于体表的电极向人体输入微弱的检测电流，然后测量适当部位的电压变化，从而得到相关组织或器官的阻抗变化情况以获取生理及病理信息。由于组织阻抗率具有特异性，BIS 可以特异性分析细胞外液的变化。测量之前，被测者仰卧，移除饰品，双上肢置于躯体两侧，旋前，将电极片分别置于双侧踝部前侧内外踝中点、足背的第 3 跖骨处（取坐位时可不包含此点）、上肢腕部桡骨茎突和尺骨茎突的中点，以及手背第 3 掌指关节下 1cm，放置电极片之前用乙醇擦拭。然后将 BIS 的频率设置为 0Hz，因 BIS 设为 0Hz 时，细胞膜相当于绝缘状态，只有细胞外液可通过电流，故可用来检测细胞外液的阻抗率变化。若患肢的阻抗率与健肢阻抗率差异超过 3 个术前正常范围波动的标准差则定义为上肢淋巴水肿

组织间隙中细胞外液过多积聚最终导致了上肢淋巴水肿，早期淋巴水肿的特点是细胞外液的增加，而 BIS 可以准确区分细胞内液和外液的变化，是准确检测此变化的唯一工具，故可用于临床症状出现之前淋巴水肿的早期检测。

八、超声评估

超声作为一种常见的康复治疗手段，已被广泛应用于临床治疗当中，而随着科技发展，超声技术逐渐能够提供精良的运动系统解剖影像，其在康复评估中的应用潜力也逐渐显现。

超声作为一项康复评估技术，在患者治疗前和治疗过程中均可进行应用。手和上肢的结构精细复杂，而超声可以提供清晰的手和上肢的肌肉、骨骼、韧带、神经、血管等解剖结构影像，并可对损伤部位进行重点观察，有助于康复医师全面了解患者病情，选择更具有针对性的康复治疗方法。例如，在腕管综合征中，超声不仅在灵敏度和特异性上与作为传统金标准的电生理检查相当，还能够提供正中神经及其周围组织的影像信息，明确组织损伤变化，并且可以评估 CTS 严重程度。

相比于其他影像和评估技术，超声评估的突出优势是它能够实时反馈患者的肌肉骨骼情况：治疗前后，通过对运动中手和上肢肌肉、骨骼、韧带、关节等的动态观察，医生和治疗师能够对患者的手和上肢的功能状态有进一步的了解；治疗中，更可以对患者的康复训练进

行同步反馈，不仅治疗师和医生能够通过超声监测治疗过程、调整治疗方案，患者也可以通过超声对自己的训练效果有直观的认识，进而增加参与感和依从性。手和上肢的康复过程缓慢且复杂，超声提供的实时反馈对于临床康复过程非常重要。

（贾 杰 苗 鹏 孙俊峰）

参考文献

[1] 周俊明，黄锦文，劳杰，等.临床实用手功能康复学.上海：世界图书出版公司，2012.

[2] Asher, IE. Occupational therapy assessment tools an annotated index. Bethesda, MD：The American Occupational Therapy Association, Inc, 2007.

[3] Cynthia, Cooper. Fundamentals of hand therapy, clinical reasoning and treatment guidelines for common diagnoses of the upper extremity.Mosby, Inc, 2007.

[4] Elfant Asher. Occupational therapy assessment tools an annotated index. 3rd Edition.Bethesda：AOTA Press, 2007.

[5] Radomski & C. A. T. Latham. Occupational Therapy for Physical Dysfunction.Baltimore, MD：Lippincott Williams & Wilkins, 2014.

[6] Stone JH. Clinical assessment recommendations. 2nd Edition. Chicago：American Association of Hand Therapists, 1992.

[7] AOTA. Occupational therapy practice framework：domain& process. The America Journal of Occupational Therapy, 2014, 68：S19, S21.

[8] Descatha A, Huard L, Duval S. Letter to the editor：The sensitivity andspecificity of ultrasound for the diagnosis of carpal tunnel syndrome：ameta-analysis. Clin Orthop Relat Res, 2011, 469（3）：901-902.

[9] Ajeena IM, Al-Saad RH, Al-Mudhafar A, et al. Ultrasonicassessment of females with carpal tunnel syndrome proved by nerve conduction study.Neural Plast, 2013：754564.

第五章 手与上肢功能障碍康复治疗方法

第一节 物理治疗

一、概述

关于物理疗法的概念和业务范围，世界各国都有其相应的解释，世界物理治疗联盟（World Confederation for Physical Therapy，WCPT）明确指出：物理疗法（physiotherapy）是医学专业的一个分支领域，与其他专业（如护理、作业疗法和社会服务）共同对躯体残疾者和精神残疾者在医学、社会、职业康复过程中起着重要的积极的作用。

经典的物理疗法定义是以各种类型的功能训练、手法治疗、物理因子等治疗方法为主要手段，改善或重建患者的功能障碍，从而提高患者日常生活自理能力及社会参与能力的综合方法。

手与上肢功能障碍康复的物理治疗是在经典的物理治疗基础上延伸出来的一个亚专科，手与上肢功能障碍康复的物理治疗是指通过利用一系列经典的物理治疗的方法聚焦于手与上肢各类原因受损所导致的一系列功能问题，并且通过改善手与上肢功能来提高患者的整体功能的一门学科。

从方法的分类来讲，手与上肢物理治疗方法与经典的物理治疗方法的分类大致相同，可以分为两类，一类以功能训练和手法治疗为主要手段，又称运动疗法；另一类以各种物理因子（如电、光、声磁、冷热、水等）为主要治疗手段，简称理疗。

1. 运动疗法

（1）基本概念：徒手或者应用器械进行运动训练来针对性的改善患者手与上肢出现的一系列功能障碍的方法称为手与上肢的功能障碍康复运动疗法，是手与上肢功能障碍康复物理疗法的重要组成部分以及核心支柱。

（2）分类：①改善手与上肢关节活动的技术与方法包括针对手与上肢的主动运动、主动助力运动、被动运动。②改善手与上肢肌肉力量的技术与方法包括针对手与上肢的主动助力运动、主动运动、抗阻运动。③牵伸手与上肢软组织的技术与方法包括针对手与上肢的手法牵伸、机械装置被动牵伸、自我牵伸、主动抑制。④基于神经生理法则来改善手与上肢功能的技术包括 Bobath 技术、Brunnstrom 技术、Rood 技术、PNF 等技术中针对于改善手与上肢功能的部分。⑤基于运动控制理论的技术包括针对手与上肢的运动再学习（motor relearning program，MRP）、限制 - 诱导运动疗法（constraint-induced movement therapy，CIMT）等。

（3）作用：①提高手与上肢肌肉肌力；

②提升手与上肢各关节的关节活动度；③调节手与上肢异常肌张力、缓解痉挛；④促进手与上肢感觉的恢复；⑤改善手与上肢血液循环、减轻肿胀；⑥改善手与上肢的运动控制以及一系列精细操作的能力。

（4）适应证：①神经系统疾病，如脑血管意外、脑外伤、脑肿瘤、脊髓损伤、脑性瘫痪、多发性硬化、帕金森病、格林巴利综合征、脊髓灰质炎、周围神经疾病中原发或继发性出现手与上肢功能障碍的患者。②骨关节肌肉疾病，如肌营养不良、骨折、关节炎、颈椎病、截肢等所致的手与上肢功能障碍。③慢性疾病，如骨性关节炎、类风湿关节炎、糖尿病等导致的手与上肢功能障碍。④其他，如烧伤、烫伤、化学损伤、肿瘤等所致的手与上肢功能障碍。

（5）禁忌证：①生命体征不稳定，体温在 38℃ 以上者；安静时脉搏超过 100/min 或有心绞痛发作；高血压（安静时舒张压 >120mmHg 或有自觉症状），低血压（安静时收缩压 ≤ 100mmHg 或有自觉症状）。②手与上肢外伤局部有明显出血倾向者。③手与上肢有剧烈疼痛者。④手与上肢局部有严重感染者。⑤关节稳定性差，运动中可能造成进一步的损伤者。⑥恶性肿瘤未经妥善处理或已广泛转移者。⑦骨折未愈合，又未做内固定、固定不稳。⑧认知较差，不能配合治疗。

（6）基本原则：①因人而异，按照手与上肢功能障碍的特点、疾病情况、康复需求等制订康复治疗目标和康复治疗方案。②循序渐进，运动强度应该由小到大，运动时间由短到长，动作复杂性由易到难，休息次数和时间由多到少、由长到短，重复次数由少到多，动作组合由简到繁。③持之以恒，训练需要持续一定的时间才能获得显著效果，停止训练后训练效应将逐步消退。因此，手与上肢功能障碍康复训练需要长期持续，甚至维持终身。④以具体的任务为导向，手与上肢的运动比较复杂，相比于单一的针对其中某一个关节的训练，通过具体的任务来训练患者手与上肢各个关节的整体功能甚至是双手之间的配合能力效果更佳。⑤重视操作及精细活动的能力，手与上肢的功能相比于下肢和躯干，需要更多的精细操作的能力，单纯的肌力训练很难取得很好的效果。⑥注意安全，不论采取什么方式的运动疗法，都应以保证安全为前提；手法治疗中必须强度适当，密切观察患者反应；由患者自我完成的运动疗法，如恢复肌力、耐力训练等，应指导患者正确的训练方法及如何调控运动量，避免造成损伤或加重病情。

（7）注意事项：①训练运动量不应过量，训练次日应无显著疲劳感。②训练过程中应密切观察患者反应，如有头晕、眼花、心悸、气短等应暂停训练。③训练时注意各关节的状况，防止出现进一步损伤。④方案明确，重点突出，与全身运动相结合，训练中注意心理疏导及交流，取得患者合作。⑤做好治疗记录，定期总结。⑥根据训练效果，及时调整运动处方。在治疗的每个阶段中应根据患者训练的效果进行康复计划的调整，以达到最佳化康复方案。

2.物理因子治疗

（1）概念：在现代医学中，应用天然或人工的物理因子针对性的作用于手与上肢，并通过神经、体液、内分泌和免疫等生理调节机制，达到改善手与上肢功能障碍为目的的一种治疗方法。

（2）分类：声、光、电、磁、冷、热、水、力（运动和压力）（本节后部分将分别叙述）。

（3）治疗作用：①消炎，减轻手与上肢炎性反应；②镇痛，减轻手与上肢神经、肌肉、关节疼痛；③兴奋神经肌肉，促进手与上肢神经功能恢复，提高肌肉肌力；④缓解痉挛，调节手与上肢异常肌张力；⑤软化瘢痕，减轻手与上肢外伤后瘢痕增生；⑥促进伤口愈合，促进手与上肢局部皮肤的愈合；⑦促进骨痂形成，促进手与上肢骨折后局部骨痂形成；⑧改善循环，提高手与上肢局部血流速度；⑨减轻肿胀，促进手与上肢局部淋巴回流。

（4）常见物理因子选择：根据组织的深度和特性不同，我们需要选取不同的物理因子来进行治疗。①皮肤：紫外线，远红外线，直流电；②皮下组织（脂肪层）：短波，超短波；③肌肉层：微波，中频电流；④骨骼：短波，超短波；⑤骨膜：超声波。

（5）特点：①一种物理因子有多种治疗作用，如超声有促进软组织愈合、止痛、消炎、治疗瘢痕组织等作用；②作用可相对集中在病变部位，与药物联合应用时可改善局部药物浓度，对促进局部炎症吸收有较好的疗效；③物理因子治疗与药物、手术等综合治疗，可缩短病程，与药物有协同作用。

（6）应用原则：①应用要有针对性，病程不同，发病机制不同，物理因子的选择也不同。②应用要注意个体化，不同年龄、不同体质的人治疗反应不同，因此要因人而异。③应用的剂量，严格掌握各种物理因子的特点以及不同参数作用的区别。如紫外线治疗时剂量大小与中枢神经系统的兴奋和抑制有关；大剂量：抑制，破坏；小剂量：调节，加强。④应用要注意治疗部位，不同部位由于组织形态、结构、功能的不同，会引起不同反应。如紫外线照射不同部位，效果不同。急性期：每日1~2次，3~7d 为一疗程；慢性期：每天1次，2~3周为一疗程（瘢痕、硬结、血肿机化）。⑤应用要注意治疗的频率和疗程，严格遵守物理因子治疗处方。⑥在两个疗程之间，设置一个间歇期，以利于患者机体重新调整恢复，消除对理疗的适应性反应。⑦应注意治疗的精准性，手与上肢的解剖结构与其余部位不同，神经肌肉以及软组织都比较精细，操作者需要精准的掌握病变部位的位置并进行治疗，以达到最佳的治疗效果。

（7）注意事项：①严格掌握适应证与禁忌证（分别后叙）；②严格规范操作、规范流程；③治疗过程中必须密切观察局部及全身反应；④理疗的综合治疗：两种以上物理治疗或与药物综合应用；⑤正确掌握剂量：应用最为适宜病变部位特性以及治疗需求的剂量。

（8）处方格式：完整的物理因子处方包括治疗方法、治疗部位、治疗频率、强度疗程、注意事项等。

总之，手与上肢功能的物理治疗是由物理因子治疗和运动疗法组成，利用声、光、电、磁、热、运动疗法和手法等，综合协调多种治疗手段，作用于因手与上肢的各种损伤导致的功能障碍，达到改善手与上肢功能障碍，提高患者的生活质量，使患者重返家庭、重返社会的目的。

二、分类及应用

（一）手法治疗

手与上肢在维持人体活动中发挥着重要作用，如果其功能受到限制，将严重影响患者的生活质量。导致手与上肢功能障碍的因素有很多，如交通意外、刀割火器伤、烧烫伤等外界因素，脊髓、脑血管意外后中枢神经损伤产生的手与上肢功能障碍等内在因素等。虽然导致功能障碍的因素很多，但是产生的功能障碍具有一定的相似性。手与上肢长期制动，关节活动范围减低，关节挛缩，导致手与上肢关节活动功能障碍；肌肉萎缩，肌肉的肌力和耐力降低，导致手与上肢运动功能障碍；中枢神经损伤后，手与上肢处于"失神经"状态，产生肢体运动感觉控制能力障碍等。疼痛、肢体肿胀，这些障碍严重影响患者的生活质量与社交

能力，因此采用合理的康复治疗方法解决手与上肢功能障碍尤为重要。

手法治疗广泛应用于改善手与上肢功能障碍，手法治疗具有简单、方便、可操控性强等优点。包括关节松动术、按摩术和推拿术等。在众多的改善手与上肢功能障碍的手法治疗中，关节松动术尤为重要。本章节着重介绍手法中的关节松动术。手与上肢各关节均可能产生功能性和生理性活动度范围降低，关节活动受限后，关节囊、关节腔、肌肉、韧带、骨骼等组织都会发生变性，最终导致粘连。临床上对于手与上肢关节活动功能受限最常用的关节松动术的技术要点主要通过以下几个方面来介绍：

1. 肩关节松动

肩关节由盂肱关节、肩锁关节、胸锁关节、肩胛胸壁关节四个关节组成。多个关节共同运动使肩关节产生前屈、后伸、内收、外展、旋转等不同方向的动作。因此，在对肩部进行关节松动术时，应先进行康复评定，确定受损部位和程度，再进行针对性康复治疗。肩部各关节的关节松动术的操作具有一定相似性，主要包括分离、长轴牵引、挤压、前后向滑动等。

（1）盂肱关节的操作：①分离牵引——一般松动，缓解疼痛；②长轴牵引；③向头侧滑动；④前屈向足侧滑动——增加肩前屈活动范围；⑤外展向足侧滑动——增加肩外展活动范围；⑥前后向滑动——增加肩前屈和内旋活动范围；⑦后前向滑动——增加肩后伸和外旋活动范围；⑧外展摆动——外展 > 90° 时进一步增加外展活动范围；⑨侧方滑动增加肩水平内收活动范围；⑩水平内收摆动；⑪后前向转动增加肩内旋活动范围；⑫内旋摆动；⑬外旋摆动——增加肩外旋活动范围。

（2）胸锁关节的操作：①前后向滑动——增加锁骨回缩；②上下滑动——增加锁骨上下

活动范围。

（3）肩锁关节的操作：后前向滑动——增加肩胛骨活动范围。

（4）肩胛胸壁关节的操作。

2. 肘关节的关节松动

肘关节由肱尺关节、肱桡关节、桡尺近侧关节组成。多个关节共同运动使肘关节产生屈、伸、前臂旋前和前臂旋后4个方向的动作。肘关节松动主要包括分离牵引、长轴牵引、前后向滑动、后前向滑动、侧方滑动。

（1）肱尺关节的操作：①分离牵引；②长轴牵引；③侧方滑动；④屈肘摆动；⑤伸肘摆动。

（2）肱桡关节的操作：①分离牵引；②长轴牵引；③侧方摆动。

（3）桡尺近端关节的操作：①长轴牵引——一般松动；②前后向滑动——增加前臂旋前活动范围；③后前向滑动；④前臂转动。

3. 腕关节的关节松动

腕关节由桡尺远端关节、桡腕关节、腕骨间关节组成。多个关节共同运动使腕关节产生屈腕、屈曲、背伸、尺偏、桡偏、环转等不同方向的运动。腕关节松动主要包括分离牵引、前后向滑动、后前向滑动、侧方滑动。

（1）桡尺远端关节的操作：①前后向滑动；②后前向滑动。

（2）桡腕关节的操作：①分离牵引；②前后向滑动；③后前向滑动；④尺侧滑动——增加尺偏活动范围；⑤桡侧滑动；⑥旋转摆动。

（3）腕骨间活动的操作：①前后向滑动；②后前向滑动。

4. 手部关节的关节松动

手部关节主要由腕掌关节、掌骨间关节、掌指关节、近端和远端指间关节构成。多个关节共同运动使半部关节产生屈、伸、内收、外展、环转、拇指对掌等不同方向的动作。手部关节松动主要包括分离牵引、长轴牵引及各个方向

滑动。

（1）掌骨间关节：前后向或后前向滑动——增加掌指屈伸活动范围。

（2）掌指关节的操作：①分离牵引、长轴牵引；②前后向滑动；③后前向滑动；④侧方活动；④旋转摆动。

（3）腕掌关节的操作：①长轴牵引；②前后向滑动；③后前向滑动；④尺侧滑动；⑤桡侧滑动。

（4）指间关节：包括近端和远端指间关节，松动手法与掌指关节相同。

（二）物理因子治疗

1. 概述

物理因子治疗是应用自然界存在或人工制作产生的各种物理因子（如声、光、电、磁、热、冷、压力、矿物质等）作用于人体相应部位，通过对人体皮肤、肌肉、骨骼、神经、血管、内脏等组织或器官的影响，以及对神经、体液、内分泌等生理机制的调节，以达到预防、治疗相应疾病和（或）促进功能康复为目的的一种治疗方法。

物理因子治疗在手与上肢功能障碍康复中发挥着重要的作用，通过不同物理因子作用于手与上肢相应部位，改善手与上肢的功能。常应用于因手与上肢损伤导致的各种功能障碍。

2. 治疗目的

（1）改善手与上肢各关节的关节活动度。

（2）调节手与上肢异常肌张力。

（3）提高手与上肢的肌力。

（4）缓解手与上肢肌肉或关节等相应部位疼痛。

（5）促进手与上肢局部皮肤伤口的愈合。

（6）减轻手与上肢的炎性反应。

（7）减轻手与上肢外伤后瘢痕增生。

（8）促进手与上肢局部肿胀的消退。

（9）促进手与上肢损伤神经功能恢复，改

善手与上肢血液循环，增加营养供给。

3. 电疗

通过使用不同频率的电流作用于人体相应部位来治疗疾病的方法。根据电刺激频率不同，分为三类：低频电疗法（0~1000Hz）、中频电疗法（1000~100 000Hz）、高频精确（>100 000Hz）。

（1）低频电疗法：应用低频脉冲电流作用于人体来治疗疾病的方法称为低频电疗法（low frequency electrotherapy）。低频电疗法按照输出电流波形、有无调制、电流方向等方面不同，分为：感应电疗法、经皮神经电刺激疗法，痉挛肌电刺激疗法，神经肌肉电刺激疗法，功能性电刺激等。

A. 感应电疗法（faradization）：是通过应用电磁感应原理产生的一种双相、不对称的低频脉冲电流，周期在 12.5~15.7ms，电脉冲有效波宽（正向脉冲持续时间）为 1~2ms，峰值电压 40~60V，频率一般设置在 60~80Hz。

a. 作用：感应电疗法能够兴奋正常的神经和肌肉，对完全失神经支配的肌肉无明显刺激作用，对部分失神经支配的肌肉作用减弱。可以用来防止失用性肌萎缩，诱发手与上肢的运动，减轻粘连，促进肢体血液和淋巴循环，镇静止痛等。

b. 应用：手与上肢失用性肌萎缩、肌张力低下、软组织粘连、血液循环障碍等。

c. 禁忌证：有出血倾向，急性化脓性炎症，痉挛性麻痹，皮肤破损，感觉过敏者，有植入心脏起搏器者，严重心力衰竭，孕妇的腰骶部。

d. 注意事项：感觉减退的患者应避免电流强度过大导致电灼伤，电极应避免放置于伤口及瘢痕；治疗时患者不可移动体位及接触金属物品。

B. 经皮神经电刺激疗法（transcutaneous electrical nerve stimulation，TENS）：也称为周围神经粗纤维电刺激疗法，主要是刺激感觉纤维，兴奋 A 类纤维，激活粗纤维，关闭疼痛闸门和释放内源镇痛物质。波形为持续的、不对称的平衡双相波型，频率为 1~150Hz 可调，脉冲宽度为 100~300ms 可调。

a. 作用：针对手与上肢的疼痛，改善周围血液循环，促进骨折、伤口愈合等作用。

b. 应用：各种急慢性疼痛（如上肢神经痛、关节痛、肌痛、术后伤口痛、肢端疼痛等）以及骨折后愈合不良等。

c. 禁忌证：带有心脏起搏器者。

C. 功能性电刺激（functional electrical stimulation，FES）：是使用低频电流刺激失去神经控制的肌肉，使其收缩，以替代或矫正器官及肢体已丧失功能的方法。常用的频率多在 15~50Hz，脉冲波多在 100~1000μs，多使用 200~300μs，通电 / 断电比（on/off time）为 1∶3，波升、波降时间为 1~2s，在使用表面电极时，其电流强度在 0~100mA。使用肌肉内电极时，其电流强度在 0~20mA。

FES 多用于上运动神经元损伤引起的肢体功能障碍；FES 兴奋经神经传至肌肉，引起肌肉收缩；FES 的电信号及肌肉功能收缩信号可沿传入神经传入脊髓及大脑，使运动代偿性"恢复"或功能重建。FES 可以刺激手与上肢的相关肌肉收缩，使其出现功能性的动作（图 5-1-1 和图 5-1-2）。

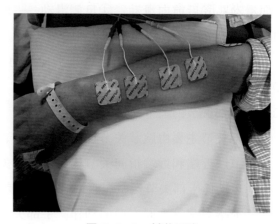

图 5-1-1　刺激手腕

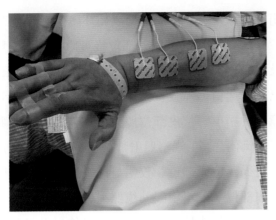

图 5-1-2　刺激手腕及拇指

a.应用：因神经系统损伤造成肌肉失去神经的支配和控制所导致的手与上肢功能障碍。

b.禁忌证：带有心脏起搏器者、意识不清、肢体骨关节挛缩畸形、下运动神经元受损、局部对功能性电刺激无反应者。

c.注意事项：准确掌握刺激点的解剖、生理结构和特点，与其他疗法相结合，如运动训练、心理治疗等，才能取得更好的效果。

低频电疗法使用 1000Hz 以下的脉冲电流作用于人体来治疗疾病。不同频率的低频电可引起肌肉收缩、神经抑制、神经兴奋等作用，用于治疗肌肉萎缩、失神经支配、急慢性疼痛等疾病。应根据不同的治疗需求选择不同频率的低频电治疗方案。

在治疗手与上肢疼痛、肌肉无力或萎缩等症状时，要求所刺激的肌肉必须有完整的神经支配，因此对于由于周围神经损伤造成的肌肉无力、萎缩，本疗法治疗效果不理想。

（2）中频电疗法（medium frequency electrotherapy，MFE）：采用频率多为 2000~8000Hz。根据所采用中频电流的不同产生方式、波形与频率，可以分为等幅正弦中频电疗法、调制中频电疗法、干扰电疗法、音乐电疗法等。

A.特点：无电解作用，对皮肤刺激小；连续刺激可以兴奋组织；低频调制的中频电流，兼有低、中频电流的特点；引起肌肉收缩，但无疼痛；能克服组织电阻，与低频电相比，能作用到更深的组织。

B.作用：MFE 具有镇痛、促进血液循环及消炎的作用，可以软化瘢痕，松解粘连；通过刺激运动神经和肌肉，引起正常骨骼肌和失神经肌肉收缩，可以防止肌肉萎缩，提高平滑肌张力，促进骨骼生长，增加生物膜通透性等作用。

C.应用：肩痛、上肢肌肉扭拉伤、肌纤维组织炎、关节纤维性挛缩、瘢痕、粘连、血肿机化、注射后硬结、中枢性瘫痪及小儿脑性瘫痪所致上肢功能障碍、周围神经炎或损伤引起的上肢弛缓性瘫痪、脊髓损伤等疾病引起的上肢功能障碍。

D.禁忌证：对于局部有恶性肿瘤、活动性肺结核、急性化脓性感染、出血性疾患、局部有金属固定物、置入心脏起搏器者、有严重心肺、肾脏疾病等患者需慎用或禁用。

（3）高频电疗法（high frequency electrotherapy）：是指通过应用频率大于 100kHz 的高频电流或其所形成的电场、磁场或电磁场治疗疾病的方法。医用高频电按照波长，频率分为长波、中波、短波、超短波、微波 5 个波段。

A.原理：高频电作用于人体主要产生温热和非热（热外效应）两种效应，主要是温热效应。高频电疗非热效应的作用：控制早期急性炎症，加速神经纤维、肉芽组织再生，提高神经系统的兴奋性，限制条件反射活动。

B.作用：改善手与上肢局部血液循环，减轻各种原因引起的疼痛，消除局部组织炎症水肿，加速组织生长修复，降低肌张力等。

C.应用：治疗上肢肌痛、扭挫伤、血肿、肩周炎、关节炎、上肢关节术后粘连、神经痛、周围神经损伤、神经根炎等。

D.禁忌证：恶性肿瘤（一般剂量时）、出

血倾向、结核病、妊娠、严重心肺功能不全、局部金属异物、植入心脏起搏器者。

E.注意事项：高频电疗法操作时需要严格掌握并做好环境设施、高频电辐射源、操作人员及患者的防护措施。

（4）直流电疗法（direct current therapy）：是方向固定、强度不随时间变化，可直接作用于人体或将药物离子导入人体以治疗疾病的电疗方法。

A.作用：阳极可以减少水肿和渗出，促进局部炎症消退，减轻水肿，缓解减轻疼痛；阴极可以改善局部组织营养，促进伤口、溃疡愈合，软化瘢痕、松解粘连，还可促进相应骨折断端骨痂生长、骨折愈合。

B.应用：治疗上肢疼痛、炎症、瘢痕粘连等，包括神经（根）炎、自主神经功能紊乱、深浅静脉炎（血栓性）等。

C.禁忌证：高热、恶病质、心力衰竭、出血倾向者、直流电过敏等。

4.光疗

（1）概念：应用人工光源或日光辐射治疗疾病的方法称为光疗法（phototherapy）。临床上常用的光疗法有红外线疗法、可见光疗法、紫外线疗法和激光疗法。光疗的生物学基础：热效应、光电效应、光化学效应。

（2）红外线疗法（infraredtherapy）：红外线辐射人体组织后主要产生热作用，故又有热射线之称。

A.作用：缓解局部肌肉痉挛，减轻各种原因所致疼痛，消除局部炎症水肿，减轻局部术后粘连，软化瘢痕等。

B.应用：上肢软组织扭挫伤恢复期、软组织炎症感染吸收期、伤口愈合迟缓、慢性溃疡、丹毒、冻伤、烧伤创面、肌痉挛等。

C.禁忌证：恶性肿瘤局部、出血倾向、高热、活动性结核、急性扭伤早期、急性化脓性炎症、

闭塞性脉管炎、局部感觉或循环障碍者等。

D.注意事项：照射部位接近眼或光线直射及眼时，可戴防护眼镜或以浸水棉花敷于双眼，以免引起白内障或视网膜的热损伤；皮肤感觉障碍、瘢痕、植皮部位照射时应特别小心，并经常询问患者，观察照射部位反应，以防烫伤；血液循环障碍部位，较明显的毛细血管或血管扩张部位一般不用红外线照射；治疗时患者不得移动体位或拉动灯头，以防身体触及灯具引起烫伤；多次照射后，局部皮肤可出现网状红斑，停止照射红斑即消失。

（3）紫外线疗法（ultraviolet therapy）：属不可见光，波长 180~400nm，因其在光谱上位于紫光之外，故称紫外线。辐射人体组织后主要产生光化学效应，故又有光化学射线之称。

A.紫外线生物剂量：一个生物剂量即最小红斑量（minimal erythema dose，MED）是指紫外线灯管在一定距离垂直照射下引起机体最弱红斑反应（阈红斑反应）所需的照射时间。

B.作用：直接杀灭并抑制手与上肢局部外伤创面病原体的生长繁殖，减轻局部皮肤浅层组织的急性感染性炎症，红斑量紫外线可以减轻局部疼痛，小剂量紫外线可以加速损伤组织再生等。

C.应用：局部（体表）照射，如疖肿、痈、急性蜂窝织炎、丹毒等；光敏治疗，如银屑病、白癜风等。

D.禁忌证：恶性肿瘤、高热、心肺肝肾功能衰竭、出血倾向、活动性结核、急性湿疹、日光性皮炎、皮肤癌变、色素沉着性干皮症、血小板减少性紫癜、血友病、系统性红斑狼疮、光敏性疾病、应用光敏药物（光敏治疗除外）等。

（4）激光疗法（laser therapy）：应用激光治疗疾病的方法，激光是受激辐射放大的光。其生物学效应包括热效应、压强效应、电磁场效应、光化效应等。

A. 治疗作用：激光的生物刺激和调节作用（如消炎镇痛、促进组织修复、"光针"作用、调节神经及免疫功能等）。

B. 应用：手与上肢相关的神经痛、慢性伤口、慢性溃疡、压疮、烧伤创面、甲沟炎、腱鞘炎、扭挫伤、肩周炎、软组织损伤等。

C. 禁忌证：恶性肿瘤（光敏治疗除外）、皮肤结核、高热、出血倾向、心肺肾衰竭、孕妇、与黑色素瘤有关的皮肤病变、光敏性皮肤或正在服用光敏性药物等。

D. 注意事项：光导纤维不得挤压、弯曲，以防折断操作者及患者均应戴激光防护眼镜，保护眼睛；治疗过程中，患者不得随意变换体位，或移动激光管；3~6 个月定时检查激光器的输出强度；光敏治疗的患者于注射药物后 1 个月内应居住暗室，严禁日光直晒，以免发生全身性光敏反应。

5. 超声波疗法

超声波疗法（ultrasound therapy）是应用超声波作用于人体以达到治疗疾病目的的一种物理治疗方法。超声波是频率在 20kHz 以上的机械振动波，不能引起正常人听觉反应的机械振动波，一般常用频率为 800~1000kHz。

（1）超声波疗法对手与上肢功能的影响：①对手与上肢相应神经的影响，一定剂量内使神经兴奋性增高，传导速度加快，促进损伤神经的愈合。对神经炎、神经痛等有明显镇痛作用。剂量过大会损害神经，导致其功能和形态上发生不可逆改变。②对手与上肢骨骼影响，小剂量（连续式 $0.1~0.4W/cm^2$、脉冲式 $0.4~1W/cm^2$）可促进骨痂生长。中等剂量（$1~2W/cm^2$）可引起骨发育不全，骨骺处禁用，大剂量使骨愈合迟缓，损害骨髓。超声波移动法大于 $3.25W/cm^2$ 的剂量为危险剂量。③对手与上肢肌肉及结缔组织的作用，横纹肌对超声波较敏感，治疗剂量的超声波可以降低痉挛肌肉的张力，使肌纤维松弛而缓解痉挛。结缔组织对超声波敏感性较差：有损伤的伤口，小剂量可刺激结缔组织增长；中等剂量的超声波对过度增生的结缔组织有软化消散的作用。

（2）应用：肌痛、挫伤、肩周炎、腱鞘炎等。

（3）禁忌证：活动性肺结核，严重心脏病，急性化脓性炎症，恶性肿痛（一般剂量禁忌），出血倾向，小儿骨骺部位等。

6. 电子生物反馈技术

（1）概念：电子生物反馈技术指将人们正常意识不到的肌电、脑电、皮温、心率、血压等体内功能变化，借助电子仪器，把它们转变为可以被人意识到的视、听信号，并通过指导和自我训练，让患者根据这些信号，学会控制自身不随意的功能，用于防治疾病或康复训练的方法。

（2）作用原理：通过电子仪器把患者对于身体的间接感知转化为直接感知，增加患者对机体内部的自我感知能力，达到由意识控制内环境、调节机体和治疗疾病的目的。

（3）应用：脑卒中偏瘫及脊髓损伤所致手与上肢功能障碍，上肢周围神经损伤等。

（4）禁忌证：有意识障碍和认知障碍、癫痫、心脏病、有出血倾向者等。

7. 磁疗法

（1）概念：磁疗法（magnetotherapy）是一种利用磁场作用于人体穴位或患处，以达到治疗目的的方法。磁场包括恒定磁场、交变磁场、脉动磁场、脉冲磁场等。

（2）治疗作用：消炎、消肿、止痛，促进创面愈合，软化瘢痕，促进骨折愈合。

（3）应用：急慢性软组织损伤，血栓闭塞性脉管炎、变形性骨关节病、肩关节周围炎、网球肘、腱鞘炎、纤维瘤、冻疮、血肿、滑囊炎、残肢痛等。

（4）禁忌证：白细胞总数低于 4×10^9、

危重患者、体质较弱、不能耐受、孕妇下腹部，或心脏起搏器及其邻近部位有金属异物的局部等。

8. 传导热

（1）概念：传导热（conductive heat therapy）是以各种热源为介质，将热直接传导给机体，从而达到治病目的的一种治疗方法。常用的传导热疗法的种类主要有石蜡疗法、湿热敷疗法、熏蒸疗法、泥疗、砂疗等，热刺激是最重要和共同的作用因素。

（2）作用：①对神经系统，降低肌张力、镇痛；②对血液循环的影响，改善组织营养、促进水肿吸收；③对皮肤及软组织影响，软化瘢痕、促进创面修复、松解挛缩关节；④其他治疗作用，温热作用、消炎作用、润滑作用、促上皮增生、再生、促进骨折愈合、机械压迫作用（促进渗液吸收、使热作用深而持久）。

（3）应用：手与上肢相应关节炎症（如风湿性关节炎、骨关节炎、肩周炎及腱鞘炎、滑膜炎、滑囊炎等）、活动度受限；软组织（肌肉、肌腱、韧带、筋膜）挫伤和扭伤、挤压伤等；各类疼痛；外伤或术后手与上肢组织粘连、瘢痕；骨折术后，手与上肢血液循环障碍和（或）肿胀；上肢神经炎、神经痛、神经营养不良、神经性皮炎等。

（4）禁忌证：皮肤感觉障碍、感染及开放性伤口、高热、化脓、厌氧菌感染、恶性肿瘤、结核、心肾功能衰竭、出血性疾病、皮肤病、周围循环障碍、严重水肿部位、经深部放射性治疗的患者及 1 岁以下婴儿。

9. 水疗法

（1）概念：水疗法（hydrotherapy）是以水为媒介，利用不同温度、压力、成分的水，以不同的形式作用于人体，以预防和治疗疾病、提高康复效果的方法。

（2）应用（治疗作用）：多使用局部涡流浸浴。上肢涡流装置：浴槽容量较大，槽内有一个喷水嘴，能容纳一只手臂或两只手臂。涡流浴有三个作用：热效应、浮力作用及按摩作用，使患者的训练既有放松作用，又有治疗作用。热效应能够增加体温、扩张血管，加快血液循环。浮力作用可以缓解关节和肌肉的压力，产生失重的放松感觉。按摩作用是通过喷射出的温热的水汽混合物，放松紧张肌肉，刺激躯体镇痛激素的释放，以起到放松作用。

（3）适应证：手与上肢运动功能障碍、血液循环障碍、上肢慢性溃疡、截肢残端痛、关节扭挫伤、创伤后手肿痛、周围性神经痛、神经炎、雷诺病、骨关节和肌肉风湿疾患、疲劳综合征等。

（4）禁忌证：精神意识紊乱或失定向力、恐水症、皮肤传染性疾病、频发癫痫、严重心功能不全、严重的动脉硬化、心肾功能代偿不全、活动性肺结核、癌瘤及恶病质、身体极度衰弱及各种出血倾向者。

10. 冷疗

（1）概念：冷疗（cold therapy）是应用比人体温度低的物理因子（冷水、冰等）刺激皮肤或黏膜以治疗疾病的一种物理治疗方法。冷疗根据不同治疗时间，不同治疗方法对（使）机体产生不同的作用：瞬间的冷作用——兴奋性增高，持续的冷作用——兴奋性降低。

（2）应用：上肢疼痛、关节挛缩、软组织损伤、手与上肢烧伤烫伤的急救治疗、早期蛇咬伤的辅助治疗。

（3）禁忌证：血栓闭塞性脉管炎、雷诺病、严重高血压病、心肺肾功能不全、动脉硬化、冷变态反应者、对冷过度敏感者、阵发性冷性血红蛋白尿患者、局部血液循环障碍、皮肤感觉障碍、言语和认知功能障碍者。

11. 压力疗法

（1）概念：压力疗法（compression

therapy）指通过改变机体的外部压力差，以达到促使血管内外物质交换，同时改善由于血液黏稠度增大或有形成分性质的改变而引起的物质交换障碍，促进溃疡、压疮等的愈合，促进再生修复，促进水肿的吸收。压力疗法可分为正压疗法（体外反搏疗法、正压顺序循环疗法）与负压疗法，或两种压力交替的正负压疗法。

（2）应用：创伤后水肿；淋巴回流障碍性水肿；截肢后残端肿胀；复杂性区域性疼痛综合征（如神经反射性水肿、脑血管意外后偏瘫上肢水肿）。

（3）禁忌证：肢体重症感染未得到有效控制，近期下肢深静脉血栓形成，大面积溃疡性皮疹，出血倾向，静脉血栓早期，动脉瘤，大面积坏疽，血管手术后，治疗部位有感染灶，治疗部位有恶性肿瘤等。

12. 新型物理因子治疗

（1）脉冲枪：

A. 作用机制：调整脊椎、骨关节排列；改善生理结构及生物力学，调节神经肌肉兴奋性；增强本体感觉；改善关节活动度；提高整脊效率，改善症状，扩大活动范围；调节肌肉紧张度。

B. 特点：速度极快，脉冲仪的作用频率是其他设备的 2 倍，是通过手法调整的。

C. 应用：肩痛、肩周炎、上臂痛、网球肘、手腕痛、腕管综合征、肌肉痉挛疼痛、疲劳不适等。

D. 禁忌证：骨折未愈合部位、骨质破坏（肿瘤、结核等）、严重骨质疏松症、局部炎症急性渗出期、局部皮肤溃疡部位、治疗后出现不适或恐惧者、不宜冲击震动部位等。

（2）冲击波：体外冲击波疗法（extracorporeal shock wavetherapy）是利用液电能量转换及传递原理，造成不同密度组织之间产生能量梯度差及扭拉力，产生裂解硬化骨、松解粘连、刺激微血管再生、促进骨生成等作用，达到治疗疾病的目的。

A. 分类：体外冲击波通常分为低、中、高 3 个能级：低能量范围：$0.06 \sim 0.11 \mathrm{mJ/mm^2}$；中能量范围：$0.12 \sim 0.24 \mathrm{mJ/mm^2}$；高能量范围：$0.25 \sim 0.39 \mathrm{mJ/mm^2}$。

B. 治疗原理：体外冲击波主要通过两种原理发挥其治疗作用，一是物理效应，二是生物效应，但这两种效应均取决于冲击波的能级和能流密度。物理效应：材料破坏机制、成骨效应、镇痛效应、代谢激活效应。生物效应：空化作用的生物效应、应力作用的生物效应、压电作用的生物效应、时间依赖性和累积效应、代谢激活效应、损伤效应。

C. 作用：

a. 对骨组织的生物学作用：体外冲击波能够增加骨痂中骨形态发生蛋白（bone morphogenetic protein，BMP）的表达，加强诱导成骨，促进骨痂形成，并通过促进骨不连处的骨膜下发生血肿，从而刺激骨痂生长，加速骨折愈合，促进钙盐沉积，同时也可击碎骨不连处的坚硬的骨端钙化，促进新骨形成。

b. 对肌腱组织的生物学效应：实验证明体外冲击波作用于肌腱组织中的腱细胞后，类似于活体中腱细胞受力情况；利用体外冲击波最大限度诱导和激发肌腱组织和细胞的内在愈合能力，而抑制外在愈合，以减轻粘连，成为临床治疗肌腱末端病的一大新兴发展方向。还有研究表明体外冲击波可以使受作用的组织内新生血管形成。

c. 对相关细胞的生物学效应：体外冲击波通过对骨髓间充质干细胞、成骨细胞、成纤维细胞、淋巴细胞、肿瘤细胞的代谢产生影响而促进骨细胞增殖和骨再生或抑制肿瘤生长。

D. 应用：骨组织疾病，如骨折延迟愈合、骨不连；软组织慢性损伤性疾病，如钙化性肌腱炎、肱骨外上髁炎、肱骨内上髁炎、肩峰下滑囊炎、肱二头肌长头肌腱炎、胫骨结节骨骺骨软骨炎。

E.禁忌证

a.整体因素：严重心脏病、心律失常及高血压患者，年老体弱，全身情况很差，或有严重内科疾病如心、肺、肝、肾等重要脏器功能障碍等。安装有心脏起搏器患者，避免造成心脏起搏器工作异常。出血性疾病凝血功能障碍患者未治疗、未治愈或不能治愈的出血性疾病不宜行体外冲击波治疗，因为可能引起局部组织出血。使用抗免疫药剂患者。各类局部肿瘤患者。血栓形成患者。骨质未成熟患者。孕妇。

b.局部因素：局部感染及皮肤破溃患者；肌腱及筋膜急性损伤；关节液渗漏的患者；冲击波焦点位于脑及脊髓组织者；冲击波焦点位于大血管及重要神经干走行者；冲击波焦点位于肺组织者；萎缩及感染性骨不连；大段缺损性骨不连，骨缺损大于1cm者。

（3）振动疗法（vibration therapy）：振动是力通过固体传播产生机械振动，围绕平衡位置的一种往复运动。无序振动会对人的身体造成一定的伤害，而适宜的振动则对人体健康产生有利的影响。振动疗法是一种将机械振动作用于人体以治疗疾病的物理治疗方法。

A.分类：据振动作用于人体的范围可将振动疗法分为局部振动疗法、区域型振动疗法和全身振动疗法。

a.局部振动疗法：通常是指躯体的单个节段接触振动器械，而人体的其他部分不产生振动。一般是仅作用于肌腹、肌腱和足底等身体局部的振动元件。

b.区域型振动疗法：是指振动刺激的范围超过单一节段的区域（如下肢等）受到振动刺激的影响。一般是作用于身体某节段的哑铃状或带状的振动器。

c.全身振动疗法：是指由人的足部或臀部接触振动器械，通过下肢或躯干将振动传导至全身，一般是振动平台。

B.作用机制：通过高速地剧烈振动来提高疼痛阈值，借以减轻疼痛。主要是针对体内软组织进行治疗，如钙化或非钙化侵犯性综合征、足跟痛综合征等。通过高速的振动来缓解或增加肌筋膜张力，主要针对肌肉张力不协调进行治疗，如肌筋膜疼痛综合征、振动排痰等。通过高压静电在一个水下电极放电而发生电液冲击波，主要针对皮肤及体内软组织和骨骼进行治疗，如钙化或非钙化侵犯性综合征、骨不连和延迟愈合等。

C.治疗原理：振动作用的基础是通过机械振动刺激肌梭、腱梭等本体感受器，诱发有神经支配的骨骼肌的牵张反射来增强其神经肌肉的功能。低频的振动还被证实能有效减轻患者的疼痛感。振动刺激对局部软组织可起到按摩作用，改善局部血液循环，并将一定限度的振动沿肢体的纵轴传至骨折的断端，使其接触更加紧密，从而减少断端间血肿的形成，促进骨密度的增加和骨结构改善。

D.作用：治疗肌无力、肌肉拉伤、肌肉萎缩、肌肉和韧带损伤、慢性肌肉骨骼疼痛、骨质疏松症、痉挛、肌力低下等。

E.应用：肩痛、肩周炎、中风引起的手与上肢肌力和肌张力异常、手与上肢所属肌肉关节疼痛、疲劳等。

F.禁忌证：低频率（1~5Hz）——无禁忌证；中频率（6~11Hz）——一般无禁忌证，或遵医生诊断；高频率（＞12Hz）——怀孕、手与上肢存在人工关节、金属植入物等、装有心脏起搏器或其他电子设备、怀疑局部血栓形成、癫痫等。

（三）运动疗法

在物理治疗中，运动疗法最为重要，强调患者的主动参与。对于手与上肢功能的运动疗法，主要包括肌力训练、关节活动度训练和神经发育疗法的治疗以及处理一些特殊问题的运动疗法。

1.肌力训练

手与上肢的肌力训练是针对各种原因引起手与上肢部分肌群肌肉力量减弱的治疗方法。常用于训练肌肉萎缩及肌无力的患者，以改善肌肉力量，从而提高运动功能。具体的训练方法很多，应根据肌肉现有肌力水平，分别采用如电刺激、物理因子、助力运动、主动运动或抗阻运动等方式训练。

（1）适应证和禁忌证：①适应证，防治长期失用与制动、疼痛反射性抑制脊髓前角细胞、神经系统损害引起的肌萎缩。②禁忌证，患有严重心血管疾病及神经性瘫痪者不宜进行中等以上强度的肌力训练。此外，心血管疾病患者在进行肌力训练时，应避免最大强度训练或等长肌力训练，同时避免训练过程中憋气用力。

（2）训练方式：训练方法选择实例，肌力等级与肌力训练方法的关系可参见表5-1-1。

表 5-1-1　肌力等级与肌力训练方法

肌力等级	练习方法
0	功能性电刺激、被动活动（强调主观努力）
1	功能性电刺激、主动运动（传递冲动训练）
2	助力运动
3	轻微抗阻运动＋抗重力主动运动
4	抗阻运动
5	最大抗阻运动

A. 0级与1级：目前针对肌力0级与1级的患者较为常见的治疗方法主要有功能性电刺

激、传递冲动训练、被动活动等。

a. 功能性电刺激：是一种应用低频脉冲电流刺激外周神经，引起肌肉收缩，促进神经肌肉功能再建，以达到预防肌肉萎缩，实现治疗目的的方法。目前给予脑卒中患者偏瘫侧手与上肢功能性电刺激治疗是较为常用的一种治疗方式，但仍缺乏设计严谨的针对其疗效的临床随机对照研究。

b. 传递冲动训练：嘱患者作主观努力，试图引起瘫痪肌肉的主动收缩。主观努力使大脑皮层运动区发放相应的神经冲动，通过脊髓前角运动细胞向周围传递，以促进再生的神经轴突达到瘫痪肌群。这种主观努力可刺激轴突，增强神经营养作用，促进神经本身的重塑或重建，此种训练方式在脑血管意外、脊髓损伤的上肢与（或）手外伤导致中枢神经损伤性和（或）外周神经损伤性肌力降低的肌力训练中应用较为广泛。

c. 被动活动：主要适用于肌力0级与1级的患者，通过外力进行肌肉的被动牵拉、叩击、多关节被动活动和挤压，通过皮肤感觉刺激、本体感觉促进技术募集更多的神经元，促进肌肉收缩功能的恢复（图5-1-3）。

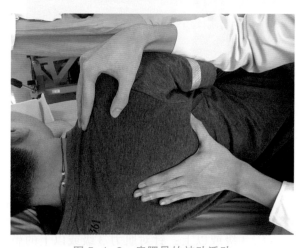

图 5-1-3　肩胛骨的被动活动

B. 2级：针对肌力2级的患者较为常见的的治疗方法主要为助力运动，患者在主动收缩活动的同时借助外力减速的帮助，以便完成全范围的关节活动，强调患者最大程度用力，仅给予最低限度的助力。如徒手助力运动，治疗者帮助患者进行主动运动。随着主动活动能力的改善，逐渐减少给予的帮助。悬吊助力运动：利用悬吊装置将肢体悬吊起来，减轻肢体重量，然后在水平面上进行运动。例如，肩外展悬吊助力运动时，患者取仰卧位，利用悬吊带将患者上肢水平外展。图5-1-4为侧卧位条件下肩的前屈助力运动肩外展，应为坐位水平外展或仰卧位肩外展运动时，患者主动全范围前屈肩关节，动作宜缓慢、充分，要避免上肢借助惯性做钟摆样动作。随着训练的进行可调节悬挂绳与上肢的相对角度，从而适当增加患者运动阻力以增强训练效果。此外还有其他助力运动如患者健肢助力运动、水中运动等。

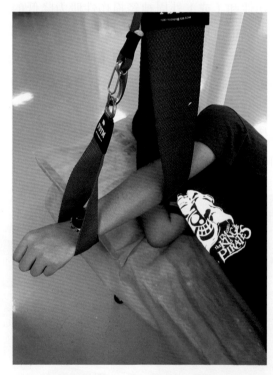

图 5-1-4　上肢的助力运动

C. 3级或以上：针对肌力3级或以上的患者较为常见的的治疗方法主要为主动运动，将训练肢体放在抗重力位置上，进行主动运动。主要有以下几种：

a. 向心收缩训练（concentric exercise）：即利用肌肉的等张收缩进行的向心性肌力练习。肌肉收缩产生相应关节角度的缩小。

b. 离心收缩训练（eccentric exercise），即利用肌肉的等张收缩进行的离心性肌力练习。肌肉收缩产生相应关节角度的扩大。

c. 等长收缩训练（isometric exercise），也称静力性收缩训练，是利用肌肉的等长收缩进行的一种肌力练习。在因各种因素导致肢体或关节制动情况下的肌力训练中应用较为广泛，如肱骨外上髁骨折术后初期的康复治疗中。

D. 4级及以上：针对肌力在4级及以上时，宜通过抗阻练习提高肌力。主要有动力性抗阻训练、静力性抗阻训练及等速肌力训练等。

a. 动力性抗阻训练（dynamic resistance exercise）：肌肉在一般抗阻运动时，长度缩短或伸长，使关节发生运动。其优点是可增强全关节活动范围的肌力；可改善肌肉运动的神经控制；可改善肢体血液淋巴循环，促进关节液流转，改善关节软骨营养；阻力和控制量易于掌握；有向心收缩和离心收缩成分。缺点是在关节运动范围明显受限、关节内疾病急性期时及运动中途有疼痛时不适用；阻力非顺应性，受惯性影响；不能进行不同速度练习及速度控制。而渐进抗阻训练是利用逐渐增加阻力来对肌肉进行等张练习的方法（图5-1-5）。

b. 静力性抗阻训练（static resistance exercise）：是一种利用抗阻等长收缩来增强肌力的训练方法。其优点是因不产生明显关节运动，可在关节被固定时、关节内损伤、手术后或有炎症早期开始训练，有效避开疼痛弧，实现肌力练习，以防止肌肉萎缩，同时有利于消肿及对关节囊、关节韧带的感受器进行生理刺激，提高患者的本体感觉。一般不需特殊器械，随处可行。其缺点是有角度特异性，即只对增强关节处于训练角度附近约20°范围内的肌力有效，需要进行多角度的训练，费时费力；长时间的等长收缩对心血管系统的压力较大。

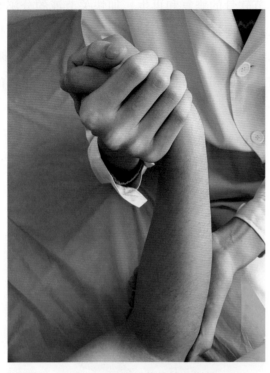

图 5-1-5　腕关节的抗阻训练

c. 等速肌力训练（isokinetic strength training）：是一种利用专门设备限定肌肉收缩时肢体的运动速度，做到在运动全过程任何时刻肌张力都有较大的增加，从而使肌肉得到较有效的一种训练方法。随着病程推移及功能进步，抗阻练习的方式方法也应酌情作连续的改变。大致流程如下：多角度、次大强度等长练习→多角度、最大强度等长练习→短弧度、次大强度等速练习→小幅度等速练习→小弧度、最大强度等速练习→全幅度、次大强度等速练习→全幅度、最大强度等速练习。

（3）注意事项：①正确掌握运动量与节奏，循序渐进，遵循疲劳和超量恢复的原理，以练习后第 2 天不感到疲劳和疼痛为宜，每天练习 1~2 次，每次 20~30min，可分组练习，组间间隔 1~2min。而对于神经瘫痪患者则要求练习时避免疲劳出现。②无痛锻炼原则，运动中发生疼痛应被视作引起或加重损伤的

警告信号，应予以重视并尽量避免。③适当动员提高练习效果。消除患者可能存在的疑虑，经常给予鼓励提高其信心和长期坚持的积极性。④有心血管疾病的患者，应注意心血管反应，避免过分用力或闭气，对心血管造成额外的负荷。

2. 关节活动度训练

手与上肢关节活动度训练是指利用各种方法以改善和恢复因组织粘连或肌肉痉挛等多种因素引起的手与上肢各关节活动度障碍的运动疗法。

正常关节活动度需要关节、关节囊、韧带、肌肉等组织保持良好的弹性，使结缔组织处于一种疏松的网状状态，这需要每天多次全关节活动范围的正常活动。一旦关节活动度障碍，尤其是因关节内外纤维组织挛缩或瘢痕粘连引起的关节活动度障碍，通常需要反复的关节活动度训练来延长短缩的关节周围软组织，恢复软组织的弹性。挛缩或粘连的软组织持续性牵伸是关节活动度改善的主要因素。

手与上肢在日常生活中扮演了重要角色，几乎所有的生存活动都离不开手与上肢的功能，因此保持手与上肢的功能性具有重要意义，所以应以手的功能恢复为原则。

（1）训练要求：关节活动训练应以完成主要功能活动所要求的关节活动度来进行，如进食活动对于手与上肢的关节活动范围要求：①肩关节，屈曲 5°~45°（总活动度 40°），外展 5°~30°（总活动度 25°），内旋 5°~25°（总活动度 20°）；②肘关节，屈曲 70°~130°（总活动度 60°）；③前臂，旋前 40°，旋后 60°（总活动度 100°）；④腕关节，屈曲 10°，伸展 20°（总活动度 30°），尺侧偏 20°，桡偏 5°（总活动度 25°）。

（2）基本原则：手与上肢的关节活动训练主要遵循逐步、反复、安全、顺序、综合治

疗和功能活动的原则。

（3）训练方法：主要包括维持关节活动训练及改善关节活动训练。

A. 维持关节活动训练：主要包括被动关节活动度训练、主动 - 辅助关节活动度训练、主动关节活动度训练。

a. 被动关节活动度训练（passive range of motion exercise）：是患者完全不用力，全靠外力来完成关节活动的运动训练方法。外力主要来自治疗师、患者健肢或各种康复训练器械等。可增强瘫痪肢体本体感觉，刺激屈伸反射，放松痉挛肌肉，促发主动运动；牵伸挛缩或粘连的肌腱和韧带，维持或恢复关节活动范围，为主动运动做准备（图 5-1-6）。适用于肌力在 3 级以下的患者。

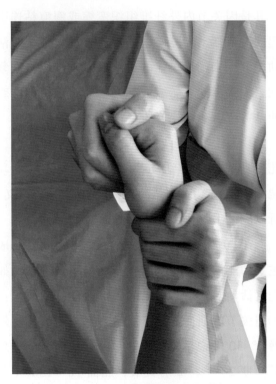

图 5-1-6　腕关节的活动度训练

被动关节活动度训练还包括关节持续性被动活动（continuous passive motion，CPM），可用于肢体在伤后早期进行持续、缓慢、无痛范围内的被动活动，并逐渐增加活动范围（图 5-1-7）。适应证：关节内手术后、骨折内固

定术后、肌肉 / 肌腱 / 韧带损伤术后、关节松解术后等。生理效应：可以促进伤口的愈合和关节软骨的修复和再生，加快关节液的分泌和吸收，促进关节周围软组织的血液循环和损伤软组织的修复；缓解疼痛，改善关节活动范围，防止粘连和关节僵硬，消除手术和制动带来的并发症。

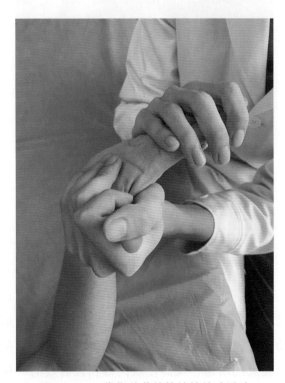

图 5-1-7　掌指关节的持续性被动活动

b. 主动 - 辅助关节活动度训练（active-assistive range of motion exercise）：是在外力的辅助下，患者主动收缩肌肉来完成关节活动的运动训练方式（图 5-1-8）。助力可由治疗师、患者健肢、器械（如棍棒、滑轮和绳索装置等）、引力或水的浮力提供。这种运动常由被动运动向主动运动过渡，兼有主动运动和被动运动特点。可增大关节活动度，同时也可逐步增强肌力，建立协调动作模式。适用于患者可主动收缩肌肉，在有或无辅助条件下可活动肢体；肌力相对较弱，患处关节不能完成全关节活动范围的运动；有氧训练时，多次重复的主动 - 辅助关节活动度训练改善心血管和呼吸功能；身

体的某一部分处于制动阶段，为保持其上下部位的关节功能，并为新的活动做准备；卧床患者为避免关节挛缩、肌肉萎缩、循环不良、骨质疏松和心肺功能降低等特殊情况。

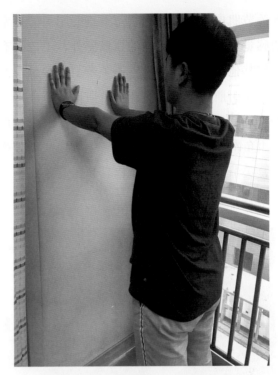

图 5-1-9　主动关节活动度训练

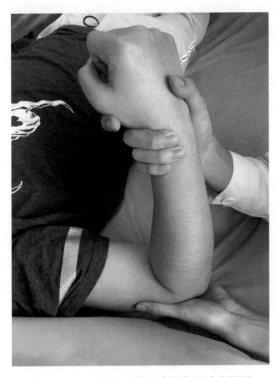

图 5-1-8　主动－辅助肘关节活动度训练

c. 主动关节活动度训练（active range of motion exercise）：主要通过患者主动用力收缩完成关节活动的运动训练。既不需要助力，也不需要克服外来阻力，可改善与恢复关节功能，还可改善和恢复肌肉功能和神经协调功能等。适应证同"主动－辅助关节活动度训练"。禁忌证同"被动关节活动度训练"。

B. 改善关节活动度训练：主要包括牵张训练、摆动训练、持续性关节功能牵引、关节松动术、间隙固定。

a. 牵张训练（stretching exercise）：是使关节周围软组织松弛的一种牵拉矫正方法。常常利用治疗师的手法、训练器具、患者自身重量、体位等方法进行牵张（图 5-1-9）。通过持续牵张关节周围组织，缓解关节肌肉痉挛，扩大或维持关节活动范围。

b. 摆动训练（pendulum exercise）：是一种手臂前后摆动。放松肢体的训练方法。主要是通过牵拉关节周围组织，改善关节的运动范围，并可使肢体放松。治疗时将上肢置于下垂体位，做前后放松摆动。摆动时可在肢体上加 1~2kg 重物，再做摆动。可拉大关节间隙，加大摆动趋势，带动肢体超出关节的受限范围，对短缩的关节组织起到牵拉作用。多用于肩关节的训练。

c. 持续性关节功能牵引（continuous joint functional traction）：通过持续牵引，松解关节周围的粘连组织，但不破坏其组织弹性，增加关节活动范围（图 5-1-10）。在手法牵引困难或效果欠佳时，可利用重锤滑车等方法做较长时间的牵引。但牵引的作用点要准确落在被牵拉组织张力的最大点上，牵引力应稳定而柔和，并应持续一定时间，如关节周围有炎症时，牵引力要轻柔，使紧缩的肌肉和受限的关节缓慢放松伸展。治疗中根据患者疼痛限度及忍耐程度调整牵引强度。牵引中应注意要在患者关节肌肉完全放松的状态下进行牵引。正常的感觉应是，除一时性的压痛感外，不应再有任何其他不舒服的感觉。避免牵引水肿组织及过度牵引肌力低下的肌肉。若肌肉关节疼痛或酸麻感持续24h以上，提示牵引用力过大，应减少负荷。注意骨折未愈合，关节内或周围炎症，关节在进行牵引或肌肉延长时有锐痛、剧痛及骨质疏松者应谨慎。

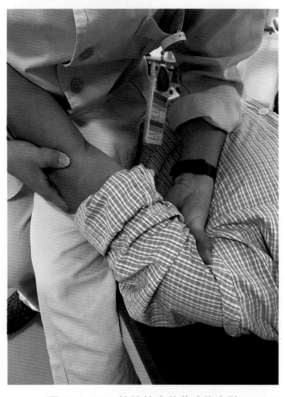

图5-1-10　持续性肩关节功能牵引

d. 关节松动术：单独作为一个内容进行讲解，本节不再赘述。

e. 间隙固定：适用于挛缩严重的关节，用以减少纤维组织的弹性回缩，加强牵引效果。固定材料可用夹板、石膏、热塑材料等。固定时位置应逐渐调整，不宜过紧，以免产生压疮。

C. 注意事项：熟知病情，定期评定关节活动度；掌握损伤的愈合进程；密切观察局部情况；禁忌暴力；关节活动度练习应与肌力练习同步进行；做好宣教工作。

3. 手与上肢运动功能障碍康复的神经发育疗法

在中枢神经系统损伤后，患者（儿）常出现手与上肢运动功能障碍。针对这种运动功能障碍，康复医学依据神经系统正常生理功能及发育过程，运用诱导或抑制的手段使患者（儿）逐步学会如何以正常的运动模式去完成日常生活动作的一系列治疗方法，就是神经发育学疗法。

常用的神经生理疗法包括Brunnstrom技术、Bobath技术、Rood技术、PNF技术、运动再学习技术等。本文主要从这几方面介绍手与上肢功能障碍的神经生理疗法操作。

（1）Brunnstrom技术：是依据脑损伤后患者运动功能恢复的各个不同阶段，利用各种运动模式诱发运动反应，再从异常运动模式中引导、分离出正常运动的成分，达到恢复患者运动功能的治疗技术。

A. 适应证与禁忌证：适用于中枢神经系统损伤后运动功能障碍，如脑外伤、脑卒中、儿童脑瘫等及运动控制障碍疾患；禁用于意识和认知障碍、严重情感障碍、生命体征不稳定者。

B. 操作方法与步骤：Brunnstrom技术主要包括体位摆放和床上训练，坐位训练，引导联合反应和共同运动，引导分离运动，日常生活练习等。

a. 体位摆放和床上训练：仰卧位、侧卧位良肢位的摆放技术。头、颈运动：患侧上肢放在治疗台上，治疗师一手放在患侧肩上，另一手放患侧耳后，让患者用耳朵接触肩峰，治疗师用手给予抵抗，当阻力足够大时，可诱发肩上举及耸肩活动。肩关节活动：在治疗师引导下的肩部运动，以维持肩关节活动度，预防肩痛。

b. 引导联合反应和共同运动：治疗师利用联合反应抵抗上肢屈肘、伸展，利用非对称性紧张性颈反射，将患者头转向健侧，然后牵拉引起屈肘伸展动作的肌肉。也可采取双侧抗阻划船样动作（治疗师坐在患者对面，相互交叉前臂再握手做类似划船时推拉双桨的动作，向前推时前臂旋前，向回拉时前臂旋后，治疗师在健侧施加阻力以引导患侧用力）。

c.引导分离运动：肘关节屈－伸分离运动，肘置于面前的桌子上，然后进行肘关节的屈伸活动；患者用手触摸对侧肩部再将其恢复到上肢伸展位。手指屈曲－伸展，患者握拳，拇指在四指外，然后拇指向小指方向滑动；也可将四指伸开，用拇指分别沿四指的指尖划向指根。

d.日常生活练习：生活中利用共同运动完成日常生活活动。

C.注意事项：熟练地运用 Brunnstrom 技术，需要治疗师熟悉脑损伤后的异常运动模式及病理反射的神经病理学基础知识以及 Brunnstrom 运动功能恢复的评定。

（2）Bobath 技术：是治疗中枢神经损伤后引起的运动功能障碍的治疗方法。其核心是以日常生活活动任务为导向的姿势控制和运动控制。

A.适应证与禁忌证：适用于中枢神经系统损伤，如儿童脑瘫、脑外伤、脑卒中等引起的运动障碍，意识和认知障碍，严重情感障碍，生命体征不稳定者禁用。

B.操作方法与步骤：Bobath 技术主要包括控制关键点、反射性抑制模式、促进姿势反射、感觉刺激、姿势控制和以任务为导向的运动控制训练等。

a.控制关键点：治疗师通过对患者身体关键部位上的手法操作来抑制异常的姿势反射和降低肌张力，引出或促进正常的肌张力、姿势反射和平衡反应。手法操作从躯干和近端开始，向远端移行，并随之减少操作点和控制的量以逐渐诱导出随意运动，常与反射性

抑制联合应用。图 5-1-11 可见肩部和上肢的关键点控制。

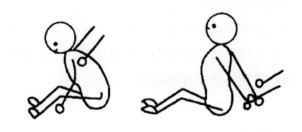

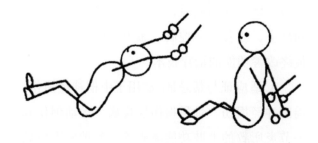

图 5-1-11 肩部、上肢关键点调节

b.反射性抑制模式：躯干肌张力增高，屈肌张力增高时，把头放置在过伸位，可以降低屈肌张力，增加伸肌张力；伸肌张力增高时，把头放置在屈曲位，可以降低伸肌张力，增加屈肌张力；屈肌与伸肌张力均增高时，通过旋转躯干（保持骨盆不动）来抑制。肢体肌张力增高，屈肌张力增高时可取肢体外旋位来抑制；外展肌张力增高时可取肢体内旋位来抑制；上臂屈肌痉挛时，取肢体对称性伸展（头在中立位）来抑制。出现痉挛，颈、背及手出现屈曲痉挛时，可取上臂水平外展或对角线伸展来抑制；躯干与髋出现痉挛时，可将臂上举过头，以促进躯干及髋的伸展。

c.促进姿势反射：促进调正反应，上肢保护性伸展反应和促进平衡反应。

d.感觉刺激：加压或负重、放置、保持和轻推技巧。

e.姿势控制和以任务为导向的运动控制

训练。

C.注意事项：鼓励患者及家属，给予必要的解释和心理支持，获得患者的积极配合；熟练掌握神经解剖及神经生理学等医学基础知识；关键点的手法操作动作应缓慢；治疗儿童时应遵循运动发育的规律。

（3）本体感觉神经肌肉促进技术（proprioceptive neuromuscular facilitation，PNF）：即本体感觉神经肌肉促进技术，是通过对本体感受器刺激，达到促进相关神经肌肉的反应，改善运动控制、肌力、协调和耐力，最终改善功能的治疗技术。

A.适应证与禁忌证：适用于中枢神经损伤、周围神经损伤、骨科损伤性疾病、运动创伤和关节炎所致的上肢功能障碍等。各种原因所致的关节不稳定，关节内未完全愈合的骨折，关节急性炎症或外伤所致的肿胀，骨关节结核和肿瘤等，以及婴幼儿、意识障碍及听力障碍者禁用。

B.操作方法与步骤

a.皮肤刺激（手法接触）：治疗师的手以蚓状抓握，摆放于患者运动相反的方向。

b.最大阻力：患者运动过程中，治疗师给予适宜的最大阻力。

c.扩散和强化：治疗师通过对较强肌肉的抗阻，把强化效应传送到较弱肌肉。

d.牵伸：治疗师在每个动作的开始给予主动肌快速的牵伸至最长位置。

e.牵引和挤压：治疗师利用对躯干和四肢的拉长（拉长肌肉，分离关节面）以诱发牵张反射，利用对躯干和四肢关节负重（压缩）以激活关节感受器。

f.时序：运动的先后顺序，促进正常顺序及通过"强调顺序"增加肌肉收缩。

g.体位和身体力线：治疗师通过身体和手的力线对运动进行引导和控制。

h.言语和视觉刺激：有效地使用语言指导和视觉反馈以诱导运动。

C.常用技术分类：

a.促进运动起始的技术：节律性起始、反复牵拉。

b.增强肌力的技术：反复牵拉、节律性稳定、等张组合、动态反转、稳定性反转。

c.增强耐力的技术：稳定性反转、动态反转、节律性稳定、反复牵拉。

d.增加稳定性的技术：等张组合、稳定性反转、节律性稳定。

e.增加协调和控制的技术：等张组合、节律性起始、稳定性反转、动态反转、节律性稳定、反复牵拉。

f.增加活动度的技术：动态反转、稳定性反转、节律性稳定、收缩-放松、保持-放松。

g.放松技术：节律性起始、节律性稳定、保持-放松。

h.减轻疼痛的技术：节律性稳定、保持-放松。

D.常用的上肢基本运动模式：包括上肢屈曲-内收-外旋运动模式、上肢伸展-外展-内旋运动模式、上肢屈曲-外展-外旋运动模式以及上肢伸展-内收-内旋运动模式。

E.注意事项：根据评定结果，选择适宜的治疗技术。治疗时根据患者的反馈，调节治疗量及调整治疗技术。患者取舒适安全的体位，治疗师保持正确的体位和身体力线进行操作。操作时，注意手的抓握技巧，言语提示须简洁、清晰，提供的最大阻力应适宜，牵拉力量不宜过大。避免患者过度疲劳。

（4）运动再学习是将中枢神经系统损伤后恢复运动功能的训练视为再学习或重新学习的治疗方法。它以生物力学、人体运动学、神经生理学和认知心理学等为理论基础，以作业或功能为导向，强调患者主观参与，按照科学的运动学习方法对患者进行运动功能训练。图5-1-12可见手功能的运动再学习。

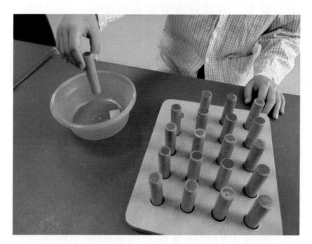

图 5-1-12　手功能 MRP

A. 方法：运动再学习的具体操作分为4个步骤，描述正常的活动成分并通过对作业的观察来分析缺失的基本成分和异常表现。练习丧失的运动成分，包括解释、指示、练习加语言和视觉反馈及手法指导。作业练习，包括解释、指示、练习加语言和视觉反馈及手法指导，及时进行再评定。训练的转移，即将训练转移到日常生活中去，包括安排和坚持练习，练习中要自我监督，并要求亲属和工作人员参与，创造良好的学习环境。

B. 特点：综合利用神经生理学、解剖学、生物力学、运动科学、行为科学等学科知识；正确判定出缺乏控制或正常顺序的运动成分；制订正确的训练目标；整体与部分训练运动的整合；康复训练与生活环境的密切结合；注重患者在训练中的注意力；利用多种反馈信息；患者应积极参与康复训练；患者应有一定的时间，用脑思考所学到的新动作。

（5）Rood 治疗技术：又称多种感觉刺激治疗法或皮肤感觉输入促通技术，由美国人 Margaret Rood 提出。此技术的主要特征是在特定皮肤区域内利用轻微的机械刺激或表皮温度刺激，影响该区的皮肤感受器，可获得局部

促通作用（图5-1-13）。

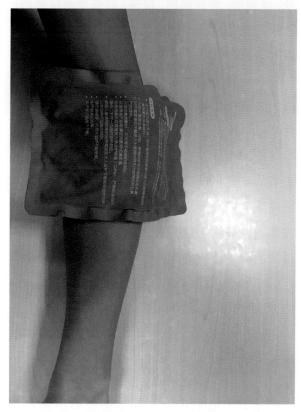

图 5-1-13　Rood 技术

A. 适应证：适合于任何有运动控制障碍的患者。

B. 基本理论：适当的感觉刺激可保持正常的肌张力，并能诱发所需要的肌肉反应；感觉性运动控制是建立在发育的基础之上，逐渐地由低级向高级感觉性运动控制发展；利用动作完成需有目的性，诱导出皮质下中枢的动作模式；反复的感觉运动反应是动作掌握的必备条件。

C. 治疗原则：先诱导出一些早期的粗大动作。开展姿势控制训练时，首先要固定远端肢体，然后再沿其固定方向的纵轴向下挤压。固定肢体末端，通过对末端上方肢体的被动或主动活动，来训练肢体的控制能力。当肢体的近端关节控制能力提高后，固定近端关节，诱导远端肢体在空中进行自主运动。

D. 基本方法：利用感觉刺激来诱发肌肉反

应。触觉刺激，快速刷擦和轻触摸；温度性刺激，冰刺激；牵拉肌肉，快速、轻微地牵拉肌肉；轻叩肌腱和肌腹；挤压肌腹、关节，引起关节周围的肌肉收缩；特殊感觉的刺激等。

利用感觉刺激来抑制肌肉反应。挤压，轻微的关节挤压可缓解肌肉的痉挛；牵拉，持续性牵拉可抑制或减轻痉挛。

应用个体发育规律促进运动的控制能力。关节的重复运动：由主动肌收缩与拮抗肌抑制而完成。关节周围肌群共同收缩：是固定近端关节，发展远端关节技能的基础；远端固定，近端活动。技巧动作：近端固定，远端活动。

上肢屈肌痉挛的抑制方法：轻微按压上肢的伸肌群，可缓解下列肌肉的张力，如手指屈肌、拇指外展肌、腕关节尺侧屈肌、肘屈肌、肩关节后伸肌。

4. 手与上肢疼痛的运动疗法

手与上肢损害后最常见的并发症就是疼痛，疼痛的持续存在严重影响患者后期康复治疗效果。临床上，对于手与上肢疼痛的康复治疗多采用综合康复，包括手术治疗、药物治疗、传统中医疗法、理疗、运动疗法等。运动疗法具有简单、方便、无创等优势。临床上针对手与上肢疼痛的运动方法包括良肢位摆放、主动运动、被动运动等。

（1）良肢位摆放：为了保持肢体良好的功能，防止或对抗痉挛的出现，保护关节及早期诱发分离运动，将其摆放一种位置或保持一种姿势的临时性体位。

（2）主动运动：治疗师尽量让患者做主动运动，尽量不要做上肢负超重的练习，任何能引起疼痛的活动和体位均应避免。

（3）被动运动：在患者仰卧位、上举上肢（以利于静脉回流）的情况下，进行肩关节、手和手指及前臂的被动运动。

针对手与上肢疼痛的运动治疗中，最佳的

治疗方法是在理疗（冷敷、热敷）基础上综合牵伸运动和按摩，还应该宣教患者学习、理解运动处方，并按处方方案进行锻炼。

5. 手与上肢肿胀的手法治疗

手与上肢肿胀的产生主要是静脉回流受阻。因此对于肿胀康复治疗可抬高患肢，对肿胀区及其近端肌肉进行节律性的动力性或静力性收缩及放松，对周围的静脉及淋巴管进行交替的轻挤压与放松，利用"肌肉泵"的作用，促进静脉、淋巴回流。

（四）功能性贴扎技术

随着人们对康复理念的认识的不断加深，同时，科学技术不断融入到康复领域，涌现出了多种新型的治疗技术，比如功能性贴扎技术、筋膜技术等。本部分着重讲解目前广泛被认可的功能性贴扎技术。

功能性贴布由日本人加濑建造博士（Dr. Kenso Kase）在1973年发明，是一种带有极佳弹性的超薄透气胶带。布基采用防水弹力布，胶水为医用亚克力胶，胶面呈波纹状不完全覆盖在布基上（胶面宽度肌内3.75px，间隙8.75px，波长150px，振幅40px）。功能性贴布的厚度与透气性均类似于人体的皮肤，可用来减轻水肿，改善循环、支持、训练，放松软组织，减少发炎反应，降低疼痛；功能性贴布在未施加拉力或在拉力范围（原长120%~140%）内时，功能性贴布具有持续的自然弹性，可提供持续有益的感觉输入（图5-1-14）。

1. 作用机制

功能性贴布的作用机制至今并不明确，但根据发明者加濑建造博士以及临床实验和贴扎效果分析，功能性贴布的作用假说主要集中在以下六点。

（1）缓解疼痛：根据闸门控制理论，由于触觉传入神经（Aβ纤维）的直径大于痛觉传入神经（Aδ和C纤维），在传导速度上也较快，因此增加触觉传入神经的感觉输入，能够抑制痛觉输入，从而减轻或消除疼痛。

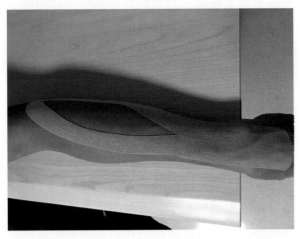

图 5-1-14　手臂贴扎

（2）改善循环：当贴布于皮肤密合时会自然产生皱褶，这些皱褶具有方向性，可改变筋膜及组织液的流向趋势，有效改善局部血液循环，使组织压下降以减轻疼痛，并降低炎症反应。

（3）减轻水肿：借由散状型贴布产生的池穴效应，以及贴布皱褶产生的方向性将组织间液引导向最近的淋巴结，从而减轻水肿。

（4）支持软组织：当贴布的自然回缩方向与被贴扎的肌肉收缩方向同向时，也就是说贴布的锚位于肌肉的起点，其余贴布朝肌肉走向贴至肌肉终点位置，此时贴布协助肌肉收缩。

（5）放松软组织：当贴布的自然回缩方向与被贴扎的肌肉收缩方向相反时，也就是说贴布的锚位于肌肉的终点，其余贴布朝肌肉走向贴至肌肉起点位置，此时贴布能减缓肌肉紧绷或痉挛，适度放松被贴扎的肌肉与局部筋膜。

（6）增加感觉输入：借由贴扎对局部皮肤的感觉输入，如同专业治疗师或训练人员的手部接触引导，能长时间给予该处软组织一个诱发动作的信息，能有效提升训练效果，达到肌肉再教育的目的。

2. 运动功能贴布在手与上肢功能障碍康复中的临床应用

（1）缓解上肢疼痛：研究者对于功能性贴扎提高痛点作用的解释集中于两方面：第一，可能是由于功能性贴扎可以促进痛点处的血液循环，同时减少疼痛递质在痛点处的堆积，达到缓解疼痛的目的；第二，根据闸门控制理论提出"痛点提高"的作用。可能是由于贴布的张力导致皮肤痛觉感受器产生的冲动使得脊髓后角神经胶质细胞兴奋，形成关闭闸门效应，导致疼痛感降低（痛点提高）。还有学者认为功能性贴扎其实是增加人体皮肤与人体的肌肉之间的联系与协作，可以直接减轻人体中对于皮下疼痛的感受刺激。适应证：肩手综合征、肩关节半脱位、肌腱袖损伤、肩周炎、肱骨外上髁炎、肱骨内上髁炎、腕管综合征、腱鞘炎等。

（2）改善手与上肢的关节灵活度：功能性贴扎的另一个效果就是可以很好的改善运动肌肉拉伤之后的关节灵活度，逐渐的提升患者自身肢体的功能。患者可以在使用的同时主动进行活动，这样可以使受伤的地方血液循环更加的快速，逐渐的改善关节的灵活性。很多医学方面的学者认为功能性贴扎可以很好的放松肌肉，还可以增加患者身体整体功能，降低患者在心理上的恐惧与疼痛，也是改善关节活动最主要的原因。适应证：肩、肘、腕、指间关节活动受限。

（3）增加患者肌肉的肌力：功能性贴布可以在不同地方对患者的皮下组织进行作用，并且可以迅速的恢复肌肉的能力。从肌肉顺向的起点开始一直到贴扎的最后，对皮肤的作用力是非常持久的，当功能性贴扎的方向与肌肉收缩方向一致时，贴布产生的张力能抑制过度使用肌肉导致的肌肉疲劳或痉挛；当功能性贴的方向与肌肉收缩方向相反时，贴布产生的张力则会促进肌肉恢复肌力，加速康复进程。通过强有力的贴扎对皮肤进行神经性刺激以促进肌力恢复，通过让人体肌肉产生条件性反射，逐渐达到最大力的收缩与伸展，增加肌肉更多的活动。适应证：肩关节半脱位、外周神经损伤等。

（4）增强患者的本体感觉：本体感觉是用来维持人体正常姿势以及不断保持人体平衡的重要因素，同时也是影响人体功能恢复的重要组成部分。人体的皮肤感受器在人体进行运动与关节活动时起着重要的作用，所以这种贴扎可以很好的将人体的各种性能激发出来，并且进行增强。功能性贴布不仅能够增强人体对感觉的输入以及身体的发展，还可以很好地提升各种肢体能力。适应证：上肢的本体感觉障碍。

（5）减轻手与上肢的水肿：沿着手与上肢的淋巴管走向在皮肤上轻轻施力，可以有效地减轻水肿，称淋巴按摩法。不施加任何拉力的多爪形功能性贴布，其持续的自然回缩力及形状特性，类似于治疗师双手在患处进行轻柔的淋巴按摩法，而在功能性贴扎期间又可持续作用，其特有的类似于皮肤的材质，能适度增加皮肤与肌肉之间的间隙，从而促进深层淋巴及血液循环。功能性贴另一个作用假说是希望能够利用贴布的回缩力"抓"起皮肤，增加皮肤与肌肉的间隙，促进患处的血液和淋巴循环，减少疼痛递质的积累以及炎症因子的刺激，减轻水肿。

（李　响）

第二节　作业治疗

一、概述

关于作业治疗（occupational therapy）的概念和业务范围，世界各国都有相应的解释，总结起来归纳为：有选择性和目的性地应用于日常生活、工作、学习和休闲等有关的各种活动来治疗患者躯体，心理等方面的功能障碍。发挥患者身心的最大潜能，以最大限度的改善和恢复患者躯体、心理和社会等方面的功能，提高生存质量，促其早日回归家庭，重返社会的一种康复治疗技术。

手功能康复中的作业治疗是以选择性和目的性应用各种活动来改善手与上肢的功能障碍，从而提高患者日常生活自理能力及社会参与能力的综合方法。

（一）作业治疗的目的

其主要目的在于提升手与上肢的灵活性及协调性，增强功能活动的控制能力和耐力，调节患者的心理状态，改善和提高患者的日常生活和工作能力，提高生存质量，使其早日回归家庭，重返社会。

（二）作业治疗与物理治疗的异同

作业治疗和物理治疗都归属于康复治疗学。在国外，由于分工细化，作业治疗师和物理治疗师都是分专业学习，两者都各有自身明确的职业定位。但在我国很多康复科从业人员对物理疗法和作业疗法之间的异同并不是很了解，因此，对两者之间的异同点做以下分析。

1.作业治疗和物理治疗的共同点

两者都是康复治疗的重要手段和组成部分，遵循相同的生物力学和神经生理学原理，两者治疗目的都是为了发挥患者残存功能，提高功能水平，促使患者生活自理和回归社会。工作流程也相似。

2.作业治疗和物理治疗的区别

治疗目标、范围、手段、重点、介入时间和患者参与都有所不同（表5-2-1）。

（三）作业治疗的选择及其原则

1.根据治疗的目的选择作业治疗的内容和方法

根据患者功能障碍的评定结果，明确其治

表 5-2-1　作业治疗与物理治疗区别

	作业治疗	物理治疗
治疗目标	改善和提高患者的日常生活能力和工作能力	患者运动功能最大限度发挥
治疗范围	躯体和心理功能障碍	躯体功能障碍
治疗手段	日常生活活动、生产性和休闲娱乐活动及辅助具的使用	手法治疗，物理理因子治疗，运动疗法
治疗重点	体现患者的综合能力，增加功能活动的控制能力，增强手的灵活性，手眼的协调性，以上肢或手的精细，协调运动为主	增加肌力及关节活动度，改善运动协调性，运动耐力及肢体平衡
患者参与	主动参与	主动为主，被动为辅
趣味性，积极性	强	弱
介入时机	较晚	较早

疗目的或设定其目标，制订适合患者的作业治疗计划。如增强肩、肘关节伸屈功能，可选择木工的刨削、拉锯及磨砂板的训练等；增强腕、指关节的活动能力，可选择油彩、绘画、乒乓球训练等；增强手指精细活动功能时，可选择编织、刺绣、泥塑、书法、打字及弹琴训练等。

2. 根据患者的功能状态选择适宜的作业活动

每个患者的功能障碍程度不同，身体状况不一样，存在着个体差异，在选择作业治疗方法时，应根据患者的个体情况，选择患者能主动参与并能完成 70%~80% 以上的作业活动。

3. 根据患者的个人爱好、兴趣，因人而异选择作业活动

选择的活动要充分调动患者的积极性及参与意识，调节患者的心理状态等。

4. 根据患者所处的环境，因地制宜地选择作业活动

患者在住院期间，可重点训练患者的日常生活能力及沟通能力，根据生活或者工作环境需要训练患者如何利用在医院所学到的技能，去适应其所处的环境。

5. 根据患者的身体状况选择作业活动的强度

在选择作业活动时，应根据患者当时的身体状态及个体不同情况，选择患者能够承受的作业活动强度和活动时间。作业活动强度要适量。

（四）作业治疗的基本理论

近些年来，作业治疗理论体系虽然有了很大的发展，并产生了多种观点或多个流派及多种实践模式，但它们的理论尚不够全面、系统和完善，各有其特点。纵观来看，目前国际上普遍的理念和思路认为：借助作业活动行为，可以协调和改善人的躯体及心理功能；人、环境、作业活动之间的相互作用，可以促进人的身心健康；人对活动的控制和调节，是通过大脑的控制和各系统的协调来完成的，即人体是一个具有负反馈的控制系统，这个系统是将各种感觉信息作为反馈用以提高活动控制的效率和准确性，强调的是外周感觉反馈作用。当一个人伸手去拿东西或做某项活动时，视觉、听觉或触觉便能不断地去感觉信息，并将这些信息不断地反馈到大脑神经中枢，然后，人体控制系统通过不断地修正和调节，最后拿到所需要的东西或完成某项活动。所以，人在学习和掌握某项活动或任务的过程，即是通过这种程序进行学习，掌握新的技能，促进功能恢复的过程。

人的各种活动或运动的技巧或技能，可通过不断地学习而获得，并从运动的生物力学和行为学来解释运动的现象。在作业活动中，因为是以活动或任务为中心，从作业活动的不断实践中获得技能或功能恢复，故更具有实用价值。因此，作业治疗就是运用有目的性和选择性的活动，不断反复地进行训练，掌握活动的技巧，建立适应环境要求的生活习惯。在20世纪60年代初，Mary曾提出，"人可从内在精神意志得到力量，用双手去影响自己的健康状况"的论点，并认为"人有一种要去掌握、控制和改善自己及环境的天性。"这是作业治疗的基础，即作业治疗可以改善人的躯体功能和心理状态，从而获得康复治疗的效果。

（五）作业治疗的分类

1. 按作业活动的项目分类

木工作业、手工艺作业、日常生活活动、编织作业、黏土作业、制陶作业、五金、金工作业、皮工作业、纺织作业、园艺作业、计算机作业、电器装配与维修、治疗性娱乐、游戏、书法、绘画、认知作业。

2. 按作业活动所需的技能分类

减轻疼痛的作业活动、增强肌力的作业活动、增加耐力的作业活动、改善关节活动范围的作业活动、改善手眼协调性的作业活动、改善知觉技能的作业活动等。

3. 按作业活动的功能分类

日常生活活动、生产性作业活动、娱乐休闲性活动、特殊教育性活动。

（六）常用的作业治疗器械设备

作业治疗的器械和设备一般比较简单，但种类繁多。临床常用的作业治疗器械和设备如下：

1. 手的精细活动及上肢活动训练器械

如插板、插针、磨砂板套圈、七巧板、手指抓握练习器、螺丝钉、前臂康复训练器、手精细活动能力测试器、手指屈伸牵拉重量练习器、手腕功能综合训练器、结扣解扣练习器、

计算机等，以及各种训练手指精细抓捏动作用的小粒滚珠、木棒和细小的物件等。

2. 日常生活活动训练器具

如穿衣钩、扣纽器、穿袜器、鞋拔、长柄梳子、拾物器、C形夹、姿势矫正镜、个人洗漱清洁用具及物品、餐具、厨具、家用电器、模拟厕所浴室设备等。

3. 工艺治疗用的设备或器材

如黏土和制陶材料及其工具和设备，刺绣用材料及器材，竹编或藤编工艺、材料及用具，写字和绘画用笔及颜料等。

4. 辅助器具及支具

如各种手杖、腋杖、肘杖、轮椅，以及各种助行器和功能改善用的支具等。

5. 职业能力测试及训练设备

如缝纫机、打字机、计算机、各种木工工具、机械维修工具、五金工具、Valpar综合职业技能测试设备（Valpar工作范例评定系统）等。

二、分类

按作业活动的功能分类来阐述如下：感觉运动的作业治疗、娱乐休闲活动、常用辅助器具、日常生活活动训练、工作生产活动训练。

（一）感觉功能的作业治疗

感觉功能的作业治疗主要有感觉再教育技术、脱敏疗法及代偿疗法等。

1. 感觉再教育技术

（1）基本原理：感觉再教育技术是用于感觉障碍的康复治疗技术，训练患者注意和理解各种感觉刺激。

（2）适用范围：感觉再教育适用于能够感觉到针刺、温度变化及压力，但触觉定位、两点分辨能力及触觉识别功能受损的患者，包括神经损伤、神经移植及脑卒中等感觉不完全缺损患者。感觉再教育技术强调感觉康复要与神经再生的时间相配合，当触觉在手指近节恢

复时，即可开始感觉再训练。当移动性触觉恢复后，或有保护性感觉（深压觉和针刺觉）和触觉恢复时，或是在 30Hz 振动感恢复时，即可开始感觉再训练。在神经纤维与感受器重新连接之前就开始训练，会没有进展，导致患者产生失败和挫折感。

（3）感觉再教育的基本原则：①每一项活动都要在有和无视觉反馈两种情况下进行，先用健侧感觉，后用患侧，先睁眼观察，再闭眼体会；②根据神经恢复的进程给予分级刺激，训练活动的分级可从不同角度进行，既要有难度又不能使者产生为难和沮丧的心情；③感觉测验和训练时要求环境安静无干扰；④每次治疗的时间不宜过长（10~15min），可分多次进行，每天 2~4 次，避免感觉的疲劳和厌倦。

感觉再教育是一个漫长的治疗过程，可以延续到患者回家后用患手做日常家务活动。治疗结束后还要积极鼓励患者用患手去做各种精细活动，只有在不断的活动中应用，感觉再教育所获得的进步才能得到巩固。

（4）外周神经损伤的感觉再教育：外周神经损伤者感觉再教育的训练分两个时期进行。

A. 早期训练：当患者能够分辨 30Hz 的震动及移动性触觉恢复时，即可开始早期的感觉训练。早期训练的目标是移动性触觉和固定触觉的正确分辨。训练正确的触觉定位，集中在移动性触觉、持续触压觉、触觉定位和触觉的灵敏性四个方面。

a. 移动性触觉：治疗师在安静的房间里训练患者。先用 30Hz 的音叉让患者知道什么时候及在什么部位开始的移动性触觉。然后用铅笔末端的橡皮头压在治疗部位由近到远来回移动，要求患者注视压点的触感，而后睁眼确认，再闭眼练习。如此反复，即睁眼—闭眼—再睁眼，直至患者能够较准确地判断刺激部位（图 5-2-1）。

b. 持续触压觉：当患者能够感觉到移动性触觉时，就可以进行持续触压觉训练。用铅笔橡皮头压在手指或手掌的固定地方，产生持续触压觉。训练顺序同移动性触觉（图 5-2-2）。

c. 触觉定位：患者闭眼，治疗师用手触碰患者手掌的不同部位，要求患者用健手指示出每次触碰的部位。如果指示错误，患者可以直接注视触碰的部位，要求患者描述出触碰部位

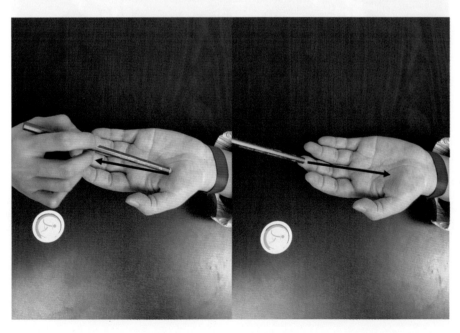

图 5-2-1　移动性触觉

的感觉（图5-2-3）。

d.触觉的灵敏性：感觉减退的患者很难完全恢复原来的感觉，需要训练大脑皮质对新刺激重新认识（图5-2-4）。可以让患肢触摸或者抓捏不同大小、质地和形状的常用物品进行

反复训练，增加对刺激的分辨能力。

B.后期训练：以指导患者恢复触觉识别能力（实体觉）为治疗目标。实体觉训练是最适合进行触觉识别能力再教育的手段，尤其适用于正中神经损伤患者。实体训练觉训练应在安

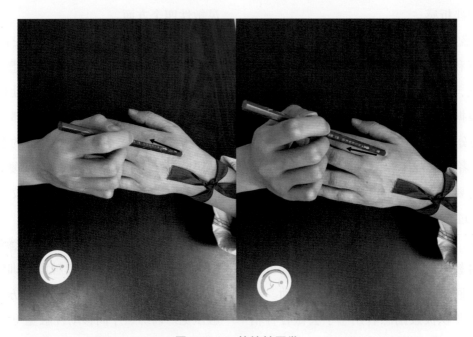

图5-2-2　持续触压觉

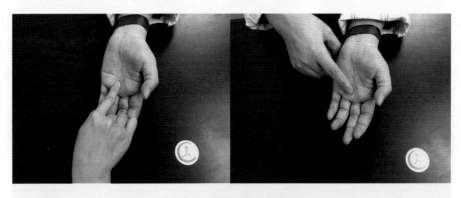

图5-2-3　触觉定位

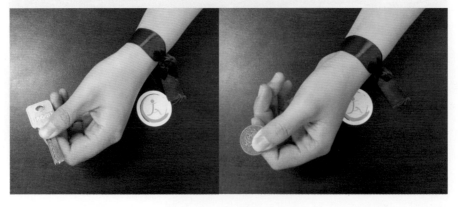

图5-2-4　触觉的灵敏性

静的治疗环境中进行。训练过程中要求遮蔽患者双眼，分三个阶段进行。

第一阶段：识别物品。患者闭目，治疗师从不同形状的积木中挑选出一个放在患者手中，让其尽可能描述手中物品的特征，如它是光滑的、冷的、正方形的，等等。然后让患者睁开眼睛，如有遗漏，补充描述其特点。可以先用健侧手进行上述训练，然后再用患手训练。触摸识别从形状简单、体积较大而且质地相同的目标开始，逐渐过渡到形状复杂、体积较小且质地不同的目标。

第二阶段：识别物品的质地。选择形状相同但质地不同的物品进行识别。从差异明显的材料开始比较，如拿天鹅绒布和粗砂纸相比较。随着触觉识别能力的提高，再识别质地差别细微、分辨难度较大的物品，如比较天鹅绒布和棉絮。天鹅绒布、棉絮、砂纸、金属片、软木、毛皮等是治疗中常用的材料。

第三阶段：识别日常生活用品。从识别较大的物品开始，如书本、篮球、电插座、手机、羽毛球等，逐步过渡到识别小巧的物品，如硬币、纽扣、别针、钥匙，可以把这些物品混合放在一只装有细沙或米的容器里增加识别的难度。还可以增加识别物品的速度，正常人2s即可做出正确的识别。注意激发患者的兴趣，可以与奖赏法结合。

（5）脑卒中后感觉障碍的再教育：脑卒中患者的身体运动功能能否恢复，很大程度取决于感觉功能是否正常。感觉障碍妨碍运动功能的正常发挥，由于缺乏正常感觉反馈，患者很难正常控制其运动的协调性。因此在脑卒中的康复治疗中常常将感觉功能与运动功能的再教育结合在一起进行，建立感觉－运动训练一体化的概念。

由于异常肌张力干扰感觉障碍感觉体验，因此在进行感觉训练之前应首先使肌张力正常化并抑制异常的运动模式，避免由于施加感觉

刺激而加重痉挛。可以选择多种刺激方式进行，每一种刺激反复、多次、长期进行。

感觉训练方法：①在上肢负重训练过程中，采用不同质地的支撑面既可易化运动又可促进感觉功能的恢复。如使用天鹅绒布、棉垫、木板、砂纸等。触觉障碍存在时应在每一次治疗开始时首先运用强触觉刺激如叩打、摩擦及刷子刷皮肤表面。②用患手在撒有滑石粉或沙子的桌面上向各个方向滑动，增加对手掌的刺激。③在装有细沙或者面粉的容器内用手指写字、随意画图案。④捡拾日常用品。将别针、铅笔、钥匙、纽扣、硬币等物品放入口袋，让患者按指令拿出。⑤日常生活活动和作业活动训练。在暗室中用钥匙开门、拿东西、扣纽扣。

用于增加偏瘫患者手与上肢感觉输入的作业活动：①用粗糙的毛巾、牙刷、鞋刷摩擦皮肤表面；②揉面或揉捏不同硬度的橡皮泥；③用手洗小件衣物；④制陶、编制或刺绣；⑤摸字母、数字。

2. 脱敏疗法

感觉过敏是皮肤处于易激状态，对于正常刺激的感受性增高的一种症状，表现为在正常情况下不引起疼痛的刺激在受累的区域引起疼痛。常见于各种原因（冻伤、烧伤、神经损伤等）引起神经末梢损伤后再生神经的皮肤感觉区。

脱敏疗法用于感觉过敏者，通常是疼痛过敏的患者，它以提高疼痛阈值为基础，通过连续不断地增加刺激使患者对疼痛的耐受力逐渐增加从而使患者去除各种不愉快的感觉，逐渐适应和接受该刺激强度。

进行脱敏治疗前的准备有：首先用棉花摩擦敏感区，每天5次，每次摩擦1~2下。当患者适应后改用质地较粗糙的毛巾摩擦敏感区，然后使用分级脱敏治疗。治疗时要保护过敏的皮肤部位。可使用轻型夹板、羊毛制成的套子或弹性垫。

对于过敏皮肤的刺激可按以下四个层次

进行。

第一步：用音叉、石蜡、按摩等方法产生较轻柔的振动。

第二步：利用小的按摩器及铅笔末端的橡皮头持续按压产生中等强度的振动。

第三步：用电振动器产生较强的振动并辨别各种质地的材料（从细质到粗质，如棉球、羊毛、小豆、毛刷等）。

第四步：工作模拟及ADL训练。在工作模拟和ADL训练中一定要有疼痛部位参与活动。

（二）运动功能的作业治疗

手与上肢运动功能的作业治疗主要有改善关节活动度、肌力、协调性、耐力的常规治疗以及强制性运动疗法、任务导向性训练等。

1. 改善关节活动度的训练

关节活动度训练有传统的主动运动、被动运动、助力运动练习等，可以根据不同部位选择作业活动。

（1）不同部位的训练方法

A. 肩关节：肩肘伸屈作业训练，在台面上推动滚筒、擦拭桌面、磨砂板作业、手指阶梯、滑轮吊环训练、打捶作业、穿梭作业等。肩外展内收作业训练，绘图、拉线、肩关节回旋训练器；也可以利用治疗性游戏中的乒乓球、羽毛球、篮球等。

B. 肘关节：肘伸屈作业训练，锤钉木板、体操棒与抛接球。前臂旋前旋后，拧铁丝、体操棒、前臂旋转练习器。

C. 腕关节：腕伸屈、桡尺偏的作业训练，锤钉子、木插板、套圈。

D. 掌指关节：手指关节活动度训练，分指板、木插板、矫形器、捏橡皮泥（图5-2-5）。

（2）注意事项：①一般应完成全关节活动范围的所有运动，循序渐进，切忌过分用力。被动训练不得出现疼痛。②特定关节进行关节活动度维持训练应包括该关节所有的运动模式。③动作要平稳缓慢，速度以上肢默数3~5次为宜。每日训练2次，每次各运动模式重复5~10次。④当患者出现随意运动时，应及时将被动运动变为辅助运动或主动运动。

2. 增强肌力的训练

为增强上肢肌力，可以进行木工作业中的拉锯，使用时针对患者的肌力状况，选择适当锯齿的锯子，以及适当大小的木材，使患者能增加肌力；钉钉子作业中选择适当大小的钉子、适当木质及重量的锤子，让患者用较大的力量

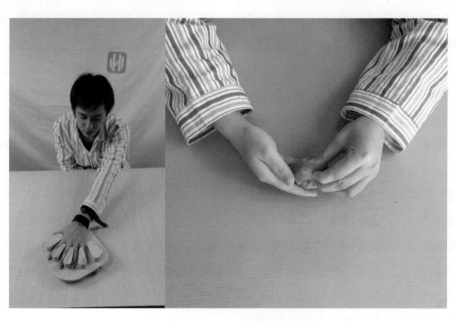

图 5-2-5　推分指板、捏橡皮泥

才能完成，以达到增强肌力的目的。在园艺活动中，修剪树枝时，如果需要修剪的树枝有一定的粗度也能起到增强上肢肌力的作用。所以，利用作业活动或对作业活动进行改造，如利用木工、拧螺丝、磨砂板，拍球，捏橡皮泥等作业活动，为患者提供抗阻力、抗重力的主动运动都可以是肌力训练。

3. 改善协调性的训练

协调是指在准确完成一个动作的过程中多组肌群共同参与、相互配合、相互和谐的性质。协调是完成精细运动和技能动作的必要条件（如弹钢琴、写字）。协调分为粗大运动协调和精细运动协调。

（1）改善粗大运动协调性作业：磨砂板作业、拉锯作业。

（2）改善精细运动协调性作业（手指的伸屈、内收、外展、对掌、抓握）：方片组装、下棋、拼图、上螺丝、几何图形插板、镶嵌作业等（图5-2-6）。也可采用手综合功能训练箱的各种活动。

（3）改善粗大与精细运动协调性作业：塑形作业、黏土造型作业、橡皮泥作业。

（4）眼手协调性作业：磨砂板、拉锯、刺绣、编织、缝纫、嵌插、剪贴、木刻、串珠子、走迷宫（图5-2-7）。

4. 增强耐力的训练

训练手指的肌肉耐力可以用棋类（象棋、围棋、跳棋等）、黏土或橡皮泥作业的调和、造型，钉钉子中的握持钉子、锤子，拉锯等；如果需要训练的是整个上肢，则可选用乒乓球、篮球、羽毛球、拉锯等。

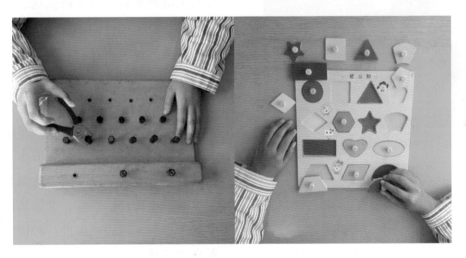

图5-2-6　上螺丝、几何图形插板

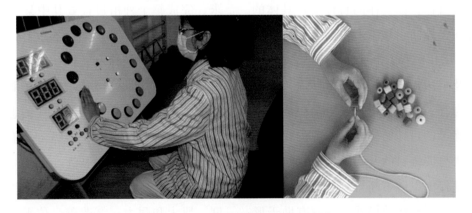

图5-2-7　手眼协调训练器、串珠

5. 强制性运动疗法

强制性运动疗法（constraint-induced movement therapy，CIMT），又称限制性诱导运动疗法，是近年来广泛应用于临床的一种康复治疗技术。与以往的康复治疗不同，它是在限制患者健肢活动的同时诱使患者增加患肢的使用以促进其活动能力提高，从而提高中枢神经损伤后患者的运动功能和日常生活活动能力。其着重点在于限制健手，克服患肢习得性失用，后来逐步在限制的同时加入强化训练并引入重塑训练技术（图5-2-8）。自应用于治疗慢性脑卒中患者上肢运动功能障碍以来，强制性运动疗法得到较大的发展，其原理在神经康复多个领域得到应用并获得成功，受到越来越广泛的关注。

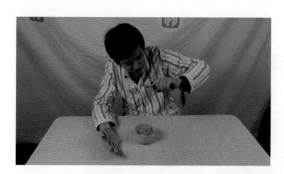

图 5-2-8　健侧手固定下患手 ADL 训练

6. 任务导向性训练

以作业或功能为导向，在强调患者主观参与和认识重要性的前提下，有目的地进行各项训练。针对缺失成分和异常表现，以实际生活所需的功能为目标，以具体的目标设置具体的任务，以任务为导向引导患者主动参与有控制的运动训练，采用解释、指示、练习结合语言、视觉反馈以及手法指导，训练的难度以稍加努力即可成功为宜；设定符合日常生活中的不同难度的作业练习；目标的确定、任务的设置，以及训练方法与训练目的及实际生活相结合。在完成目标过程中患者不断得到运动情况的反馈，有利于患者调整运动模式，从而有助于形

成运动程序和神经网络，促进运动功能不断恢复。同时，通过设定一系列目标及任务，可以让患者明确感受到自己的进步，有助于提高其康复治疗的积极性。患者根据提前设定的目标进行有意识的训练，并在治疗师协助下，患者需要进行反复、多次训练（图5-2-9）。

（三）娱乐休闲活动

1. 园艺活动

园艺活动的范围很广，可以包括花木种植、花木欣赏、园林设计、栽培盆景、花园管理、花木销售、组织游园等。

（1）常用工具及材料：①常用工具，如花盆、铁锹、耙子、铲子、洒水壶、花剪、喷雾器、水桶、手套等；②常用材料，如营养土壤、花泥、花木、种子、肥料、水等。

（2）代表性作业：①花木的播种，包括花泥和土壤的准备、种子的挑选、种子的清洗和消毒、挖土、播种、盖土、保湿等过程；②花木的养护，包括上花盆、换花盆、摆花盆、转移花盆、松土、施肥、浇水、修建、秋冬保暖等。

（3）作业活动的调整：①工具的调整，如通过调整铲子手柄的粗细和角度来调整使用工具的难度；或者使用特殊的水壶来方便无法抓握的患者浇水等；②姿势的调整，如患者站立位或坐轮椅种植花木；又如场地比较远，需要患者步行至目的地再进行种植活动；③活动本身的调整，可根据患者的具体情况和训练需求，完成整个种植过程或其中某几个项目。

（4）注意事项：①部分工具，如铁锹、花铲、花剪比较锋利，因此对有攻击倾向的患者要谨慎使用；②园艺场地的场面通常都粗糙不平，对平衡和步态功能不佳的患者来说，要预防其摔倒；③选取一些经济价值低的花木和种子，避免不必要的浪费。

（5）治疗作用：①改善上肢的关节活动度、肌力和耐力；②改善坐位平衡；③提高创

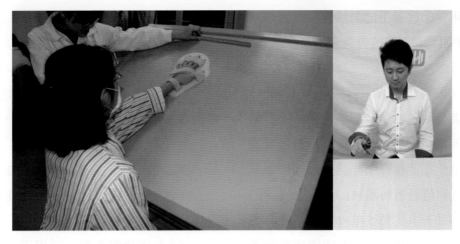

图 5-2-9　肩肘控制下的任务导向训练

造力，促进再就业。

2. 音乐疗法

音乐疗法包括音乐欣赏、演奏乐器、演唱歌曲和参加音乐会。音乐疗法具有很长的历史，早在两千多年前，《黄帝内经》就提出过五音疗疾的理念，但真正作为一种系统的治疗方法是从20世纪40年代开始的。在当时，人们逐渐将音乐作为一种医疗手段，起到生理或心理的治疗效果，如降低血压、减轻疼痛、消除紧张等。

治疗作用：①放松肌肉，调节肌张力；②提高手与上肢的灵活性及协调性；③提高肌力和耐力；④增加社会参与性。

3. 绘画

绘画包括欣赏和自由创作两方面。绘画按使用的材料分为中国画、油画、壁画、版画、水彩画、水粉画、素描等；按题材内容分为人物画、风景画、静物画、花鸟画、动物画、建筑画、宗教画、风俗画等。绘画的六要素为线条、平面、体积、明暗、质感、色彩。绘画较适合进行肩、肘、手部的关节活动度练习、耐力练习等，并有调节情操作用。

治疗作用：①改善上肢肌力和耐力；②改善手的灵活性，改善手眼协调性；③改善注意力；④缓解紧张、狂躁的情绪。

4. 书法

书法是以汉字为表现对象，以毛笔及各类硬笔为表现工具的一种线条造型艺术。通过书法进行治疗和训练的方法称为书法疗法。现代书法包括硬笔书法、软笔书法和篆刻艺术三大类，按字体分楷书、隶书、行书、魏碑、篆书、草书。书法也适合进行肩、肘、手部的关节活动度训练、耐力训练以及调节情操等。其治疗作用同绘画。

5. 体育活动

体育运动包括篮球、乒乓球、排球、飞镖、太极拳、八段锦、五禽戏等。

以飞镖为例：其技术简单易于掌握，不需要专门的场地和设施，且运动量适宜，不受年龄、性别的限制，经济实惠，是作业治疗最为常用的训练项目之一。较适合用于进行肘部及手部关节活动度训练、平衡训练、协调训练、耐力训练等。

常用工具及材料：只要有镖盘和飞镖就可进行训练和比赛。代表性活动有瞄准、后移、加速、释放、随势动作等。

6. 游戏活动

游戏活动包括智力游戏和活动性游戏，是作业治疗最为常用的活动之一，因极具趣味性而深受患者的欢迎。常用于手与上肢功能恢复的游戏包括棋类、牌类、迷宫、电脑游戏、大型互动游戏、拼图以及套圈等。

治疗作用：①改善手的灵活性、肌力及耐力；②改善手眼协调；③改善患者的心理状态、人际关系、思维及注意力。

（四）常用辅助器具

常用辅助器具包括矫形器、轮椅、助行器具、自助具等。因矫形器、轮椅、助行器具有专门章节介绍，在此仅介绍生活自理辅助器具和通讯、信息和信号辅助器具。

1. 穿衣辅助器具（图 5-2-10）

（1）穿衣钩：用于手粗大功能尚可而关节活动度受限者，坐位平衡功能较差而不能弯腰的患者，肢体协调障碍者。

（2）系扣辅助器：适用于手精细功能欠佳的患者，如四肢瘫或偏瘫。

（3）穿袜器：适用于不能弯腰者，手精细功能不佳者，肢体协调障碍者。

（4）鞋拔：适用平衡功能障碍、躯干或四肢活动受限者，尤其适合穿踝足矫形器或足部矫形器者。

2. 进食辅助器具

（1）改装手柄的餐具（图 5-2-11）

筷子：适用于仅能完成抓握而不能主动伸指的患者。

勺子：加粗手柄勺子适合抓握功能欠佳者，带 C 形夹的勺子适合手部无抓握能力者。

（2）防洒碗：适用于手功能障碍者或单手操作者。

（3）自动喂食器：适用于手功能严重障碍而无法用手或上肢进食者。

3. 如厕辅助器具

（1）坐便器：适用于平衡功能障碍者、体力低下者、下肢无力或关节活动受限者。

（2）扶手：适合于平衡功能障碍及下肢无力者。

4. 洗浴辅助器具（图 5-2-12）

（1）长柄刷适用于单手使用者或双手协

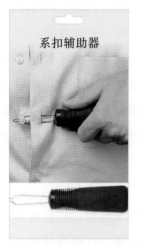
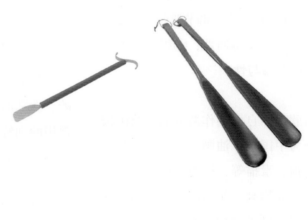

图 5-2-10 系扣辅助器、鞋拔

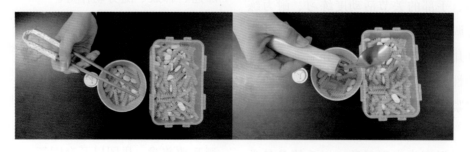

图 5-2-11 患者使用改装手柄的餐具进行 ADL 训练

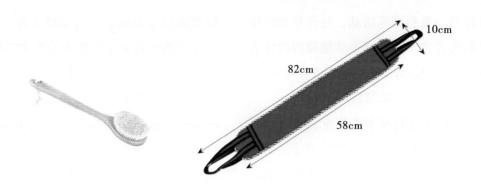

图 5-2-12　长柄刷、带套环的洗澡巾

调障碍者以及体力低下者。

（2）带套环的洗澡巾适用于上肢关节活动受限者或手部功能障碍者。

（3）洗澡手套适用于手不能抓握毛巾或使用洗澡液者。

5. 个人卫生辅助器具

（1）改装牙刷：适用手抓握功能不充分者。

（2）改装梳子：适用于上肢关节活动受限者，手部无抓握功能者。

（3）剪指甲辅助器具：适用于手功能障碍者。

6. 交流辅助器具

（1）书写辅助器具：适用于手抓握、捏力或对指功能障碍者。

（2）翻书器：适用于手灵活性欠佳者。

（3）打电话辅助器具：适于无法手握听筒而上肢存在部分或全部功能者。

（4）电脑输入辅助器具：适用于输入困难者，如手指灵活性欠佳者。

7. 其他辅助器具

（1）拾物器：适用于因各种原因不能拿取稍远处物品者，如躯体活动受限或转移困难者（图 5-2-13）。

（2）改装钥匙：适用于手精细功能不佳者。

（3）特制砧板：可以固定食物，适用于单手操作者。

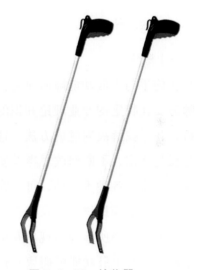

图 5-2-13　拾物器

（五）日常生活活动训练

日常生活活动是指人们在每日生活中，为了照料自己的衣、食、住、行，保持个人卫生整洁和进行独立的社区活动所必需的一系列基本活动。具体内容包括以下内容：

（1）运动：床上运动、轮椅上的运动、自理、交流及家务活动等。

（2）自理：穿衣、进食、如厕、洗漱、修饰等。

（3）交流：打电话、阅读、书写、使用电脑、识别环境标志等。

（4）家务劳动：做饭及清洗餐具、购物、照顾婴儿、洗衣、使用家具及环境控制器等。

日常生活活动训练是为改善或恢复基本的活动能力如穿衣、进食、起居、行走、个人卫生等而进行的一系列训练活动，是作业治疗中非常重要的内容之一，具有手功能障碍的患者要想重新生活必须训练的内容（图5-2-14）。

（六）工作生产活动训练

常用的训练主要包括木工作业、金工作业、手工编织活动、剪纸作业、缝纫活动等活动。该类活动训练借助不同工业生产活动的特点，针对性的提高上肢肌力、协调能力，双手运作能力以及平衡能力等，促进再就业。

三、实践模式

（一）概念

在实施手与上肢功能障碍康复作业治疗时治疗师需要在特定的专业理论知识的指导下进行分析，并寻找解决问题的方法，这些专业理念经过反复认定、不断修改思考及实践被提炼和升华，形成了各种不同的、可实践的治疗实践模式，为治疗师提供实践及高效服务的理念及工具，用以解释所涉及的现象并确定合理的治疗策略。手与上肢功能障碍康复作业治疗实践模式是手与上肢功能障碍康复作业治疗中极其重要的理论基础，对其理解并灵活运用在很大程度上决定了治疗师的专业水平和专业技能。

（二）常用手与上肢功能障碍康复作业治疗实践模式

作业治疗实践模式主要有作业表现模式、人类作业模式、人–环境–作业模式、小组治疗模式以及重建生活为本模式等。常用于手与上肢功能障碍康复的作业治疗实践模式如下。

1. 加拿大作业表现模式

加拿大作业表现模式（the Canadian model of occupational performance，CMOP）包含了以人为本的理论以及作业表现的概念这两个关键的特性，最关注的是治疗对象及作业治疗师之间连续的相互关系，即以人为本的理论及其资源、影响作业活动表现的概念体系和在实践中实施以人为本的理论及作业活动表现理论的具体过程。该模式将价值和信念与作业活动、个体、环境、健康及以人为本的实践观相联系，包括作业活动表现概念及其与以人为本的实践观之间的关系，认为个体与环境紧密联系，个体是环境中的一部分；作业活动是个体与环境间互相作用的结果；在人–环境–作业活动中，任何一方条件的改变都会影响到其他两者，并左右作业活动表现；个体是以人为本的实践观中最为重要的部分；精神作为个体的核心，它受环境的影响同时也给作业活动赋予一定的意义。

在加拿大作业表现模式中将"自理活动"定义为为了照顾自我而进行的作业活动；将"生产性活动"定义为对社会或者经济做出贡献或者提供经济保证的作业活动，不仅仅是有经济回报的职业活动，也包括个体有生产性感受的活动，可以是在家中或者社区进行的义务性活

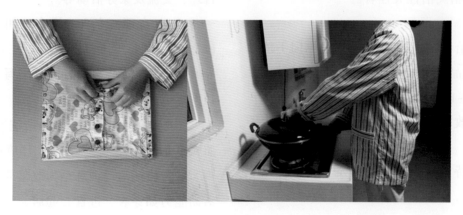

图5-2-14　患者在治疗室行系扣子、备餐等ADL训练

动；将"休闲活动"定义为为了快乐而进行的作业活动。该模式将1980年的作业表现模式中的精神、身体、社会文化及道德四个作业表现内容转换为情感、身体、认知三部分，并还创造了精神的定义，认为精神代表了个体的核心，是一种到处释放的生命力量、对自我提出更高的要求、意愿及自我野心之源；是一种在所处的环境下个体经历世事的目的和意义。认为治疗师应该关注帮助服务对象保持自我功能并勇于面对逆境及挑战的内在力量。在加拿大作业表现模式中，环境是指在个体之外所发生的景象及情况，并引起个体对其的反应，分为文化性、物理性、社会性及机构性环境（图5-2-15）。

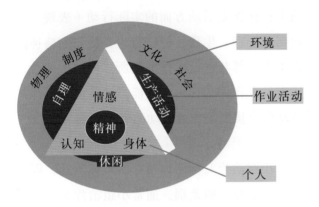

图 5-2-15 CMOP 模式图

2. 人、环境与作业模式

人、环境与作业模式（person-environment-occupation model，PEO）阐明作业表现是人、环境及作业活动动态的不间断的相互联系的产物。认为个体有一种探索、控制及改变自己及环境的天性；时间因素、物理环境及心理特征无法被分割并影响个体行为；日常生活活动是人与环境的互动过程，并通过作业活动而进行。这个互动过程是动态的并且不断应情况而改变的，即人、环境与作业三者互相影响。按照这个作业治疗实践模式，在实施作业治疗中应以服务对象作为实践中心。

在图5-2-16中用三个圆形分别代表人、环境与作业，三个圆形相交之处即为作业表现。

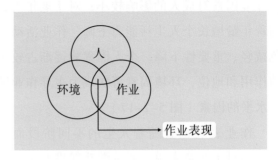

图 5-2-16 人、环境与作业模式图

（1）人的因素：包括心灵、情感、身体结构及认知能力四个方面。心灵包括寻找生存的意义及了解生命；情感包括人对人际交往及人与人个别关系的渴求；身体结构包括人的肢体功能及精神健康；认知能力包括对日常生活能力的操控能力。人是一个不断改变的个体，拥有多个不同角色，且随着时间及情景的变化其重要性和意义也在改变。

（2）环境因素：包括文化环境、社会性环境、物理环境及机构环境，还包括人在不同时代、年龄、发育阶段所处的情景。环境提供了个人参与作业活动的背景，引导个人选择某一确定的方式体现出自己的行为。环境既可以有利于作业表现，也可以给作业表现构成障碍。

（3）作业因素：即人们在日常生活中所做的一切事情，是一组有功能性的任务及角色扮演。个体在一生中可以有许多有目的任务，承载了许多的环境因素来满足个人的角色需求。作业治疗师认为这些做事情的经历对个体的健康及社会的影响是十分重要的。作业活动包括自我照顾、工作/生产力活动（除了经济外还包括对社会的贡献）及休闲活动。

个体的作业表现是动态变化的，而这种改变是人、环境与作业活动相互影响的互动结果。首先，在个体不同发展阶段作业表现会有所改变，如环境因素对婴儿、幼儿及学龄儿童影响较大；随着年龄的增加，人的因素（包括精神、情感、身体及认知）渐渐扩大，个人能力增强，而环境因素对成人的影响较小；对于老年人，随着年龄增长个人生活能力下降、作业活动角色减轻、重要性下降，个人因素将逐渐占较小的作用和地位，环境因素再次成为主导作业活动水平的因素（图5-2-17）。

作业表现也会随着人生的不同阶段而改变。如对于儿童来说，通过游戏促进儿童身心和性格的发展，通过游戏与环境互动了解自己的能力及兴趣，培养各种信念及价值观，并逐渐形成个体的成长目标，所以游戏是儿童的一种作业活动。如果把儿童放在一个容易且简单的环境中，会导致其失去学习兴趣，不利于成长。但一个过于困难及复杂的环境会给儿童带来太多失败，会形成逃避心理，妨碍自信心的建立，亦不利于有效的学习。再比如对于一名成人脑卒中上肢偏瘫患者来说，由于肢体运动功能的下降，其作业表现减低。可采取恢复肢体活动能力的手段使其恢复作业能力；当肢体功能不能完全恢复时可以通过提供适合的环境对其进行辅助及改造，或通过尝试新的自理、工作及休闲活动建立新的生活方式（图5-2-18）。当然，这个过程需要结合患者的精神、情感、身体结构及认知能力等方面功能及需求。所以

应用PEO对人、环境与作业之间的相互关系，对于制订康复策略分析环境障碍及环境改造，分析文化对人的影响，分析社会环境对人的支持及残疾人士的参与有很大的指导作用。

3. 人、环境、作业与表现模式

人、环境、作业与表现模式（the person environment occupation performance model，PEOP）是一个以客户为中心的模式，提出改善个人、团体及机构的那些可行而又有价值的作业活动表现，并且促进个人、团体和机构参与到他们周围的世界中去。该模式的主要内容包括个人因素、环境因素以及作业活动的特征（包括作业活动和作业活动表现）；描述人们想要什么或者需要在日常生活中做的（作业活动）；在作业活动方面的实际行动（表现）；如何将心理、生理、神经行为、认知和精神因素（人）等与进行工作的场所（环境）结合，从而发挥作用。提出交互能力、环境和选择的活动将直接影响作业活动的表现和参与。

4. 小组治疗实践模式

小组治疗又称团体治疗、集体治疗，同常规康复治疗有所差别。通常小组治疗时治疗师与患者为一对多模式，在该治疗模式实施过程中，借助患者间的交流及治疗师的康复宣教，有利于患者正确认识自己的疾病，从而树立战

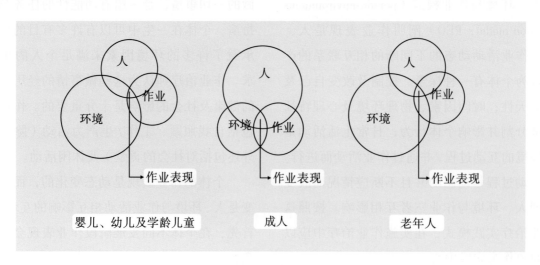

图5-2-17 人、环境与作业在个体不同发展阶段的变化

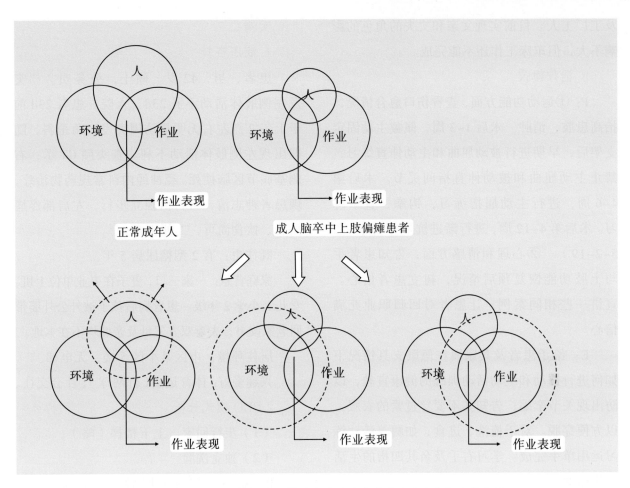

图 5-2-18　人、环境与作业模式在脑卒中上肢偏瘫患者康复中的应用

胜疾病的信心。小组治疗打破传统康复模式的乏味与单调的弊端，具有很好的趣味性，能够大大提高患者康复训练的积极性及依从性；此外，患者参与到小组治疗，易使患者产生共鸣，同时还能增强其完成目标的动力与信心。小组治疗实践模式在手与上肢功能改善方面有着显著且积极的影响。

（三）实践模式应用实例

实例一：

1. 病历资料

患者，男，38 岁。工厂车床工，工作时不慎被机器割伤，导致左手中指近节指骨掌侧部割伤，造成指深、浅屈肌腱断裂。予行清创术，行指深、浅屈肌腱近端吻合术。术后给予主动屈曲支具加以固定。

其他情况：已婚，妻子为小学教师，儿子两岁，家庭经济状况一般。平素爱好下棋。

2. PEO 模式分析

P：①运动功能方面，目前该患者为手指屈肌腱损伤，平面为Ⅱ区。术后予以主动屈曲支具进行固定。伤肢活动受限，略有肿胀。因为是左利手，因此日常生活上有轻度影响。如厕、梳洗稍有困难，其余活动用右手进行。②心理和情感方面，该患者因为损伤的事实，担心影响今后的工作，略有顾虑。害怕手术后恢复过程不能回到工作岗位影响收入，表示担忧。

E：生活环境由既往的工作单位和家庭转变为医院和家庭，变化了的物理环境，包括生活设施，需要患者来重新适应。目前日常生活能够基本自理，个别步骤需要家人协助。由于是工伤，经济方面单位表示会给予一定的补偿。

O：该患者的社会角色主要是父亲、丈夫

及工厂工人。目前实现父亲和丈夫的角色的影响不大，但车床工作还不能完成。

3. 治疗建议

P：①运动功能方面，查看伤口愈合情况，抬高患肢，消肿。术后 1~3 周，佩戴主动固定支架后，早期进行被动屈曲和主动伸直练习，禁止主动屈曲和被动伸直指间关节。术后第 4~6 周，进行主动屈指练习，钩拳、直拳练习。术后第 4~12 周，进行渐进抗阻力训练（图 5-2-19）。②心理和情感方面，告知患者手与上肢功能恢复预后情况，树立患者信心。宣讲一些相同案例，让患者对回归职业充满信心。

E：给予患者及其家属在佩戴支具情况下如何进行被动和主动活动训练的健康宣教，以防出现关节挛缩；告知其不要穿过紧的衣服，以方便穿脱。对于梳洗、进食、如厕等活动练习运用单手完成。学习右手及余其四指的生活功能辅助。

O：改善日常生活活动能力；进行娱乐性活动治疗如下棋、做手工。对患者进行职业康复，模拟工作练习，如使用扳手、手指拧螺丝等。加强拇指与食指的对指练习，如捏橡皮泥、折纸等作业活动。

实例二

1. 病历资料

患者，男，42 岁。硕士，公务员。"突发左侧肢体活动不灵 23d"入院。患者 23d 前于上午 2 点左右无明显诱因突发口角歪斜，随即出现左侧肢体活动不利。查头颅 CT 示：右侧基底节区脑梗死。经神经内科常规药物治疗，现患者神志清，可自由独立步行，左肩部疼痛显著，饮食尚可，二便正常。

既往史：有 2 型糖尿病 5 年。

家庭背景：一家三口，妻子在事业单位上班，女儿上小学 2 年级。患者病后孩子被外公外婆带回老家读书，夫妻双方父母及亲戚均不在本地。

居住环境：市区某小区 5 楼，无电梯。

兴趣爱好：体育运动（打网球），社会交往。

2.PEO 模式分析

（1）步行回家、上下楼梯（略）。

（2）独立洗脸

P：患者左肩疼痛明显，左上肢肌张力偏低，肩肘控制功能差，腕指屈曲未见明显主动活动。关节活动度、感觉功能正常。Brunnstrom 评定：左上肢 3 级，手 2 级。辅助手评定：左上肢辅助手 C。抬手即肩痛，不能协助右手进行拧毛巾等活动，只能右手独立完

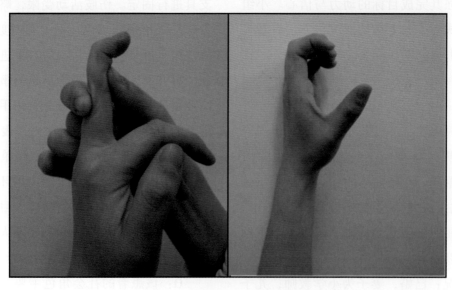

图 5-2-19 渐进抗阻力训练

成洗脸动作。洗脸过程中速度慢，站立平衡有影响，身体有明显摇晃。知道洗脸的程序，不需要太多的注意力。存在偏侧忽略，不能充分清洗患侧脸部。情感上想让自己更干净整洁，认为这样的活动有助于人际交往。

E：患者是公务员，工作单位制度要求衣着整洁等。与家人、同事、朋友的交往中，患者也不希望被看到蓬头垢面。使用洗面奶可以使脸部清洗得更干净。洗脸池前有镜子，可以看到自己的洗脸行为。

O：患者洗脸习惯用洗面奶，基本程序是先用水把脸打湿，挤洗面奶，用洗面奶洗脸，清水洗脸，毛巾漂洗，拧干毛巾，擦干脸部。患者洗脸过程已成为习惯，主要困难在于挤洗面奶、拧干毛巾等需要双手协调和精细功能动作。有时也不能很好地清洗患侧脸部。

（3）与朋友进行电话联系：

P：患者左肩疼痛明显，左上肢肌张力偏低，肩肘控制功能差，腕指屈曲未见明显主动活动。不能握持电话，只能用右手打电话。存在轻度构音障碍，语速较慢，表达时患者出现急躁情绪。

E：患者是硕士、公务员，社会交往广泛。与朋友联系和工作性质均要求较多使用固定电话、手机。手机屏幕较宽大，便于书写发送短信。

O：患者现在每天大概用手机通过打电话的方式联系家人和朋友 2~3 次，发短信或微信 4~5 条。发短信时，只能将手机固定在桌子上。打电话时，有时用免提方式，主要用右手右耳的方式。每次通话一般不超过 3min，语速慢，表达的内容均较简单。

3. 治疗建议

（1）关于步行回家、上下楼梯方面的建议（略）。

（2）强化基础能力训练：利用滚筒训练、磨砂板训练、上肢操球训练改善偏瘫侧上肢、肩肘控制能力（图 5-2-20），利用移动木柱训练、木钉板训练改善腕手与上肢功能。近期训练以改善 / 提高左上肢近端功能为主，目的是减轻肩痛，促进左上肢肌张力正常化，促进主动运动和主动运用上肢。

（3）日常生活活动能力训练：进一步强化洗脸、更衣、穿袜、穿鞋等生活自理能力训练，特别是挤洗面奶、挤牙膏、扣纽扣、系鞋带等精细动作。注意半侧忽略对日常生活的影响。

（4）教育家人逐渐减少协助或旁边监护的时间。进行家居环境改造：增加卫生间扶手，卫生间内加防滑垫。建议将住房调整到 1 楼或有电梯房。

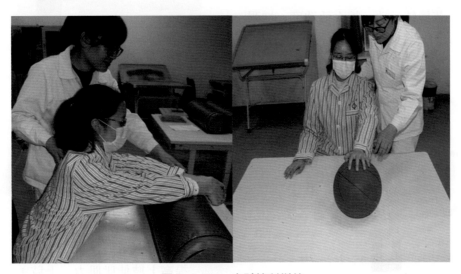

图 5-2-20 肩肘控制训练

（王建晖 闫彦宁）

第三节　康复训练辅具

一、定义与类型

康复训练辅具或康复训练支具（splint）是指有功能障碍的患者在进行康复训练时，有针对性的应用一种或几种器具作为功能训练辅具，可以提高训练效果，使功能障碍得到减轻和防止继续加重，甚至可以使功能得到最大程度的提高。

康复训练辅具利用多种材料制成，例如金属、皮革、木、碳纤、橡皮筋、低温热塑板材、布料等，用来预防肢体功能障碍发生，保护已有的功能，改善、增强减弱的功能，替代已经丧失的功能。

康复训练辅具分类：根据来源分为定制类训练辅具和市场购买成品类训练辅具；根据功能可分为固定保护类辅具、功能恢复类训练辅具和功能代偿类辅具；根据用途分为临时性训练辅具（治疗性训练辅具）和长期使用类辅具。

二、不同类型的训练辅具

上肢训练辅助器具用于肩、上臂、前臂和手部的康复训练和功能代偿。

1. 肩关节回旋训练器

进行肩关节旋转运动，扩大活动度，增强肩部肌肉力量（图5-3-1）。

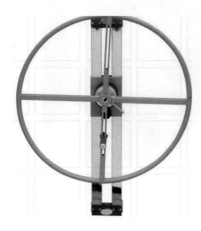

图 5-3-1　肩关节回旋训练器

2. 肩抬举训练器

通过将棍棒放置于不同高度，训练上肢抬举功能。可在棍棒两端悬挂沙袋，以增加抗阻力（图5-3-2）。

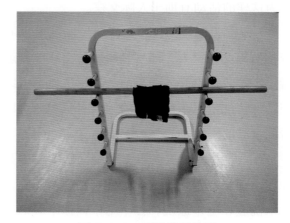

图 5-3-2　肩抬举训练器

3. 肩梯

通过手指沿着阶梯不断上移，逐渐提高肩关节的活动范围，减轻疼痛（图5-3-3）。

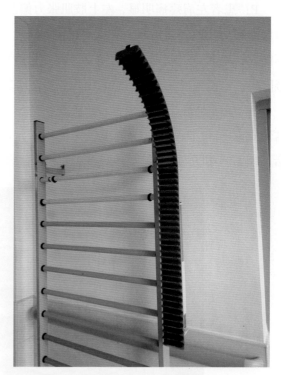

图 5-3-3　肩梯

4. 上肢推举训练器

提高上肢伸肌肌力、上肢关节活动度及协调活动能力（图5-3-4）。

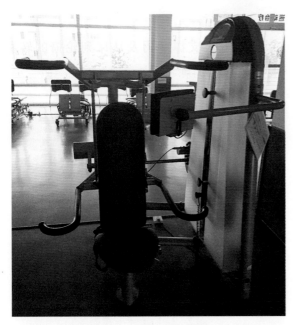

5-3-4　上肢推举训练器

5.肘关节牵引椅

对肘关节持续牵引，用于肘关节屈伸活动障碍者。牵引的重量和方向，座椅高度、固定部位可随需要调整（图5-3-5）。

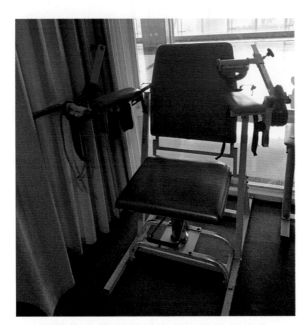

图5-3-5　肘关节牵引椅

6.前臂旋转训练器

训练前臂关节旋转活动度，预防和改善前臂旋转功能受限。同时通过患者在不同阻力下的抗阻运动进行肌力及耐力训练（图5-3-6）。

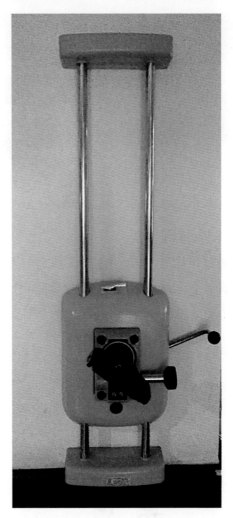

图5-3-6　前臂旋转训练器

7.腕关节屈伸训练器

训练腕关节活动范围及肌力（图5-3-7）。

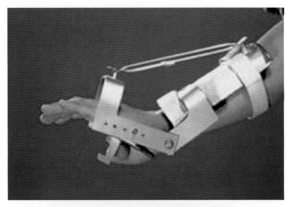

图5-3-7　腕关节屈伸训练器

8.腕关节旋转器

训练腕关节旋转，改善关节活动度及增加肌力、耐力（图5-3-8）

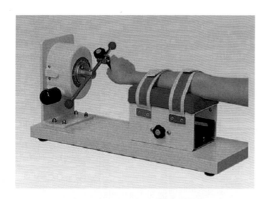

图 5-3-8　腕关节旋转器

9. 复式墙拉力器

通过抗阻主动运动，提高肌力。关节活动度训练，预防畸形，进行全身肌肉、关节训练（图 5-3-9）。

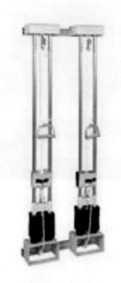

图 5-3-9　复式墙拉力器

10. 体操棒与抛接球

提高上肢活动范围，提高肢体协调控制能力和平衡能力。分立式和卧式两种（图 5-3-10）。

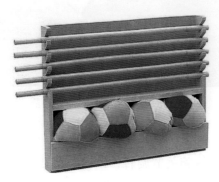

图 5-3-10　体操棒与抛接球

11. 手支撑器

训练上肢支撑能力及从床到轮椅的转移（身体转移）训练（图 5-3-11）。

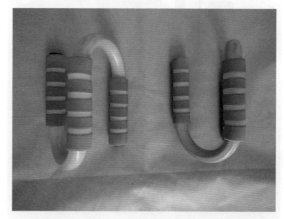

图 5-3-11　手支撑器

12. 手指肌力训练桌

用于手指肌力和关节活动度的训练（图 5-3-12）。

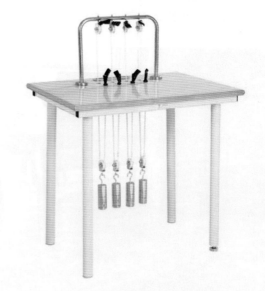

图 5-3-12　手指肌力训练桌

13. 手康复实用功能支具手套

主要用于偏瘫患者上肢肌张力增高后，预防手部发生屈曲痉挛（图 5-3-13）。

14. 万能袖套

主要用于由于各种疾病导致屈曲困难或僵硬的指间关节和掌指关节，增加关节的被动屈曲范围（图 5-3-14）。

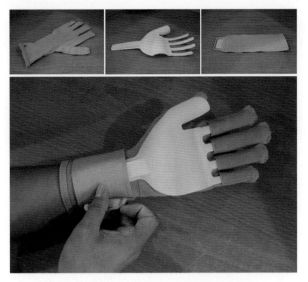

图 5-3-13　手康复实用功能支具手套

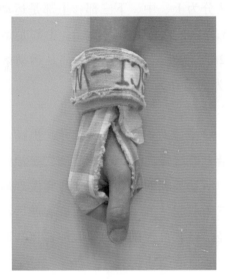

图 5-3-14　万能袖套

15. 抗屈指训练辅具

主要用于各种疾病或损伤导致指间关节或掌指关节伸指困难的患者，增加关节的被动伸展范围（图 5-3-15）。

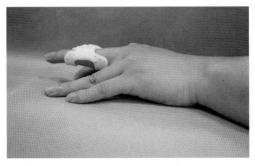

图 5-3-15　抗屈指训练辅具

16. 轮椅手套

用于需要坐轮椅的患者驱动轮椅时使用。手套掌侧覆盖一层柔性橡胶，可增大驱动轮椅时的摩擦力和保护手（图 5-3-16）。

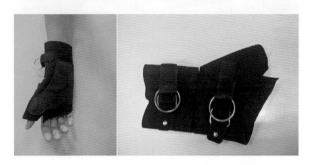

图 5-3-16　轮椅手套

17. 夹持矫形器

夹持型腕手矫形器（wrist hand orthosis，WHO）在手掌绕腕部转动轴背伸时，手指转动轴相对于支杆后移，支杆前推手指杠杆使食指和中指绕杠杆轴内旋，与拇指对掌闭合；反之，食指和中指相对于拇指张开，从而实现三指的捏取、夹持功能（图 5-3-17）。

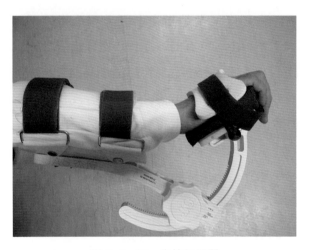

图 5-3-17　夹持矫形器

18. 腕关节固定

用于腕关节或前臂远端骨折，腕关节成形术后的功能位固定及腕骨脱位及桡骨下端的骨折（图 5-3-18）。

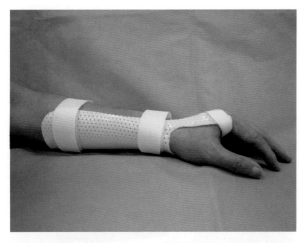

图 5-3-18 腕关节固定

日常生活中还有各种精细动作的辅具，包括低温热塑板的使用。这些辅具的介入，一方面起到手与上肢功能的代偿作用，另一方面也提高了手与上肢的功能康复（具体辅具介绍及应用请参考《手功能康复理论与实践》）。

（解 益 艾旺宪）

第四节 中医疗法

中医康复学是指在中医学理论指导下，运用各种中医特有的治疗手段减轻患者功能障碍。在临床实践中发现针刺治疗及推拿治疗可有效改善各类功能障碍，尤其配合现代康复学理论及治疗方法可取得更好的疗效。因此在手与上肢功能障碍的康复治疗中广泛应用针刺及推拿治疗。现概述如下。

一、常见神经系统疾病引起的手与上肢功能障碍的中医疗法

（一）脑卒中与颈段脊髓损伤

脑卒中及颈段脊髓损伤均可导致手与上肢功能障碍，在具体表现上均可分为弛缓瘫和痉挛瘫。有证据显示针刺治疗通过选择不同的穴位和手法既可以促进肌肉收缩、有效提高肌力，也可以降低过高的肌张力，改善痉挛状态。如结合电刺激治疗或作业治疗可有效提高治疗效果。其具体治疗方案叙述如下。

1. 弛缓瘫

（1）针刺选穴：可运用头皮针及体针疗法。头皮针多选择运动区。体针以位于手与上肢的手三阳经穴位为主，常用穴位有肩髃、臂臑、曲池、肘髎、合谷等。

（2）具体操作方法

A. 头皮针：选择运动区中部，针尖与头皮呈 30° 左右夹角，快速刺入皮下，然后沿刺激区快速推进到相应的深度。运动区：上点在前后正中线中点往后 0.5cm 处，下点在眉枕和鬓角发际前缘相交处，上下点连线即为运动区。运动区分为上、中、下三部：上部是运动区的上 1/5，为下肢、躯干运动区；中部是运动区的中 2/5，为上肢运动区；下部是运动区的下 2/5，为面运动区。

B. 体针

a. 肩髃：向下斜刺 1.5~2 寸，提插法，使针感沿上肢缓慢向下传导。肩髃穴是治疗上肢疼痛、活动不利的要穴。现代研究发现肩髃穴位于三角肌起始部，穴位附近有旋肱后动脉及腋神经，针刺可促进三角肌收缩，提高肌力，改善上肢血液循环。

b. 臂臑：直刺 0.5~1 寸，捻转法，以局部酸胀为度。臂臑穴位于上臂外侧，三角肌止点，其功效与肩髃穴相似。

c. 曲池：向下直刺 1~1.5 寸，小幅捻转，以局部酸胀为度。曲池穴位于桡侧腕长伸肌起始部，肱桡肌的桡侧，深层有桡神经，针刺此穴可提高前臂肌群肌力。

d. 肘髎：沿肱骨前缘斜刺 1 寸，小幅捻转，使针感向手部放射，以患者出现腕背伸动作为佳。肘髎穴位于肱桡肌起始部，肱三头肌外缘，深层布有桡神经，此穴功效与曲池穴相似，配合使用可有效改善前臂肌群肌力，且有证据显示针刺此穴可有效改善腕背伸能力。

e.合谷：直刺 1 寸，针尖达骨间肌下方，提插法，以局部酸胀为度。合谷穴位于第 1 掌骨间背侧肌中，深层有拇收肌横头；布有桡神经浅支的掌背侧神经，深部有正中神经的指掌侧固有神经。针刺此穴可促进掌指关节活动，改善手指功能。

此外亦有报道选择其他手部及上肢穴位治疗功能障碍，但其基本思路亦为刺激局部神经及肌肉，促进肌肉收缩从而改善肌力，同时也可通过反复的肌肉收缩运动帮助运动反射弧的重新建立。

C.电针：各种针刺方案亦可配合电针以提高疗效。电针波形包括以下几种：

a.密波：能降低神经应激功能，缓解肌肉和血管痉挛。

b.疏波：能引起肌肉收缩，提高肌肉韧带的张力。

c.疏密波：是疏波、密波自动交替出现的一种波形，能克服单一波形易产生适应的缺点，治疗时兴奋效应占优势，可促进血液循环、消除炎性水肿、引起肌肉收缩。

d.断续波：是有节律地时断、时续自动出现的一种疏波，能提高肌肉组织的兴奋性，对横纹肌有良好的刺激收缩作用。因此治疗手与上肢弛缓瘫时以疏密波及断续波较佳。

2.痉挛瘫

（1）针刺选穴：痉挛瘫的针刺治疗以降低肌张力、改善关节活动度为目的，由于痉挛瘫多具有屈肌痉挛，伸肌无力的特点，因此选穴多以位于手与上肢的拮抗肌处穴位为主，通过刺激拮抗肌达到对抗痉挛的效果。常用穴位有极泉、尺泽、外关、合谷、中渚等穴。

（2）操作方法

A.极泉：原穴沿经下移 1 寸，避开腋毛，直刺 1~1.5 寸，用提插泻法。极泉穴下有臂丛神经主干通过，刺激可兴奋臂丛神经，促使运动神经元修复。

B.尺泽：屈肘成 120°，直刺 1 寸，用提插泻法。尺泽穴在肘关节正中，上肢肌痉挛发生最严重的部位，故针之可舒筋活络，治疗经筋循行所过处出现的痉挛和强滞。尺泽穴结合极泉穴，有缓解上肢痉挛、改善上肢血液循环、解痉止痛的作用。

C.外关：直刺 1 寸，针尖穿过骨间膜，以局部酸胀为度。外关穴在尺骨与桡骨之间，深部有小指伸肌、指伸肌、拇长伸肌，针刺此穴可有效促进伸肌收缩，从而对抗屈肌痉挛。

D.合谷：针向三间穴，进针 1~1.5 寸，提插泻法，使患者第 2 手指抽动或五指自然伸展为度。合谷穴针向三间穴能调节手阳明之经络，但凡患手僵硬拘挛，都可用此刺法舒经活络，改善掌指活动。

E.中渚：直刺 0.5 寸，提插法，针感向指尖放射。中渚穴下有手背深筋膜及第 4 骨间背侧肌，针刺此穴可缓解手部痉挛，降低手部肌张力，改善手指活动度。

（二）帕金森病

帕金森病患者临床上多存在肢体肌肉强直、静止性震颤、运动减少及姿势异常等症状，针刺治疗帕金森病可通过减轻震颤，改善上肢肌肉强直从而减轻上肢功能障碍。临床取穴方案各异，总体上遵循补益肝肾、熄风镇颤、濡养筋脉的治疗原则，取督脉、肝经及肾经相关穴位。常用穴包括百会、四神聪、风池、阳陵泉、太溪、太冲等。现代研究认为针刺上述穴位可能通过抑制神经功能减退、提高多巴胺功效、降低乙酰胆碱含量等方面发挥治疗效果，从而减轻肌肉强直，改善震颤。

（三）周围神经损伤

手与上肢的功能运动依赖于臂丛神经、正中神经、尺神经及桡神经的控制，以上神经的损伤会导致不同程度的手与上肢功能障碍。针刺治疗可以通过促使受损神经修复达到治疗效果。主穴为 C5~T1 夹脊穴，配穴可根据不同受损神经选择对应的局部穴位，如臂丛神经损伤选极泉，正中神经损伤选内关、曲泽，桡神经损伤选曲池、合谷，尺神经损伤选后溪、神门等。

操作方法：夹脊穴向脊柱方向略斜刺进针0.5~1 寸，捻转手法，使局部产生酸胀感。患侧上肢穴位均直刺进针 0.5~1.5 寸，提插手法，取得触电感并向远端放射为佳。

从神经解剖学来看，夹脊穴恰好是脊神经所在之处，并且临近脊髓。夹脊穴附近均有相应的脊神经前、后支平行伴行，C5~T1 的脊神经构成上肢的周围神经根，针刺这些部位可能通过刺激神经，促进周围神经再生，从而加速神经功能的恢复。而上肢的局部穴位均位于对应神经主干或分支所过之处，针刺一方面可有效改善局部血液循环，从而促使神经修复，另一方面可促进局部肌肉收缩，防止肌肉失神经支配后的萎缩及粘连。

二、骨骼、肌肉及软组织病变导致的手与上肢功能障碍的中医疗法

（一）骨骼损伤

常见骨骼损伤包括骨折与脱位。上肢骨折及关节脱位包括多种情况，但各种骨折及脱位临床表现均有相同之处。急性期常有疼痛及肿胀，长期制动后可导致肌肉萎缩，瘢痕粘连和关节挛缩，手与上肢关节活动度受限，灵活性及协调性下降。针刺治疗及推拿治疗可改善局部血液循环，增加肌肉被动活动，防止或减轻肌肉萎缩及关节挛缩，改善关节活动度。

1. 针刺治疗

主要穴位选择上肢损伤部位局部穴位，如肱骨骨折选择肩髃、臂臑、臑会，肘关节附近损伤选择曲池、尺泽、天井、手三里、小海，

桡骨或尺骨损伤选择内关、外关、手三里，腕关节附近损伤选择阳溪、阳池、支沟、养老等。以上各穴均位于损伤局部，针刺可缓解疼痛，消除水肿，改善局部血液循环，促进肌肉收缩。

2. 推拿治疗

根据骨折或脱位术后骨及周围软组织修复的病理过程不同施以不同手法，筋骨并重，手法种类与力度选择均有不同。

早期重在活血化瘀、消除水肿。采用力度较轻的理筋、摩法、揉法。其作用部位主要在皮部。通过手法对皮下产生温热效应，促进血液及淋巴循环，从而加快局部肿胀消退。中期重在舒筋通络，防止粘连。此时患者肿胀消退、疼痛减轻，但瘀肿未完全消除，影响血液循环及组织修复。此时可在局部采用力度较强的理筋、拿法，一方面改善局部血液循环，濡养肌肉韧带，另一方面恢复肌肉及韧带的弹性，从而预防肌肉萎缩，防止粘连。后期重在松解粘连、恢复功能。骨折或脱位后期由于长期制动及瘢痕形成，损伤部位尤其是关节附近多出现组织粘连，故治疗重在松解粘连，以恢复肢体功能。在损伤周围运用较重的拿法、揉法增强组织的血液循环，改善筋脉濡养，提高组织的恢复能力，在关节处配合分筋、摇法对粘连组织的牵拉，逐渐松开粘连，改善关节活动度，从而恢复肢体功能。

（二）肌肉及软组织病变

由于外伤、运动损伤或长期劳损所致的肌肉及软组织病变可导致疼痛、上肢关节活动受限、局部组织粘连从而引起上肢功能障碍。常见疾病包括：肩袖损伤、肩峰下撞击征、肱骨外上髁炎、肱骨内上髁炎、腕管综合征、腱鞘炎等。以上疾病虽然病因不一，但总的病理表现有相似之处，包括局部疼痛、无菌性炎症、肌肉痉挛及软组织的变性等。针刺和推拿治疗可以通过消炎镇痛、缓解痉挛来促进局部损伤组织的修复，达到改善对应上肢关节活动的效果。

1. 针刺治疗

（1）体针：多选择病变肌肉或软组织局部穴位，并根据中医经络理论配合选择上肢远端穴位，亦可按照中医巨刺法配合对侧上肢对应穴位以加强镇痛效果。如肩关节附近肌肉及软组织损伤选择肩髃、肩髎、肩贞、巨骨、肩井、臂臑、天宗，配合远端的曲池、手三里；肘关节附近病变选择肘髎、曲池、尺泽、小海、天井、手三里，配合远端的支沟、养老；腕关节附近病变选择内关、外关、阳溪、阳池、养老等；掌指关节附近病变则选择劳宫、合谷、三间、后溪、八邪等。以上穴位均能通过改善局部血液循环、镇痛消炎、缓解肌肉痉挛达到治疗效果。

（2）针刀治疗：针刀治疗可有效松解软组织粘连，缓解肌肉痉挛，对于上肢肌肉及软组织病变以组织粘连导致的功能活动障碍有较佳的治疗效果。治疗时可根据损伤部位不同，选择对应肌肉或软组织，分离粘连组织。

2. 推拿治疗

推拿治疗通过局部点按法达到镇痛效果，揉法缓解局部肌肉痉挛，弹拨法理筋整复，摇法松解粘连、改善关节活动度从而改善上肢功能障碍。

（三）关节病变

关节病变包括退行性骨关节炎、痛风、风湿性骨关节炎。以上关节病变早期以疼痛为主，导致关节活动受限，后期由于软骨及骨质的破坏导致关节变形，出现重度关节活动障碍。针刺治疗在早期可以通过缓解疼痛达到改善关节活动障碍的治疗效果，后期由于软骨破坏出现关节变形，针刺治疗尚无明确疗效。针刺选穴以局部穴位为主，运用巨刺法及远端配穴加强镇痛效果，穴位选择原则与上肢肌肉及软组织损伤相同，不再赘述。

（朱　原　邓景元）

第五节　药物治疗

一、概述

临床上可致手与上肢功能障碍的疾病包括中枢神经系统疾患、周围神经系统疾患、神经肌肉接头疾患、肌肉疾患、骨与关节系统疾患及风湿免疫相关性疾患等。各种疾患的病因及病理机制各不相同，故针对病因及致病机制的药物治疗原则各不相同。针对原发疾病的病因及发病机制的药物治疗主要目的是为了控制疾病的进展，减少后续的进一步损伤，防止手与上肢功能障碍症状的进一步加重。在原发疾病的自然病程中常常出现一些并发症，例如手与上肢的疼痛及痉挛等。

临床上药物治疗的选择要同时兼顾原发疾病以及手与上肢局部功能障碍的具体问题。本章节就各种常见可致手与上肢功能障碍疾病的药物治疗做一梳理，同时就临床上最为常见的手与上肢疼痛及痉挛的药物治疗做一概述。

二、药物治疗原则及用药选择

（一）中枢神经系统疾病所致手与上肢功能障碍

1. 颅脑疾病

（1）缺血性脑卒中

A. 急性期：急性期的时间划分尚不统一，一般指发病后2周内。急性缺血性脑卒中的处理应强调早期诊断、早期治疗、早期康复和早期预防再发。早期治疗应密切监护患者基本生命体征，如气道和呼吸；心脏监测和心脏病变处理；血压和体温调控。根据监护结果做出相应的支持对症治疗，减少因缺血缺氧造成的后续进一步损伤，防止肢体瘫痪症状的进一步加重。在一般内科支持治疗的基础上，可酌情选用改善脑循环、脑保护、抗脑水肿、降颅内压等措施。有条件的医院，应该建立脑卒中单元，所有急性缺血性脑卒中患者应尽早、尽可能收入脑卒中单元接受治疗。

特异性治疗指针对缺血损伤病理生理机制中某一特定环节进行的干预。近年研究热点为改善脑血循环的多种措施（如溶栓、抗血小板、抗凝、降纤、扩容等方法）及神经保护的多种药物。脑梗组织周围存在半暗带是缺血性脑卒中现代治疗的基础。即使是脑梗死早期，病变中心部位已经是不可逆性损害，但是及时恢复血流改善组织代谢就可以抢救梗死周围仅有功能改变的半暗带组织，避免形成坏死，从而挽救缺血半暗带组织的功能，减轻脑损伤对于肢体功能的影响。

溶栓治疗（thrombolytic therapy）是目前最重要的恢复血流的措施，在时间窗内有适应证者可行溶栓治疗。重组组织型纤溶酶原激活剂（rt-PA）和尿激酶（urokinase，UK）是我国目前使用的主要溶栓药物。目前认为有效抢救半暗带组织的时间窗为使用 rt-PA 在 4.5h 内或使用尿激酶溶栓应在 6h 内；抗血小板聚集治疗常用于错过溶栓时间窗或不适合抗凝的患者，常用药物有拜阿司匹林、氯吡格雷和西洛他唑；抗凝治疗一般用于心房颤动或心脏瓣膜疾病所致脑栓塞，常用药物有普通肝素、低分子肝素、类肝素、口服抗凝剂和凝血酶抑制剂。需要注意，溶栓后 24h 后才可以启动抗栓治疗（包括应用抗血小板药物和抗凝药物）；对不适合溶栓并经过严格筛选的脑梗死患者，特别是高纤维蛋白血症者可选用降纤治疗，常用药物有降纤酶、巴曲酶、安克洛酶、蚓激酶和蕲蛇酶等；对一般缺血性脑卒中患者，目前尚无充分随机对照试验支持扩容升压可改善预后；其他改善脑循环的药物有丁基苯酞和人尿激肽原酶；无明显证据改善预防理论上，针对急性缺血或再灌注后细胞损伤的药物（神经保护剂）可保护脑细胞，提高其对缺血缺氧的耐受性。

但近 20 多年来国际上进行了多种神经保护剂研究，基础研究和动物实验结果十分令人鼓舞，但临床试验尚未取得满意结果，仍任重道远。国内外多个随机双盲安慰剂对照试验提示：依达拉奉能改善急性脑梗死的功能结局且安全性高；一项荟萃分析提示脑卒中后 24h 内口服胞二磷胆碱的患者 3 个月全面功能恢复的可能性显著高于安慰剂组，安全性与安慰剂组相似；近期一个随机对照试验提示，cerebrolysin 组与安慰剂对照组主要结局未显示差异有统计学意义，但在重症脑卒中患者 cerebrolysin 治疗组显示获益趋势，需要更多临床试验进一步证实；钙拮抗剂、兴奋性氨基酸拮抗剂、神经节苷脂、NXY-059、镁剂、吡拉西坦等在动物实验中的疗效都未得到临床试验的证实。

B.恢复期及后遗症期：应根据患者病情积极启动缺血性脑卒中的二级预防，抗血小板或抗凝治疗的同时，他汀类药物调脂稳斑治疗，控制血压血糖，戒烟治疗等。积极控制可预防的危险因素，减少脑血管病的复发。在病程中出现疼痛或痉挛时参照本章节中的疼痛与痉挛的药物治疗合理用药。

（2）出血性脑卒中：其治疗包括内科治疗和外科治疗，大多数患者均以内科治疗为主。应卧床、适度抬高床头。需要脱水降颅内压时，应给予甘露醇静脉滴注，用量及疗程依个体化而定。同时，严密观察生命体征，注意监测心、肾及电解质情况。必要时，也可用呋塞米、甘油果糖和（或）白蛋白。由于止血药物治疗脑出血临床疗效尚不确定，且可能增加血栓栓塞的风险，不推荐常规使用，同时注意控制血糖、血压。综合管理脑出血患者的血压，当收缩压超过 180mmHg 时，推荐加用静脉降压药物，参考降压目标值为 160/90mmHg。

（3）脑外伤：闭合性颅脑损伤通过颅内

压（intracranial pressure，ICP）监测可及时指导临床正确应用降颅压的药物，常用药物有甘露醇、呋塞米、白蛋白及甘油果糖。如果颅内压继续升高出现脑疝则需行去骨瓣减压手术。很多研究表明，尼莫地平能减低创伤性蛛网膜下腔出血患者的死残率，减少外伤性脑梗死和癫痫的发生。开放性颅脑损伤以手术治疗为主。

（4）颅脑病变所致肌张力障碍

A. 强直少动型：常见于帕金森病，PD的运动症状和非运动症状都会影响患者的工作和日常生活能力，因此，用药原则应该以达到有效改善症状、提高工作能力及生活质量为目标。提倡早期诊断、早期治疗，不仅可以更好地改善症状，而且可能会达到延缓疾病进展的效果。早发型PD患者，在不伴有智能减退的情况下，药物可有以下选择：非麦角类多巴胺受体（dopamine receptor，DR）激动药、单胺氧化酶B型（monoamine oxidase-B，MAO-B）抑制药、金刚烷胺、复方左旋多巴、复方左旋多巴＋儿茶酚-O甲基转移酶（catechol-O methyltransferase，COMT）抑制药。对于震颤明显而其他抗PD的药物疗效欠佳时，可选用抗胆碱能药，如苯海索。晚发型或伴有智能减退的PD患者，一般首选复方左旋多巴治疗。随着症状的加重，疗效减退时可添加DR激动药，MAO-B抑制药或COMT抑制药治疗。尽量不应用抗胆碱能药物，尤其针对老年男性患者，因其具有较多的副作用。早期药物治疗显效明显，而长期治疗的疗效明显减退或出现严重的运动波动及异动症者可考虑脑深部电刺激（deep brain stimulation，DBS）手术治疗。

B. 多动型：常见于舞蹈症，临床上较常见有小舞蹈症和亨廷顿病（Huntington's disease，HD）。目前临床治疗舞蹈样症状，首选丁苯那嗪，如患者因抑郁等精神症状严重

不能耐受，或用药后疗效不佳，可代之以第二代抗精神病药，其中首推奥氮平，其他第二代抗精神病药物有利培酮和喹硫平。

2. 脊髓疾病

T2以上节段的脊髓病变才会导致手与上肢的功能障碍。

（1）脊髓外伤：颈椎和上胸椎的外伤所致脊髓损伤可导致手与上肢的功能障碍，及时采取手术治疗，配合8h内激素冲击治疗、脱水剂以及神经营养药物治疗，可有效改善下颈椎损伤并发脊髓损伤的预后。

（2）脊髓炎性疾病：脊髓炎是指各种感染或者变态反应引起的脊髓炎症。药物治疗以糖皮质激素为主，大剂量免疫球蛋白亦有效，维生素B族有助于神经功能恢复。

（3）血管性脊髓病变：血管性病因所致的脊髓病变以血管介入治疗和手术治疗为主。

（4）脊髓型颈椎病：脊髓型颈椎病（cervical spondylotic myelopathy，CSM）是一种致残性疾病，由于颈椎结构退变引起颈椎管相对或绝对狭窄，继发脊髓受压引起的神经功能障碍性疾病。急性期的药物治疗主要是甘露醇脱水，非甾体类抗炎药止痛治疗，辅以B族维生素及鼠神经生长因子营养神经治疗。慢性期可给予丹参、生脉、银杏达莫和氟桂利嗪等药物活血化瘀、扩张血管和改善脊髓局部微循环治疗。而对于脊髓压迫重，神经症状突出，严重影响生活质量的患者多采用手术治疗。

（二）周围神经系统疾病所致手与上肢功能障碍

1. 前角病变

比较容易累及脊髓前角的常见疾病有运动神经元病（motor neurone disease，MND）和脊髓灰质炎。

MND选择性地损害皮质、脑干、脊髓的上和（或）下运动神经元，损害随意运动，出

现不同组合的肌无力、肌缩、延髓麻痹和锥体束征。目前 MND 尚无特殊治疗，利鲁唑能抑制谷氨酸释放，延缓 MND 的进展。有关依达拉奉治疗肌萎缩侧索硬化（amyotrophic lateral sclerosis，ALS）的疗效，在日本进行了为期 6 个月的临床试验。在试验中，137 名参与者随机接受依达拉奉或安慰剂治疗。在第 24 周的观察中，与接受安慰剂的人相比，接受依达拉奉的患者的日常功能的临床评估指标下降较少。在 2017 年 5 月，美国 FDA 宣布批准 Radicava（依达拉奉，edaravone）用于治疗 ALS。

脊髓灰质炎目前经疫苗接种预防已基本消除，一旦出现症状目前尚无药物可控制瘫痪的发生和发展，主要是对症处理和支持治疗。

2. 神经根、丛、干性病变

干性病变常见于神经根型颈椎病，丛性病变常见于臂丛神经损害，干性病变桡近中等常见于臂丛上干、中干或下干神经损害。

神经根型颈椎病的药物治疗主要采用肌肉松弛药巴氯芬、乙哌立松为主治疗，重症患者可考虑手术治疗。

臂丛神经损伤主要针对病因治疗，纠正不正确姿势和锻炼肩部肌肉。用局部麻醉药物注射前斜角肌可治疗前斜角肌综合征。如果臂丛神经受压症状日益加重致疼痛和肌肉萎缩者，可行手术治疗。

3. 周围神经病变

（1）吉兰-巴雷综合征（Guillain-Barre syndrome，GBS）：是常见的脊神经和周围神经的脱髓鞘疾病，是一种免疫性神经病，因此其主要的治疗为免疫调节治疗。RCT 研究已证实 IVIg 和血浆置换是 GBS 有效的治疗方法，口服糖皮质激素或者静脉滴注甲基强的松龙治疗已经证实无效。对于丙种球蛋白和血浆置换治疗无效的患者，也可以考虑使用

Eculizumab，这是一种人源化单克隆抗体。

（2）糖尿病周围神经病：针对病因治疗，应该积极控制血糖和糖化血红蛋白水平，保持血糖稳定。建议将糖化血红蛋白控制在 7% 以内，但具体控制程度应个体化。目前有多种药物在临床上用于糖尿病周围神经病（diabetic peripheral neuropathy，DPN）的治疗，包括具有抗氧化应激作用的药物（如 α-硫辛酸），改善代谢紊乱类药物（如醛糖还原酶抑制药）以及各种改善微循环的药物等。但是，临床研究显示当 DPN 发生后，目前尚无药物能够逆转周围神经病变的进展。临床可选择 B 族维生素类（如硫胺素和甲钴胺等）作为针对神经营养修复的辅助治疗药物。神经痛是影响 DPN 患者生活质量的主要因素之一，临床有多种药物可以改善患者神经痛的症状，如阿米替林、加巴喷丁、普瑞巴林、度洛西汀、文拉法辛等。具体参见中华医学会神经病学分会制定的痛性周围神经病的诊断和治疗共识。

（三）神经肌肉接头疾病所致手与上肢功能障碍

1. 重症肌无力

重症肌无力（myasthenia gravis，MG）是指乙酰胆碱受体（AChR）抗体介导、细胞免疫依赖、补体参与、主要累及神经肌肉接头突触后膜 AChR 的获得性自身免疫性疾病。用于改善 MG 临床症状的药物有胆碱酯酶抑制药，代表药物溴吡斯的明，是所有类型 MG 的一线用药，其使用剂量应个体化，一般可配合其他免疫抑制药联合治疗；免疫抑制药，有糖皮质激素、硫唑嘌呤、甲氨蝶呤、环孢素、霉酚酸酯、FK506 和针对白细胞抗原的抗体治疗，在使用上述免疫抑制药时应定期检查肝、肾功能以及血常规和尿常规；静脉注射用丙种球蛋白，主要用于病情急性进展的 MG 患者、胸腺切除术前准备以及作为辅助用药；血浆置换，使用

适应证与静脉注射用丙种球蛋白相同，长期重复使用并不能增加远期疗效；胸腺摘除手术治疗，确诊的胸腺瘤患者应行胸腺摘除术，可不考虑 MG 的严重程度，早期手术治疗可以降低肿瘤扩散的风险。

2. 肌无力综合征

肌无力综合征，又名 Lambert-Eaton 肌无力综合征（Lambert-Eaton myasthenia syndrome，LEMS），是一种累及神经 – 肌肉接头突触前膜的自身免疫性疾病，半数 LEMS 患者与肿瘤相关，尤其与小细胞肺癌相关。LEMS 患者治疗首选 3,4- 二氨基吡啶（3,4-DAP）对症治疗，如果无法使用 3,4-DAP，也可用吡斯的明对症治疗。如果 3,4-DAP 可有效控制 LEMS 的症状，无需再联用其他药物；如果症状持续存在，应考虑加用免疫抑制药，常用强的松联合硫唑嘌呤，也可选用环孢素、霉酚酸酯或利妥昔单抗；如果症状急性加重，可静脉使用丙种球蛋白或血浆置换治疗。同时也要对 LEMS 的诊治多注重筛查肿瘤及对肿瘤的治疗。

（四）肌肉疾病所致手与上肢功能障碍

1. 多发性肌炎

多发性肌炎（polymyositis，PM）是以四肢近端肌肉受累为主要表现的获得性肌肉疾病，它与皮肌炎、散发性包涵体肌炎（sporadic inclusion body myositis，sIBM）、免疫介导坏死性肌病（immune-mediated necrotising myopathy，IMNM）等同属特发性炎性肌病（idiopathic inflammatory myopathies，IIMs）。PM 临床少见，因此缺乏较大规模的随机对照研究，目前的免疫治疗方案多来源于回顾性研究和专家经验。通常 PM 患者可以在免疫治疗中获益，大部分预后良好。目前，糖皮质激素仍然是治疗 PM 的首选药物。对于糖皮质激素不敏感、耐受差及部分起病即较为严

重的患者，可加用或换用免疫抑制药，目前最为常用的免疫抑制药为硫唑嘌呤和甲氨蝶呤，其他免疫抑制药尚有环磷酰胺、环孢素 A、他克莫司和吗替麦考酚酯等。大剂量 IVIg 在治疗皮肌炎的临床试验中被证实明确有效，但在 PM 治疗中的疗效尚不明确。目前，对于较为严重的 PM 患者，临床在使用糖皮质激素的同时可以加用 IVIg 治疗。血浆置换在随机对照临床试验中无明显效果，一般不推荐使用。对于治疗稳定后再次出现无力、肌酶升高的患者，需要考虑 PM 复发的可能，并予以糖皮质激素加量等治疗，具体视症状轻重而定。

2. 肢带型肌营养不良

可引起手与上肢功能障碍的肌营养不良疾病临床上最为常见的为 dysferlin 肌病中的肢带型肌营养不良 2B（LGMD2B）亚型，LGMD2B 表现为近端肌受累为主和肌酶显著升高。

与大多数遗传性疾病一样，dysferlin 肌病目前无法根治。尽管在细胞模型中，地塞米松可促进肌小管的融合和 dysferlin 蛋白的表达，但在 2013 年的 RCT 研究中，抗炎药物 deflazacot 并不能改善 dysferlin 肌病患者的肌力，同时患者在停药后，肌力障碍明显加重。目前治疗主要为经验性使用增加肌肉能量代谢的对证支持治疗，如辅酶 Q10、一水肌酸、VitE 等。

3. 风湿性多肌痛

风湿性多肌痛（polymyalgia rheumatic，PMR）是以颈、肩胛带和骨盆带肌肉疼痛、晨僵伴有发热、红细胞沉降率升高等全身反应的一种综合征。小剂量糖皮质激素治疗为首选用药，一般泼尼松 10~15mg/d 口服。对初发或较轻病例可试用非甾体抗炎药，如双氯芬酸、美洛昔康、塞来昔布等。对使用糖皮质激素有禁忌证，或效果不佳，或减量困难，或不良反应严重者，可联合使用免疫抑制药如甲氨蝶呤、

硫唑嘌呤、来氟米特、环孢素 A、环磷酰胺等。

（五）骨与关节系统疾病所致手与上肢功能障碍

1. 创伤性疾病

可导致手与上肢功能障碍的创伤性疾病主要以手术治疗为主，急性期根据临床症状和体征对症支持治疗。

2. 退行性疾病

骨与关节退行性疾病最为常见的就是骨关节炎，它的药物治疗主要有非甾体类抗炎药如对乙酰氨基酚，急性发作期关节内注射糖皮质激素可能有益。

3. 感染性疾病

感染性疾病所致手与上肢功能障碍时，主要经验性使用抗菌药物抗感染治疗，之后根据血液培养或局部分泌物培养药敏试验调整抗菌药物的用法。

4. 骨化性肌炎

骨化性肌炎其实质是一种异位性骨化，是指骨骼系统外出现的骨结构。肘关节是上肢最容易出现骨化性肌炎的部位。主要的治疗药物有非甾体类抗炎药和二磷酸盐。在行 X 线检查肿物骨化成熟、且骨化使关节活动受限时可行手术切除，以改善关节的功能，但术后有复发的可能。

5. 骨质疏松

骨质疏松是一种以低骨量和骨组织微结构破坏为特征，导致骨质脆性增加和易于骨折的全身性骨代谢性疾病。主要治疗药物有钙剂、维生素 D_3、双膦酸盐、地诺单抗、雌激素、雷洛昔芬、特立帕肽、雷尼酸锶、他汀类等。

（六）风湿免疫相关性疾病所致手与上肢功能障碍

1. 类风湿关节炎

类风湿关节炎是一种主要累及患者外周关节的慢性炎症性自身免疫疾病。近年来，随着对 RA 发病机制的不断了解以及诊治水平的提高，RA 的治疗模式已经从使用非甾体抗炎药控制症状逐渐演变为使用改善病情抗风湿药（DMARDs，甲氨蝶呤、来氟米特、米诺环素、羟基氯喹、柳氮磺胺吡啶）和生物制剂（依那西普、英夫利西单抗、阿达木单抗、阿巴西普、利妥昔单抗或托珠单抗）以减轻炎症、控制疾病进程。

2. 痛风

痛风是一种单钠尿酸盐沉积所致的晶体相关性关节病，与嘌呤代谢紊乱及（或）尿酸排泄减少所致的高尿酸血症直接相关，属代谢性风湿病范畴。痛风急性发作期的药物治疗主要有非甾体抗炎药（吲哚美辛、西乐葆及依托考昔等）、秋水仙碱及糖皮质激素；间歇期和慢性期的治疗旨在长期有效控制血尿酸水平，目前临床应用的降尿酸药物主要有抑制尿酸生成药（别嘌醇）和促进尿酸排泄药（丙磺舒、苯磺唑酮）。新型降尿酸药有奥昔嘌醇、非布索坦和尿酸酶，碳酸氢钠片和枸橼酸钾钠合剂等碱性药物也可以降尿酸。

三、手与上肢疼痛的药物治疗

（一）治疗疼痛的药物种类（表 5-5-1）

表 5-5-1　治疗疼痛的药物种类

非阿片类镇痛药	非甾体消炎药：对乙酰氨基酚
	抗抑郁药：三环类抗抑郁药、SSRI、SNRI
	膜稳定药：加巴喷丁、普瑞巴林、丙戊酸钠、拉莫三嗪、卡马西平、奥卡西平
	钙离子拮抗药
阿片类镇痛药	天然：吗啡、可待因
	半合成：氢化吗啡酮、氢化可待因、羟考酮、羟吗啡酮、海洛因、丁丙诺啡
	全合成：芬太尼、美沙酮、曲马多、右旋丙氧芬
糖皮质激素	倍他米松、甲泼尼龙、曲安奈德
局部麻醉药	布比卡因、利多卡因、罗哌卡因、普鲁卡因

（二）造成手与上肢疼痛的病因、药物选择原则及注意事项

1. 脑卒中后偏瘫肩痛

引起脑卒中后偏瘫肩痛的病因主要有复合型区域性疼痛综合征（complex regional pain syndromes，CRPS）Ⅰ型，即肩手综合征和软组织损伤所致。

（1）肩手综合征：早期在无禁忌的情况下可选用微波、毫米波、红外线、激光等理疗，并在无痛范围内行肩关节活动度等手法治疗。若效果不佳，疼痛影响情绪及睡眠时，可先选用非阿片类镇痛药，效果仍欠佳时再选用阿片类镇痛药。急性期大多数患者对糖皮质激素治疗有效，一般强的松 1mg/（kg·d），口服，2 周后逐渐减量。在使用糖皮质激素治疗时需注意监测血糖、血压及电解质，并同时进行补钾、补钙及护胃治疗。交感星状神经节阻滞既是治疗又是诊断。难治性的可静脉注射利多卡因治疗。

（2）软组织损伤引起的偏瘫肩痛：包括肩峰撞击综合征、粘连性肩关节囊炎和肱二头肌腱鞘炎。早期也可在无禁忌情况下选用一些合适的物理因子治疗，若疼痛影响患者情绪及睡眠时可先选用非阿片类镇痛药，效果欠佳时再选用阿片类镇痛药，亦可肩峰下、肩关节腔内或腱鞘内注射糖皮质激素，常选用长效的得宝松注射治疗，疗效维持 3 周左右。腱鞘内注射糖皮质激素治疗需谨慎，因存在肌腱断裂的风险。

2. 癌性疼痛

按照世界卫生组织癌痛缓解镇痛阶梯治疗。如果是乳腺癌上肢淋巴水肿造成的胀痛，可同时配合淋巴回流的手法消肿止痛治疗。

3. 手与上肢神经病理性疼痛

首选膜稳定药物治疗。

4. 神经根痛

常见于颈椎病神经根型压迫所致。在急性发作期可使用甘露醇、糖皮质激素脱水缓解压迫治疗，在无禁忌情况下联合选用一些合适的物理治疗。

5. 神经痛

常见于上肢一根或多根神经炎症，亦可见于糖尿病周围神经病。可选用维生素 B_1、维生素 B_{12}、鼠神经生长因子、硫辛酸等药物营养神经治疗。

6. 上肢神经卡压所致疼痛

急性期在无禁忌的情况下可选用微波、毫米波、红外线、激光等理疗以消炎、消肿，效果不佳时可选用局部卡压部位封闭治疗，常用药物为得宝松加利多卡因。

7. 放射性神经痛

常见于乳腺癌放疗后所致臂丛神经损害。在急性肿胀期可选用糖皮质激素消炎止痛治疗，慢性期可先选用非阿片类镇痛药，效果欠佳时再选用阿片类镇痛药。药物治疗效果均欠佳时可选择手术治疗。

8. 幻肢痛

见于上肢截肢后。有研究表明美金刚可缓解上肢截肢的幻肢痛。

四、手与上肢痉挛的药物治疗

（一）手与上肢痉挛状态的两面性

益处：维持上肢肌肉容积、改善静脉血流有助于预防上肢静脉血栓的形成、预防骨质疏松。并发症：功能障碍、产生不适或疼痛的感觉、妨碍手与上肢卫生清洁和照料、挛缩畸形影响外观、造成肩关节脱位 / 半脱位、获得性周围神经病。

（二）手与上肢痉挛状态药物选择时机、原则及注意事项

1. 药物选择时机

上肢痉挛状态出现并发症的影响超出其对患者提供的功能性益处时，同时考虑到所有人

（包括患者及其家属、医务人员）的期望值后，可对痉挛状态采取相应的治疗。在避免诱发痉挛的有害刺激以及坚持日常牵伸、维持关节活动度、佩戴抗痉挛支具、合适体位、直接肌腱加压、功能性电刺激、振动、冷热疗、生物反馈、运动再学习、放松技术等综合物理治疗方案下，痉挛的缓解仍不理想时可考虑使用药物治疗。

2. 药物选择原则及注意事项

（1）当手与上肢痉挛是全身痉挛的一部分时，建议全身用药。目前口服降低肌张力的药物有巴氯芬、苯二氮䓬类药物、丹曲林钠、替扎尼定、可乐定等。若所需治疗剂量的口服药物，出现全身抑制性效应时，建议局部干预治疗。局部干预治疗包括诊断性神经阻滞药物、化学性去神经药物、肉毒素化学去神经药物治疗。诊断性神经阻滞药物主要为局部麻醉药，化学性去神经常用药物有苯酚、酒精。

（2）当手与上肢痉挛为局灶性或区域性痉挛状态时，建议局部干预治疗。由于肉毒素价格昂贵，患者可以根据经济条件选用合适的化学去神经局部干预药物治疗方案。

（贾　杰　李琴英）

第六节　创新疗法与传统治疗理念的结合

一、任务导向

（一）概念

任务导向性训练（task-oriented training，TOT）是以运动控制和运动学习为基础的较新的康复治疗。TOT是以个体、任务与环境间的相互作用为基础而制订的功能性任务，患者可通过主动尝试在适应环境的改变同时，解决功能性任务中所遇到的问题，并帮助患者学到解决目标任务的方法。TOT训练强调主动参与有

控制性的运动训练，并进行反复强化，训练不仅要具有功能性，还要有一定的积累，这样才能促进中枢神经系统的功能重建。任务导向性训练方法是基于新的运动控制理论上的，是临床重新训练治疗方法中较新的方法之一。这种新的临床治疗方法是以运动控制、运动学习以及康复科学领域出现的内容为基础，是手与上肢功能障碍康复治疗常用理论及技术。

（二）任务导向与手与上肢功能障碍康复

各种研究支持任务导向性训练与常规神经促进技术相结合，对中枢神经损伤患者的手与上肢功能有显著改善，与其他神经康复治疗方法相结合疗效更佳。有学者将任务导向性训练与生物反馈联合起来，通过3个月治疗明显改善了患者粗大运动功能的表现。亦有学者将镜像治疗结合任务导向训练脑卒中患者的上肢，研究结果指出，结合训练比单一使用一种训练方法更显著改善成人脑卒中患者的手与上肢功能、下肢步行功能和日常生活活动能力。各项基于动物和人类的神经成像研究也为任务导向训练改变受损大脑功能，能有效改变大脑皮质兴奋性模式提供了强有力的证据。

基于临床研究结果发现，对于手与上肢功能严重障碍的脑卒中患者，可以施行近端双侧训练后再进行任务导向性训练，比单纯的任务导向性训练更能改善手与上肢的功能障碍。fMRI的结果显示该方法能够引起运动皮区（初级运动前区）的激活。

（三）创新与循证应用

随着计算机综合集成技术的不断发展，以虚拟现实技术（virtual reality，VR）为主要内容的康复训练技术在脑卒中康复领域中日益广泛。近年来，有学者将虚拟现实镜像疗法与任务导向训练结合，治疗效果较单纯镜像疗法更显著。也有学者将经颅直流电刺激与任务导向性训练结合以提高脑卒中患者运动功能，且通

过功能磁共振研究发现训练后脑卒中患者静息态脑自发性活动产生更加明显。在骨骼肌肉疾病引起的手与上肢功能障碍中，例如类风湿关节炎或骨关节炎，患者接受任务导向性训练后手与上肢功能提高明显优于传统家庭式的手与上肢功能训练。主要在于任务导向性训练具有目的性、娱乐性，能提高患者对治疗性项目的参与度。此外，任务导向性训练也是基于"中枢－外周－中枢"理论下的康复训练模式中外周干预中不可缺少的重要成分。

（四）注意事项

任务导向性训练隐含两种假设，一种假设是正常运动是围绕行为目标组织的并受环境及感知觉的限制，任务的执行是在很宽泛的环境中进行的。因此，除了任务的特性之外，运动也受环境特征的约束。除此之外，在动作过程中，感觉的作用不仅局限于接收刺激完成反应反射模式，还对动作有预测以及适应性控制的作用。另一种假设是关于异常运动控制，异常运动是由于控制运动的一个或多个系统损坏造成。这些假说表明，当帮助患者重新学习执行手与上肢功能任务时，要考虑到治疗的场所以及治疗中对感知觉的刺激是否围绕功能缺损。针对患者感觉和知觉、运动和认知损伤设计出适合功能任务需要的运动模式。但是应该给予什么任务、以怎样的顺序、在什么时间给予、在什么场景下去给予，都是需要思考和计划的。理解任务的性质可以提供任务结构的框架。任务可根据其间的关系归纳为共同的特点采取由易到难的顺序编排。能设计出使患者最大限度恢复功能缺损的治疗策略，才能最大限度使患者恢复功能独立。

为了实现功能，在计划任务特定性动作时，中枢神经系统损伤后的手与上肢功能障碍康复必须考虑环境的特性。因此，在管理和影响动作任务表现方面理解环境的特性，对于制订有

效的治疗计划是必要的。要准备患者能适应的多变环境，这就要求我们明白那些能影响动作表现的环境特征，并且要有足够的准备使患者符合不同种类环境中的要求。任务动作不仅仅是针对肌肉运动程序或者成套路的反射，还是认识、感知觉和动作系统之间动态的相互影响。

二、限制－诱导运动疗法

（一）概念

限制－诱导运动疗法是20世纪80年代由美国Alabama大学的Edward Taub发展起来并系统应用于脑卒中患者偏瘫侧肢体的治疗方法。限制－诱导运动疗法，通过集中强化的塑性技术、行为技术，同时限制健肢的使用而克服患侧的习得性失用（learned nonuse，LNU），最终达到脑功能重组的目的。纠正习得性废用是CIMT的理论基础，其理论来源于神经科学和行为心理学。Tower首次提出猴子损伤单侧锥体束后不能使用患肢，但限制健肢的使用能提高患者的功能。Taub通过总结当时的研究，首先提出了"习得性失用"的概念。

（二）CIMT与手与上肢功能障碍康复

CIMT不是单纯的康复手段，而是将行为学因素应用于康复治疗技术中，通过塑形、行为和限制技术等行为学因素改变患者以往形成的"习得性失用"，强制使用患侧上肢，使其运动功能得到恢复，并鼓励将训练运用到实际的生活中．如何在临床偏瘫康复中运用好限制－诱导运动疗法的理论，而又不受限与其局限性，一直是临床治疗努力的方向。报道一些临床科室在运用该疗法联合其他神经康复治疗技术在手与上肢功能障碍康复中的临床运用，希望能给大家一些启发和指引。

1. 运动想象疗法结合CIMT

运动想象疗法是为了提高运动功能而进行

的反复运动想象，没有任何行为运动输出。运动想象可以增强感觉信息的输入，促进潜伏通路和休眠突触的活化，加速缺血半暗带的再灌注及脑血流的改善，降低神经功能的损害程度。通过结合 CIMT 能够强化对患侧肢体的意识以及改善习得性失用，可提高康复治疗效果。

2. 功能性电刺激结合 CIMT

预先设置好在患侧肌肉上的刺激参数，控制多个通道对上肢所需部位刺激肌肉进行刺激以产生功能动作，并在限制健侧肢体的情况下嘱患者反复完成特定的功能性动作。利用电流刺激不仅能强化患肢感觉输入，还能通过所产生的功能动作帮助患者更好完成治疗任务。

3. 虚拟现实技术结合 CIMT

虚拟现实技术是一种先进的、数字化的人机接口技术，系统可以直接观察、操作、触摸、检测周围环境及事物的内在变化，操作者能够真正进入一个由计算机生成的交互式三维虚拟环境中，并能与之发生"交互"作用，进行交流。通过参与者与仿真环境的相互作用，并借助本身对所接触事物的感知和认知能力，帮助启发参与者的思维，以全方位地获取虚拟环境所蕴涵的各种空间信息和逻辑信息。在这一过程中，通过 CIMT 能够强化患者在虚拟现实环境中患侧肢体更多的参与。

4. 音乐疗法结合 CIMT

与音乐疗法结合不仅可以促进上肢疗效，还能改善脑卒中后患者焦虑，提高训练乐趣，提高训练配合度。

5. CIMT 在其他临床康复中的运用

研究称将 CIMT 应用于多发性硬化的患者，发现 CIMT 不但可以改善多发性硬化患者的手与上肢功能，还可以改善患者的疲乏状态。CIMT 同样可应用于脑外伤所致的偏瘫患者，可改善患者的手与上肢功能。目前，CIMT 也被广泛应用于脑瘫儿童的治疗中。在临床上的

广泛应用给康复治疗技术的发展提供了很好的方向，但是该方法的最佳适应证、治疗时间、治疗强度等还需要进一步探讨，需要设计优良的临床试验来进一步验证。

（三）创新与循证应用

1. 改良的 CIMT 运用

尽管 CIMT 疗效是肯定的。但患者入选条件十分苛刻，需病程达 1 年以上，患侧主动伸腕 >20°，掌指关节和指间关节主动伸展 >10° 等。同时，患者健侧约束时间为清醒时间的 90%。高强度训练 >6h/d，重复 2 周。CIMT 由于约束时间长、治疗强度大等原因，存在患者依从性差，大量占用医院康复资源，过度强调患手与侧上肢的单独运动，忽视双手与上肢协同配合运动等问题。故而产生了改良限制性运动诱导疗法（modified constraint induced movement therpy，mCIMT）。mCIMT 是在 CIMT 基础上根据患者的情况和耐受能力进行了调整。与传统的 CIMT 相比，主要在约束健肢和塑形训练时间、训练强度上有所不同。虽然目前尚无针对 mCIMT 设计统一的治疗方案，但其有效性被诸多研究所证实。另外，除了将 mCIMT 运用于后遗症期的手与上肢训练，已有学者将其应用于早期脑卒中患者，也发现其可行且有效。

2. mCIMT 结合其他康复治疗

mCIMT 结合听觉刺激可以改善亚急性脑卒中患者上肢及躯干的运动控制能力。mCIMT 结合周围神经刺激比单纯的 CIMT 治疗在改善手与上肢活动能力方面更突出。mCIMT 结合经颅直流电在慢性脑卒中患者治疗中对比单独使用两项治疗对运动能力的促进更有优势。将机器人辅助治疗与一种 mCIMT 结合可以改善脑卒中患者运动功能表现。

（四）注意事项

尽管相对于传统的 CIMT，康复医学中的

临床实践应用做了更多改良和优化来适应患者的需求，提高患者对训练的依从性。但是，退组问题及患者的不配合仍然屡见不鲜。说明在对 CIMT 进行改良时，仍需要仔细斟酌训练量的问题，以提高患者依从性，取得治疗效果。训练中的趣味性，也需要更多的考虑到临床应用中。图 5-6-1 提示了一种结合园艺治疗的 CIMT。此外，基于"上下肢一体化"理论，对于平衡功能及协调差的患者，在平时的训练中要考虑到限制健侧肢体给患者上下肢运动不协调带来的危险。需要患者在安全位置训练，也可以预防性强化躯干的控制及平衡能力，减少患者在活动过程中跌倒的风险。

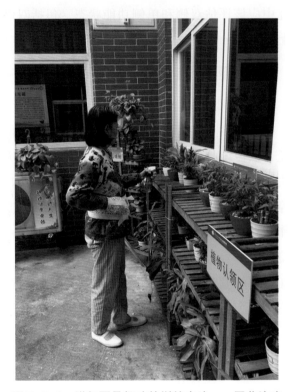

图 5-6-1　增加更具趣味的训练方法——园艺治疗

三、双侧上肢训练

（一）概念

双侧上肢训练（bilateral arm training，BATR）是双侧肢体独立执行同一时间和空间的运动任务的运动模式，由 Mudie 和 Matyas 在 1996 年提出并最早应用于临床脑卒中康复。

他们对 12 例脑卒中偏瘫患者设计了 3 个标准化的伸手触及目标的活动，患者以患侧单手操作、健手带动患手操作、双手同时操作相同的动作、双手同时活动但分别操作不同的动作，比较 6~8 周的不同训练治疗后患侧上肢动作表现的差异。结果显著，患者经过 6 周训练，双侧上肢训练较传统的神经发育疗法能更大程度地改善患侧手与上肢的运动功能。6 个月随访后这种进步依然保留。

（二）双侧上肢训练与常规手与上肢功能障碍康复结合

国外许多研究证实双侧训练较单侧训练有效，研究发现该方法在促进患侧功能方面显示明显迅速的进步。双侧运动训练具备了任务特定、重复练习的要素，在与限制性诱导运动疗法进行的对比研究中，同样显示了有效性，而且它的适用范围更广。双侧训练不是一个限定的方法，包括许多训练模式，可以主动运动、被动运动，也可以是辅助运动，还可以与节律性音乐（rhythmic music）、神经电刺激等技术相结合，可以借助多种训练装置及工具，治疗的适应阶段和内容多样，而且这种治疗方法操作相对容易，适宜向社区及家庭推广。双侧运动训练疗法有望成为一种针对脑卒中后上肢运动障碍具有广泛应用前景的康复方法。

（三）创新与循证应用

双侧上肢训练近年来被不断的创新应用，通过治疗师被动辅助，辅具或机器人等设备帮助下，进行双侧上肢的运动训练。此外，该训练也在单纯的主动运动、被动运动训练基础上结合设备或其他治疗理论进行改良并应用于临床中。

2004 年 Stinear 运用仪器对脑卒中患者进行 BATRAC 训练（图 5-6-2），它支持镜像对称或近似对称相位延迟 60° 协调的手腕弯曲和扩展水平平面上的运动。2009 年，Van 设计出有视觉反馈和辅助训练的仪器在节律性音乐下进行双侧上肢训练（图 5-6-3）。

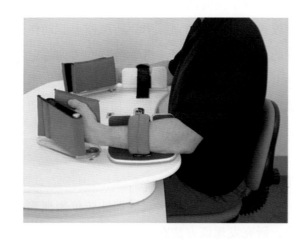

图 5-6-2　BATRAC 训练

Huan 等运用无线可穿戴设备对脑卒中后患者进行双侧横向平面上运动，并有振动提示实时纠正双侧运动质量，实时反馈对于脑卒中患者的动作学习至关重要。该技术改造将有助于居家康复的实现。外骨骼机器人作为近年来比较热门的康复机器人发展方向，通过结合双侧上肢训练已经被应用在慢性脑卒中后功能康复中。有学者将上肢双侧骨骼系统（bilateral skeletal system of upper limbs）运用到脑卒中患者双侧上肢训练中，并显著提高了肩关节活动度、运动控制和手的抓握控制。

（四）注意事项

双侧运动训练这种治疗方法操作相对容易，适宜向社区及家庭推广且有望成为一种针对脑卒中后上肢运动障碍具有广泛应用前景的康复方法。然而，脑卒中患者双侧协调性运动训练的研究结果并不一致，有的研究显示双侧运动训练并没有使全部患者受益，且有效性并不优于其他治疗方法。

（1）双侧上肢训练可以提高单侧肢体轻瘫的上肢功能。但脑卒中患者的具体训练方法需要根据患者的特点和基础情况决定。

（2）双侧上肢运动训练能够显著提高日常生活活动能力。由于针对功能性活动能力为主要目标，因此在训练过程中允许患者使用健手对双侧功能性技能的训练进行补偿。

（3）所有双侧上肢活动的临床治疗或研究中应该评估双侧和单侧功能状态，包括双侧上肢任务分析以及肢体间的协调性。

四、运动观察

（一）运动观察概述

脑卒中患者手与上肢功能的恢复主要依托于以传统神经促通技术为基础的康复治疗方法，包括 Bobath、Brunnstrom、Rood 和 PNF 等技术。这类训练主要专注于外周肢体的刺激和活动，通常由治疗师主导。而脑中之镜——镜像神经元系统（mirror neuron system，MNS）的发现则使得长久以来都未革新的脑卒中康复技术的"平静湖面"泛起阵阵涟漪（图 5-6-4）。

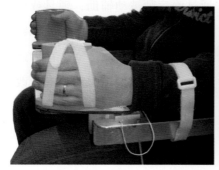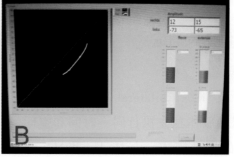

图 5-6-3　有视觉反馈的 BATRAC 训练

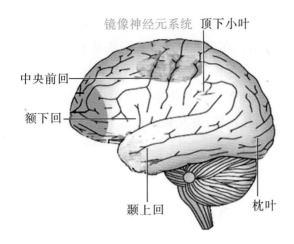

图 5-6-4　人脑的镜像神经元系统

当我们观察并模仿其他人进行运动时，可以不同程度地兴奋自己脑中的镜像神经元系统。基于这一发现，我们就可以将传统的脑卒中康复训练内容以一种全新的方式呈现给患者，通过将患者需要进行训练的动作拍摄成视频，然后让患者认真观看并模仿，就可以起到充分激活中枢促进运动通路修复和重塑进而改善患者手与上肢运动功能。

运动观察疗法（action observation therapy）与传统的康复手段相比有着很多优势，例如可以充分调动患者的主观训练能动性、可以充分利用患者的空闲时间并节约有限的医疗资源、可以构建家庭训练系统让患者和家属将康复带回家。

（二）运动观察的理论基础

镜像神经元理论被认为是运动观察治疗的主要理论基础。所谓镜像神经元，指的是一类能在自身做动作时，或在观察其他个体做同样的动作时都能兴奋的神经元。研究者们最早在恒河猴大脑的顶叶和运动前区发现了镜像神经元（图 5-6-5）。Rizzolatti 等通过 fMRI 研究，发现人类无论是自己执行某种动作，还是观察他人进行同样的活动，都可以激活相同的神经元，并且在有动作意图的时候，这些神经元也同样可以被激活。

现在的研究主张将上述的分布在各脑区的镜像神经元统一成镜像神经元系统，认为它们之间存在着特定的联系。人类主要存在两个镜像神经元系统，一个是由 Broca 区、运动前皮质腹侧、中央前回下部、额下回后部及顶下小

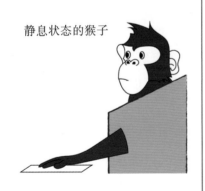

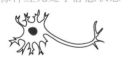

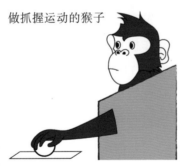

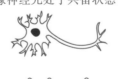

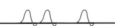

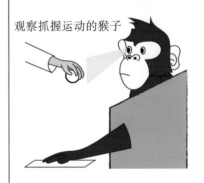

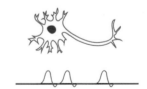

图 5-6-5　恒河猴的镜像神经元

http://sitn.hms.harvard.edu/flash/2016/mirror-neurons-quarter-century-new-light-new-cracks/

叶嘴侧、辅助运动区等构成的顶额镜像神经元系统；另一个是由脑岛、杏仁核、前额叶皮质等构成的边缘镜像神经元系统。研究人员发现，当手与上肢执行观察或模仿动作时（例如手部动作、弹吉他的指法）激活的是顶额镜像神经元系统。因此，我们可以认为顶额镜像神经元系统在脑卒中患者手与上肢功能训练的过程中应该发挥着主要的作用。

（三）运动观察疗法的实施方法

1. 训练前评估

由于运动观察涉及高级的认知功能，因此在治疗之前必须对患者进行初筛以挑选出合适的训练对象。通常我们会选择亚急性或者慢性期的脑卒中患者，简易精神状态量表（mini-mentalstate examination，MMSE）评分需要 ≥ 27 分，需要能够正确理解并且执行指令，具备一定的残存功能（Fugl-Meyer 上肢运动功能评分 ≥ 20 分，确保运动模仿时可以更好地执行），具备良好的视力（可以看清屏幕），同时具备较好的坐位平衡能力。

2. 训练方法

运动观察疗法可以分成两大板块，一是视频观看，二是动作模仿。训练时首先观察 3min 的各类动作，然后进行 2min 的动作模仿（一组训练）。每次治疗一般持续 20min 左右（4 组训练）。通常每天至少训练 1 次，训练强度视患者的其他治疗安排和精神体力状态进行相应的调整。

治疗时，我们首先叮嘱患者坐在彩色电视机前（电视机尺寸 ≥ 40 寸），患者距离电视在 2m 左右，在患者面前放置一张桌子，患者将双手放在桌子上。然后我们打开电视内的手与上肢的动作视频，要求患者集中注意力观看电视上的动作视频，并在每组观察后进行动作模仿。

3. 动作视频

动作视频的拍摄制作需要考虑到如下的因素。

（1）首先是拍摄动作的挑选：一般从患者的常规训练还有日常生活中的手与上肢部的活动中提取，我们在此给出一个由 30 个动作组成的参考范例（表 5-6-1）。

（2）在拍摄时，需要选用同一个模特演示：拍摄每个动作时可以选取正前方角度、侧前方角度、侧后方角度、局部视角等进行拍摄，因为 Caggiano 等发现在不同视角的动作观察下，运动前区皮质更容易被激活。

（3）分组：我们需要依据动作的难易程度对其进行分组，难度从易到难渐进。训练时需要根据患者的功能情况挑选动作，通常患者需要尽最大的努力才能完成动作，才算最适训练难度。

（四）运动观察的临床疗效研究进展

国内外很多临床研究已经提示运动观察和常规康复联合运用可以更好地促进脑卒中患者运动功能的恢复。Ertelt 等采用运动观察疗法对 8 例慢性脑卒中患者进行了为期 4 周的干预，任务态功能磁共振提示患者双侧腹侧前运动区、辅助运动区、双侧颞上回的激活程度明

表 5-6-1 动作视频拍摄的组成参考

30 个动作					
肩关节前屈	肩关节后伸	肩关节外展	肩关节内收	肩关节旋前	肩关节旋后
耸肩	肩胛骨内收	肘关节屈曲	肘关节伸展	腕关节屈曲	腕关节伸展
腕关节尺偏	腕关节桡偏	前臂旋前	前臂旋后	翘大拇指	空手抓握
抓大球	放大球	抓大立方体	放大立方体	抓大圆柱体	放大圆柱体
抓小球	放小球	抓小立方体	放小立方体	抓小圆柱体	放小圆柱体

显增加，且患者的上肢功能较治疗前显著改善。Mattia 采用 TMS 发现运动观察疗法可以易化偏瘫侧肢体的运动诱发电位。国内也有一些临床研究表明运动观察疗法可以改善偏瘫患者的运动功能。

纵观先前的研究，我们可以初步认为运动观察疗法是促进脑卒中患者手与上肢功能恢复的新手段，但其疗效的确切性还需要更多的高质量、大样本的临床随机对照研究进行验证。此外，什么样的患者更适合该治疗技术，运动观察如何更好地与传统治疗方法相辅相成，运动观察的作用机制究竟如何，等等问题都值的我们进一步思考和研究。

五、运动想象

（一）运动想象概述

自 19 世纪中叶运动想象（motor imagery，MI）的概念被系统的阐述后，运动想象作为一种全新的治疗技术被逐渐广泛应用于竞技体育训练、心理治疗等。运动想象指的是特定的运动任务在内心反复的模拟、排练，而不伴有明显的外在的运动输出。神经影像学技术的迅速发展为运动想象训练的科学性提供了大量的证据，研究人员发现运动想象和实际的运动存在着诸多类似的神经生理基础，例如二者在任务态功能磁共振下显示出了类似的感觉运动皮层的激活。

直到 20 世纪 90 年代初，运动想象技术才开始逐步应用于脑卒中患者的运动功能的恢复。由于不需要特别的场地，不需配置昂贵的设备，且操作简单，不依赖于患者的残存运动功能，并且可以充分调动患者的训练积极性，运动想象疗法被广泛地推广到临床进行应用。但在临床运用的过程中，我们逐渐发现很多问题，例如不同患者在接受运动想象训练后的疗效差异很大，运动想象训练缺少规范的训练流程等。

本小节围绕运动想象在脑卒中患者运动功能恢复中的运动，简要阐述其理论基础、应用方法以及最新的一些研究结果。具体的运动想象的临床应用方法可以参见《手功能康复理论与实践》一书。

（二）运动想象训练的理论基础与进展

目前公认的运动想象理论是心理 - 神经 - 肌肉理论（psychological-neuro-muscular theory，PM），该理论认为大脑中已经储存了运动计划或者流程图，且对于特定的运动任务目标而言，实际活动和运动想象的流程图是相同的。脑卒中患者的大脑受到不同程度的损伤，但该流程图（心理）可能仍然部分保留，因此通过运动想象训练就可以激活感觉运动通路（神经），改善患者的运动功能（肌肉）。

传统的运动想象训练倾向于将运动想象看成独立的康复训练技术，但最新的理论对于运动想象训练的运用有了更深入的阐述。基于"中枢—外周—中枢"的闭合环路模式已经成为脑卒中后手与上肢功能障碍康复的新理念框架，在该框架下传统的手法运动治疗和物理因子治疗被归入外周，而被动中枢刺激（经颅磁刺激、经颅电刺激等）以及主动中枢训练（镜像技术、脑机接口还有运动想象训练）被归入中枢干预。站在该理论框架的"肩膀"上，我们应该意识到，将运动想象训练单独孤立出来是不科学的，应该将其作为传统康复治疗的"前导"，通过运动想象训练将中枢激活，接着在该激活状态进行主动和被动的康复治疗训练，从而可以发挥最好的治疗效果。此外，运动想象训练的具体内容需要借鉴常规训练的内容并充分考虑患者的日常能力需求，从而增强运动想象训练的针对性和实用性，达到"中枢—外周—中枢"的完美对接。

（三）运动想象训练的应用反思

临床运用运动想象训练治疗偏瘫患者的手与上肢运动功能障碍时，摆在我们面前的第一个问题就是患者的适用性。我们是任意选择患者还是需要选择特定的患者，该如何筛选，这个问题我们有一些要素需要分析，包括患者运动功能的受损程度、患者的发病时间、患者的运动想象能力、患者的认知状态等。

有研究表明，患者残存的功能和脑卒中患者的预后之间存在相关性，在脑卒中后的早期阶段，如果患者一点功能恢复的迹象都未出现，可能是不良预后的征兆。迄今为止，大部分关于运动想象在脑卒中患者运动功能恢复中的研究都是残存一些运动功能的，研究结果提示了运动想象能够促进这些患者残存的运动功能的恢复。但是，能否认为运动想象就仅仅适用于出现部分功能恢复的患者，目前还需要更多的证据。

另一个常见的因素是发病时间。在多数研究中，我们都会选择晚期的患者来进行运动想象训练，目的是排除患者的自发恢复。这样研究的结果就具有说服力，证明是运动想象引发了患者的运动功能的进步。但这就引出了一个疑问，早期应用运动想象训练会有效吗？如果有效，是否会比晚期应用效果更佳呢？Sharma将运动想象比喻成"后门（backdoor）"，形象地表现了运动想象是脑卒中患者运动功能恢复的"蹊径"。近期的研究逐渐发现运动想象在早期卒中患者中应用也可以取得很好的疗效，临床上我们也发现了类似的现象。脑卒中患者早期，我们更多关注的是躯干和下肢功能，对于手与上肢的功能障碍我们往往到中后期才充分介入，这跟患者手与上肢功能障碍在早期往往尚未诱发出来有关。运动想象由于不依赖患者的运动功能，因此可以在早期应用，这也许是促进脑卒中患者早期上肢运动神经网络重建的一个新思路。

患者的运动想象能力是我们需要关注的另外一个因素。研究提示，强行让不具备适当的运动想象能力的患者进行运动想象训练，反而有可能引起混乱运动想象（chaotic motor imagery）。不仅起不到任何治疗效果，还会加重患者的肢体痉挛和紧张焦虑的情绪。在高质量的运动想象临床随机对照研究中，无一不对患者的想象能力进行了细致的评估，只有具备一定的运动想象能力，才适合运动想象训练。具体运动想象能力评估方法包括问卷类、工具类等，详见《手功能康复理论与实践》相关章节。

患者的认知能力也必须充分关注。脑损伤可以造成患者各种各样的高级认知能力的障碍，例如工作记忆、持续注意能力、言语能力、自我身体图示感知等能力的丧失或错乱。运动想象是一种自上而下的过程，方向是高级皮层的功能整合逐渐往低级中枢传递，故而我们更有理由认为运动想象程序和高级的认知功能存在明显的相关性。因此，在临床进行运动想象训练之前进行认知能力的评估是很有必要的。我们常用问卷进行初筛，最常用的问卷是简易精神状态量表（minimentalstate examination，MMSE）、蒙特利尔认知评估量表（Montreal cognitive assessment，MoCA）等。

（四）小结

手与上肢的运动功能训练是脑卒中康复的重点和难点，在运用运动想象技术处理手与上肢功能障碍时，更需要考虑该技术的适用范围和针对患者的个性化改造。相对于传统的治疗技术，诸多研究提示，运动想象疗法的定位应该是当前治疗方案的辅助，将运动想象疗法和任务导向性训练、限制性诱导运动等常规运动神经康复治疗技术结合，同时注意对患者的病程、残存的运动功能、运动想象能力、高级认知功能进行初筛，就可以更好地制订最适合患者的运动想象方案，最终改善患者的手与上肢功能障碍预后。

六、经颅直流电刺激

（一）概念

经颅直流电刺激（transcranial direct current stimulation，tDCS）是一种非侵入性的，利用恒定的、低强度直流电（1~2mA）调节大脑皮层神经元活动的技术，是一种现代的中枢干预手段。

（二）作用机制

早在 11 世纪，人们就开始尝试利用电来治疗疾病，随着认识的发展，经颅直流电刺激技术逐步成熟。1998 年 Prior 等人发现，微弱的经颅直流电刺激可以引起皮层双相的、极性依赖性的改变，随后 Nitsche 的研究证实了这一发现，从而为 tDCS 的临床研究拉开了序幕。

经颅直流电刺激它本身并不产生动作电位，而是通过调节自发性神经元网络活性而发挥作用。tDCS 对神经元活动的调节具有极性依赖的特点。阳极刺激能够引起皮层静息膜电位的去极化，使神经元细胞的兴奋性增加；阴极刺激能够引起皮层静息膜电位的超极化，使神经元细胞的兴奋性降低。假刺激能引起与 tDCS 刺激相同的皮肤感觉，但不会诱发神经元兴奋性改变，通常作为一种安慰刺激。tDCS 刺激引起的皮层兴奋性增加或降低可能与神经元静息膜电位阈下调节所诱导的 NMDA 受体的极性 - 依赖性修饰有关。NMDA 受体对长时程增强 / 抑制的介导会使突触水平的连接得到持久的促进或抑制作用。同时，tDCS 在突触水平的可塑性还涉及 γ - 氨基丁酸能和多巴胺能神经递质以及其他蛋白系统的修饰。

tDCS 除了即刻效应以外，另一主要效应是后效应，tDCS 的后效应机制与突触长时程增强及长时程抑制类似，与突触的可塑性调节作用关系密切。tDCS 干预后可使大脑皮层产生长达 1~2h 的刺激后效应，这是 tDCS 发挥治疗作用的关键效应。在这段期间内紧密结合手与上肢功能的外周康复干预治疗，tDCS 中枢干预与手与上肢功能的外周康复训练紧密结合，进一步提高患侧手与上肢功能障碍的康复训练的进程和效果，因而形成了"中枢—外周—中枢"的大的闭环通路。

另外在正常状态下，双侧大脑半球皮质存在一种程度相似的经胼胝体的相互抑制，两侧半球通过交互抑制达到并维持功能相互匹配的平衡状态。当单侧半球病变会引起交互性半球间抑制平衡的破坏。患侧半球兴奋性降低，导致健侧半球相关功能释放，健侧对患侧的抑制相对增强，阻碍运动功能的恢复。tDCS 能通过抑制健侧运动区兴奋或增加患侧运动区兴奋，促使患侧半球与健侧半球兴奋性重新达到新的平衡，从而形成脑内微闭环的协调关系，促进了患者手与上肢运动功能的恢复。

（三）经颅直流电刺激在手与上肢功能障碍康复中的临床应用

在临床应用中，阴极 tDCS 作用于健侧大脑半球 M1 区，可以通过调节两侧半球间竞争性抑制的失衡改善偏瘫患者的手部痉挛，进而提高患者手与上肢的运动能力（图 5-6-6）。

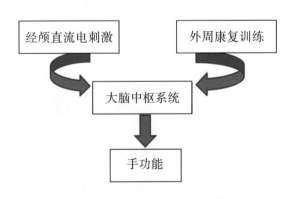

图 5-6-6　tDCS 流程示意图

在临床研究中，Mahmoudi 等研究不同

tDCS 刺激方式对改善偏瘫患者手部运动功能的疗效，发现无论是单、双侧阳极还是单侧阴极，tDCS 治疗均可改善脑卒中患者的 Jebsen 手与上肢功能测试成绩。Nair 等对 14 例慢性期脑卒中患者分别进行为期 5d 的健侧 M1 区阴极 tDCS 刺激或 sham tDCS 刺激（假刺激）同步作业训练的康复干预，结果显示，阴极 tDCS 刺激同步作业训练比起 sham tDCS 对照能更好的改善偏瘫患者上肢多个关节的平均主动活动范围和 Fugl-Meyer 上肢评分。最近的临床研究开始尝试对双侧大脑半球的运动皮质同时进行 tDCS 刺激，即将阳极放在患侧 M1 区，阴极放在对侧 M1 区进行治疗。采用这种范式干预可以有效的结合阳极和阴极刺激的优势，在提高受累侧 M1 区兴奋性的同时降低健侧 M1 区的兴奋性，从而平衡双侧半球间经胼胝体的竞争性抑制。一项最近的研究观察了双侧 tDCS 治疗结合限制性诱导运动训练对 14 例慢性期脑卒中患者上肢功能障碍的疗效。为期 2 周的干预结束后，发现双侧 tDCS 治疗组（n=7）患者的 Jebsen 手与上肢功能测试、手握力测试、运动活动日志评分及 Fugl-Meyer 上肢评分均较 sham tDCS 组患者改善更多，且双侧 tDCS 治疗组患者未受累半球对受累半球的经胼胝体抑制减弱，损伤侧半球经运动皮质诱发的 MEPs 也增加。进一步分析发现，这种神经电生理的变化与偏瘫患者行为学的改善明显相关。因此，作者推断双侧 tDCS 刺激介导

的这种经胼胝体抑制的减轻以及损伤侧半球手与上肢运动区兴奋性的增加可能是其获得更多运动功能恢复的生理基础（图 5-6-7）。

（四）小结

上述表明，经颅直流电刺激结合外周手与上肢功能障碍康复训练治疗患侧手与上肢功能的恢复在临床应用中取得良好的效果。脑卒中后大脑半球的功能恢复主要取决于神经网络活性的平衡，tDCS 直接干预大脑中枢，调节双侧大脑之间的失衡，以及外周康复手法通过感觉运动系统向中枢神经不断输入刺激，或者是通过强化训练正确的运动模式以促进中枢神经系统重塑，进一步促进受损大脑半球活性的提高，在"中枢—外周—中枢"的双重作用下促进神经功能的恢复，进而促进手与上肢功能的恢复。tDCS 作为一种简单、安全、非侵袭性的脑部中枢干预技术，在临床中以"中枢—外周—中枢"的闭环康复治疗理念下，对手与上肢功能障碍的治疗取得良好的康复效果，是神经康复领域一项非常有发展前景的无创性脑刺激技术，但也需要我们更深入的研究和完善，使其逐步成为临床中常规的一种康复技术。

七、经颅磁刺激

（一）概念

经颅磁刺激（transcranial magnetic stimulation，TMS）是一种无创的中枢神经电刺激技术，利用瞬时变化的电流经过刺激线圈后

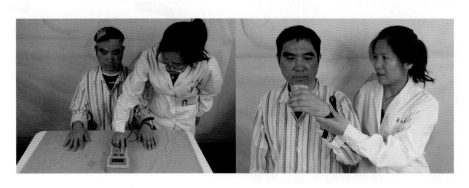

图 5-6-7 tDCS 治疗与随后的作业治疗

产生的磁场"穿透"脑外层组织，在大脑皮质表面产生足以使神经元去极化的次级电场，进一步激活相关区域的神经元网络。TMS用于手与上肢功能障碍康复，既可以用以评估中枢及周围神经功能（如单脉冲和成对脉冲的TMS刺激可用于大脑皮质兴奋性的检测、皮质抑制和易化的检测、皮质脊髓束传导通路的检测等），还可利用不同模式下的重复经颅磁刺激（repetitive transcranial magnetic stimulation，rTMS）改变大脑皮层兴奋性，进而影响神经功能及神经调控状态，从而达到临床治疗疾病、改善功能障碍的目的。而基于手与上肢功能障碍康复的"中枢—外周—中枢"大闭环，以及"中枢内部小闭环"理论，还可组合TMS干预模式和部位，探索新的神经康复治疗方式。

（二）TMS技术用于评估手与上肢运动功能及预后

TMS技术用于评估神经功能，常用的检测指标包括运动诱发电位（motor evoked potentials，MEP）的波幅和潜伏期、运动阈值、中枢神经传导速度和皮质静息期等。基本原理是通过对手的皮质功能区进行单个或成对TMS刺激，在相应效应器测量（如相应肌肉）其电活动反应特征，可对神经系统功能的不同方面进行定量评估。在大脑的运动皮层区域中，手与上肢的皮质运动区的投射部位位于中央前回稍下方，一直延伸到中央前回中部，整个代表区域面积大且位于皮层表面，易于定位。在大部分成人，运动皮质M1区中手与上肢功能代表区位于颅顶点与耳前区连线中点旁开5~6cm，往前0~1cm区域内。通过TMS线圈以阈上强度刺激M1区，并在对侧相应肌肉上记录到的电信号称为运动诱发电位（MEP），其潜伏期和波幅反应皮质脊髓束的完整性、运动皮质和脊髓前角运动神经元的兴奋性。记录肌群最常选用第1骨间背侧肌（first dorsal interossei，FDI）、拇外展肌（abductor pollicis brevis，APB）。除了单脉冲评估，TMS仪器还可通过成对经颅磁刺激（paired-pulse transcranial magnetic stimulation，ppTMS）、成对关联刺激（paired associative stimulation，PAS）等方式测定一系列反映皮质内、大脑半球间易化、抑制程度的指标。

应用TMS对手与上肢功能相关的神经结构和功能进行评估，不仅可以较客观地评价神经损伤的存在和部位，还可用于预测患者手与上肢功能恢复的预后。由于MEP波幅个体间差异较大，在诊断性评估时可通过诱发手部肌肉动作电位（muscle action potential on hand）的波幅与超强刺激外周神经诱发同一块肌肉的复合肌肉动作电位（compound muscle action potential，CMAP）波幅之比值（MEP/CMAP）判断病变性质：在特定肌肉检测到的MEP/CMAP之比值低于正常人群均值2.5~3个标准差，提示存在皮质运动神经元的减少，如大脑半球卒中、脊髓压迫、运动神经元病等，而脱髓鞘类疾病如多发性硬化也会导致MEP/CAMP比值的明显下降。皮质静息期（cortical silent period，CSP）也是TMS技术常用的检测指标，其长度代表了脊髓及皮质运动神经元的抑制。研究发现，脑卒中患者患侧皮质CSP的延长与神经损害程度呈正相关，并且可作为预测患者上肢功能情况、痉挛发生情况的指标。Trompetto等发现，脑卒中急性期是否可引出MEP、MEP波幅与患者功能预后密切相关。还有其他研究发现，MEP还可作为治疗进展的监测指标。

利用ppTMS、PAS等评估方法，可作为观察大脑可塑性变化的良好工具，用于评价康复治疗的效果。如Cicinell等使用TMS检测出运动想象疗法可引起小指外展肌（abductor digiti minimi muscle of hand，ADM）皮质分布面积增大；Liepert 等利用 TMS 检测接受强制性使用治疗前后患者的 CSP、MEP、运动阈值（motor threshold，MT）等指标，结合临床评估量表，发现治疗前患者运动皮质兴奋性异常增强，其范围与患侧肢体痉挛程度相关。而治疗后患侧皮质内抑制（intracortical inhibition，ICI）较对侧明显增强。

（三）TMS 技术用于治疗多种疾病导致的手与上肢功能障碍

目前，TMS 技术治疗手与上肢功能障碍的研究主要集中在大脑半球卒中后的病例。脑卒中发生后健侧半球皮质兴奋性增高，通过胼胝体投射进一步抑制患侧大脑半球皮质兴奋性。基于大脑半球间相互平衡/竞争理论，利用 TMS 技术治疗脑卒中后功能障碍的方案主要分为低频（≤1Hz）刺激健侧半球和高频（≥3Hz）刺激患侧大脑半球。

2005 年，Mansur 等发表了一项安慰剂对照（对照组线圈倾斜）临床实验的结果。入选的患者为发病 >6 个月的脑卒中患者，使用 1Hz 刺激健侧 M1 区后，发现实验组较对照组手部运动功能均有明显改善；之后有数个类似的临床实验的结果进一步证实了该治疗方案在改善脑卒中后遗症期患者手与上肢运动功能方面的效果，目前该治疗方案得到了国际神经生理协会的 B 级推荐（很可能有效）。而 Kakuda 等进一步将 rTMS 低频刺激与强化性作业训练相结合，15d 的训练后患侧上肢不仅在 Fugl-Meyer 评分、Wolf 评分上有明显提高，其痉挛情况亦有好转。不过 rTMS 治疗与常规运动功能训练是否具有协同效应目前尚无定论。

Chang 等使用 10Hz、90% 运动阈值强度、每次 1000 脉冲的方案刺激亚急性期脑卒中患者患侧 M1 区，10 次之后手与上肢功能较对照组明显改善，其效果持续到治疗结束后 3 个月；而 Kim 等在脑卒中后遗症期患者患侧 M1 区以

10Hz、80% 运动阈值、共 160 脉冲的刺激，发现患者在刺激进行时及完成后短时间内在动作的准确性、执行时间上均有提高。总体而言，利用高频 rTMS 刺激脑卒中患者患侧 M1 区的研究相对低频 rTMS 刺激健侧的研究较少，推荐级别为 C 级（可能有效）。

Yamada 等则将两种治疗方案结合起来，同时给予双侧 M1 区刺激（低频刺激健侧、高频刺激患侧）共 40min 后，续以 240min 的强化作业治疗（120min 的一对一训练、120min 自我训练）后，其患侧手与上肢功能得到显著提高，痉挛状态亦有改善。

除了脑卒中导致的手与上肢功能障碍以外，目前研究发现利用 TMS 技术治疗后可改善手与上肢功能的相关疾病还有帕金森病、书写痉挛（肌张力障碍的一种类型）、特发性震颤、多发性硬化等。Khedr 等以 25Hz 的高频刺激帕金森患者双侧 M1 区 3000 个脉冲后，患者 UPDRS 量表中的手与上肢功能灵活性得分有所提高；Maruo 等以 10Hz 的高频、100% 阈值强度刺激帕金森病患者双侧 M1 区后，患者手指敲打动作评分得到提高。Siebner 等使用阈下强度低频刺激 16 例书写痉挛患者的 M1 区后，有 6 位患者的平均书功能得到改善；Murase 等进行的安慰剂对照试验中，以低频刺激书写痉挛患者的背侧前运动皮层（dorsal premotor cortex，dPMC）区后，患者在包括精准性、速率、书写压力方面均有显著改善。针对上肢特发性震颤的患者，Gironell 等利用低频 rTMS 刺激小脑，发现患者的震颤频率、幅度均有所下降；Avanzino 等使用类似的方案后患者手指节律性运动的时间准确性提高。Koch 及 Centonze 等以 5Hz 频率刺激多发性硬化患者的运动皮层 2 周后，发现患者小脑相关的手部精细运动得到改善，肢体痉挛状态亦有改善。

值得注意的是，既往的 TMS 治疗，常常

仅针对中枢神经（主要是脑）进行直接干预。近年来，有部分研究关注了 TMS 中枢干预，结合作业治疗或生物电反馈等外周干预措施相结合进行的研究，发现对改善患者手与上肢功能障碍有较好的效果，值得进一步研究和关注。

（四）展望

TMS 技术由于其集定位、评估、治疗功能于一体，且无痛、非侵入性的优点，在脑科学的研究中的应用逐渐增加，与其他技术的结合亦越来越紧密。如通过与功能磁共振、脑电图等技术相结合，精确定位功能异常脑区，判断皮质兴奋性改变程度，从而做到制订个体化刺激治疗方案，结合临床评价治疗效果更全面的揭示疾病的发展与转归过程，在科研、临床评估与疾病治疗方面发挥更加重要的作用。

八、经颅超声神经调控技术介绍

（一）概念

经颅超声刺激（transcranial ultrasound stimulation，TUS）可通过完整的颅骨传递超声的能量，从而无创调节大脑神经活动。作为新近发展起来的一种大脑功能刺激技术，经颅超声的研究热度逐年增加，有望作为中枢干预的主要部分，运用于脑卒中后康复期的临床实践中。

超声波是一种频率大于 20kHz 的机械压力波，其方向性好、穿透力强，能够相对无衰减地穿透人体，作用于所期望的靶组织。在脑卒中后的神经保护中，主要应用的是低频低功率超声（声强低于 $0.5W/cm^2$，频率低于 1MHz），其作用主要包括机械作用、空化作用等非热效应与组织发生相互作用而达到扩张血管，保护神经的治疗效果。

作为中枢干预的一种主要手段，经颅超声比经颅磁刺激的空间分辨率高，可以刺激脑组织深部，有望对脑卒中特定功能区域进行无创刺激，进行脑卒中后手与上肢功能障碍康复的精准治疗。

（二）经颅超声神经调控技术介绍

经颅超声刺激是新近发展起来的一种功能性神经调控技术，通过透过头皮和颅骨的特定参数的超声脉冲来调控（增强或抑制）大脑的神经活动，从而调控外周的运动、感觉，达到脑卒中后脑保护的作用。

超声对神经的刺激研究早在 80 多年前就有报道，Harvey 对蛙神经和乌龟的肌肉进行超声刺激，发现高频超声能够在细胞中产生兴奋活动。随后，超声对不同动物和人的外周神经刺激的研究也多有报道。

中枢与外周的关系是神经科学研究中的重要一环。2010 年，Tufail 等人用经颅超声脉冲直接刺激小鼠运动皮层，观测到明显的肌肉收缩（分别表现为四肢、胡须与尾部的运动）；该研究组采用类似的方法刺激小鼠大脑深部海马区域，也检测到神经元兴奋性放电现象。该研究表明了 TUS 刺激能够调节大脑皮层神经活动。随后，大量的动物实验研究，包括兔子、猕猴、绵羊，均证实 TUS 对大脑神经活动具有调控作用。

在动物实验中，我们发现超声波可以根据其不同频率、强度以及调制方式的不同组合起到增强或者抑制神经活动的效果，包括改变动作电位的幅度，改变动作电位的持续时间或传导速度等参数。因此，经颅超声对人的神经调控、脑损伤修复也可能有类似作用。Legon 等人首次报道 TUS 对人脑初级体感皮层的刺激能调控外部刺激诱发的体感电位，且能增强人对外部物理刺激的分辨能力。Wonhye 等发现 TUS 刺激手体感皮层能引发对侧手部的短暂触觉感知。作为一种能够有效调节神经活动的神经刺激技术，经颅超声在治疗脑卒中、癫痫、抑郁症以及其他神经类疾病上表现出了巨大的潜力。

虽然学者们对 TUS 的关注日益增加，但其神经调控机制目前仍不明确。低强度 TUS 在脑组织中不产生明显温度变化，这表明 TUS 的神经调控不是由热效应产生的。现有研究主要认为 TUS 是通过超声的机械效应起作用的。Tyler 认为超声是通过对细胞膜及其周围环境产生影响从而改变细胞膜的通透性来调节神经兴奋性。Michael 等人提出超声所致的双分子膜内空化是超声的生物力学效应的基础，并基于此提出了一个较好地预测了不同参数下的超声神经调控效应的理论模型。空化效应是超声的生物效应之一，分为惯性空化和非惯性空化。其中，惯性空化需要较高的声强才能产生，而且会导致组织损伤。在超声成像中，机械指数用来标定惯性空化的安全阈值。但低强度 TUS 神经调控研究中所用超声刺激的机械指数低于 FDA 批准的机械指数阈值（1.9）。有研究表明非惯性空化可在离体组织中产生稳定的微泡（声强 0.1~3.0W/cm^2）。Randy 等人据此认为非惯性空化可能是 TUS 神经调控的机制之一。总的来说，我们目前对 TUS 的神经调控机制所知甚少，需要深入研究。

（三）经颅超声保护损伤脑的基本参数

低频低功率超声（频率低于 1MHz，声强一般在数 W/cm^2 或以下）可以用于理疗，频率在 0.2~1.0MHz 的超声信号具有较好穿透头骨的能力，频率越低，头骨引起的超声能量衰减越少。有研究表明，基频为 0.5MHz 的聚焦超声穿过成人头骨时声强约衰减到在没有头骨时自由传播情况下的 1/4。

使用较多的 TUS 刺激参数为：一次完整的脉冲超声刺激一般持续 80~500ms，包括 20~650 个脉冲，每个脉冲持续的时间 20~500，脉冲以 100~3000Hz 的脉冲重复频率（pulse repetition frequencies，PRF）重复出现。

研究表明，超声强度、基波频率、PRF、超声作用时间（sonication duration）、脉冲的占空比这些参数都对神经调控的成功率有影响。随所用基波频率及研究对象不同，文献中报告的能形成有效神经调控的超声强度（抵达脑组织处）在几十毫瓦每平方厘米到几毫瓦每平方厘米。有研究表明，有效刺激所需的声强在超声脉冲占空比为 50% 时较低。鉴于各个研究所用超声参数各有不同，优化的兴奋性刺激参数和抑制性刺激参数有待进一步探索确认。

现有的研究基本表明低强度 TUS 是安全的。超声作用于生物组织会产生热效应、空化效应、机械效应等。从热效应看，现有的研究报道没有观察到 TUS 在被刺激脑区引起明显的温度变化。理论计算发现，对于文献所用的刺激参数（聚焦超声穿过颅骨后在焦域处的声强峰值为 I_{SPPA}=5.90W/cm^2），超声在人颅骨处引起的温度变化不超过 0.2℃，而在其他脑组织处引起的温度变化更小。这些结果均表明低强度 TUS 不会因为热效应带来脑损伤。

（四）经颅超声临床应用前景

脑卒中后的手与上肢功能障碍康复是一个世界性的难题。经过一段时间外周干预后，部分患者手与上肢功能的康复会进入瓶颈期。因此，目前我们主张从中枢、外周两方面着手，通过有目的的配合，达到最佳康复效果。

经颅超声具有方向性强、穿透能力强等优点，可以无创伤刺激脑部活动，属于中枢干预的重要部分。与传统的康复治疗不同，经颅超声可以针对患者不同类型的手与上肢功能障碍，在影像等辅助定位设备下对深部的特定受损脑区进行刺激，从而配合特定的外周干预，达到恢复受损手功能的目的。

与现有的其他神经调控技术相比，TUS 比经颅磁刺激和经颅直接电流刺激具有更高的空间分辨率和更深的刺激深度，相对于深部脑刺激和光基因技术则具有无创性的优势。经颅超声可以对特定功能区域的脑组织进行刺激，为我们提供了一种无创、高分辨率大脑皮层功能刺激的中枢干预新途径，也是实现个性化精准治疗的重要手段。与鉴于这些优点，TUS 在脑功能研究和临床应用上均具有良好的前景，正吸引越来越多的注意。

TUS 临床应用前景广阔，近年来一直是国内外学者的研究热点，已在多种动物及动物疾病模型的研究中得到应用。在国内，童善保等人的动物实验研究表明，兴奋性经颅超声刺激脑卒中模型大鼠患侧脑区对脑卒中大鼠具有脑保护作用，而抑制性经颅超声刺激干预能降低后续脑卒中造成的脑损伤。还有研究表明 TUS 刺激对阿尔茨海病模型大鼠有脑保护作用，能抑制癫痫模型小鼠自发性癫痫的复发，并改善动物的行为学表现。

经颅超声旨在通过中枢干预，刺激特定脑区激活，从而强化外周干预的对中枢的正性反馈和输入，促进脑功能重塑。随着基础、临床研究的进一步开展，经颅超声的安全性和神经保护的有效性均得到证实，有望为脑卒中等大脑疾病提供一种新的治疗手段。

（贾　杰　刘　刚　孙俊峰）

参考文献

[1] 中华医学会神经病学分会中华医学会神经病学分会脑血管病学组，刘鸣，蒲传强．中国急性缺血性脑卒中诊治指南 2014．中华神经科杂志，2015，0（4）：246-257．

[2] 中华医学会神经病学分会中华医学会神经病学分会脑血管病学组等．中国缺血性脑卒中和短暂性脑缺血发作二级预防指南 2014．中华神经科杂志，2015，0（4）：258-273．

[3] 中国医师协会神经外科医师分会，中国神经创伤专家委员会．中国颅脑创伤颅内压监测专家共识．中华神经外科杂志，2011，27（10）：1073-1074．

[4] 尼莫地平治疗外伤性蛛网膜下腔出血专家共识．中华创伤杂志，2011，27（1）：8-10．

[5] 中华医学会神经病学分会帕金森病及运动障碍学组．中国帕金森病治疗指南．3 版．中华神经科杂志，2014（6）：428-433．

[6] 中国帕金森病脑深部电刺激疗法专家共识．中华神经外科杂志，2012，28（8）：856-857．

[7] 蒋雨平．运动神经元病．中国临床神经科学，2014，（06）：663-665，671．

[8] 糖尿病周围神经病诊断和治疗共识．中华神经科杂志，2013，46（11）：787-789．

[9] 痛性周围神经病的诊断和治疗共识．中华神经科杂志，2012，45（11）：824-827．

[10] 中国重症肌无力诊断和治疗专家共识．中国神经免疫学和神经病学杂志，2011，18（5）：368-372．

[11] 中华医学会神经病学分会，中华医学会神经病学分会神经肌肉病学组与中华医学会神经病学分会肌电图及临床神经生理学组．中国多发性肌炎诊治共识．中华神经科杂志，2015，48（11）：946-949．

[12] 风湿性多肌痛和巨细胞动脉炎诊断和治疗指南．中华风湿病学杂志，2011，15（5）：348-350．

[13] 徐陆晨，李运峰．骨质疏松性骨折药物治疗的研究进展．中国骨质疏松杂志，2017，（07）：947-953．

[14] 王晶，曾明，金敏敏，等．运动观察疗法对亚急性期脑梗死后上肢功能障碍患者上肢运动功能和日常生活活动能力的影响．中华物理医学与康复杂志，2017，39（7）：503-506．

[15] 郭腾飞．经颅超声刺激在缺血性脑损伤中的保护研究．上海交通大学，2014．

[16] Heiss WD, Brainin M, Bornstein NM, et al. Cerebrolysin in patients with acute ischemic stroke in Asia: results of a double-blind, placebo-controlled randomized trial.Stroke, 2012, 43（3）：630-636.

[17] Open-label 24-week extension study of edaravone（MCI-186）in amyotrophic lateral sclerosis. Amyotroph Lateral Scler Frontotemporal Degener, 2017, 18（sup1）：55-63.

[18] Verboon C, van Doorn PA, Jacobs BC.Treatment dilemmas in Guillain-Barre syndrome.J Neurol Neurosurg Psychiatry, 2017, 88（4）：346-352.

[19] Davidson AI, Halstead SK, Goodfellow JA, et al. Inhibition of complement in Guillain-Barre syndrome: the ICA-GBS study.J Peripher Nerv Syst, 2017, 22（1）：4-12.

[20] Skeie GO, Apostolski S, Evoli A, et al.

Guidelines for treatment of autoimmune neuromuscular transmission disorders.Eur J Neurol, 2010.17（7）：893-902.

[21] Kim J, Lee B, Lee H S, et al.Differences in Brain Waves of Normal Persons and Stroke Patients during Action Observation and Motor Imagery.Journal of Physical Therapy Science, 2014, 26（2）：215-218.

[22] Marangon M, Priftis K, Fedeli M, et al.Lateralization of motor cortex excitability in stroke patients during action observation：a TMS study.Biomed Research International, 2014, 2014（2）：251041.

[23] Groppa S, Oliviero A, Eisen A, et al.A practical guide to diagnostic transcranial magnetic stimulation：Report of an IFCN committee.Clinical Neurophysiology, 2012, 123：858-882.

[24] Liptert J. Motor cortex excitability in stroke before and after constrain-induced movement therapy. Cogn Behav Neurol, 2006, 19（1）：41-47.`

[25] Lefaucheur JP, Hallett M, Rossini PM, et al.Evidence-based guidelines on the therapeutic use of repetitive transcranial magnetic stimulation. Clinical Neurophysiology, 2014, 125：2150-2206.

[26] Avenanti A, Coccia M, Ladavas E, et al.Low-frequency rTMS promotes use-dependent motor plasticity in chronic stroke: a randomized trial. Neurology, 2012, 78：256-264.

[27] Seniów J, Bilik M, Leśniak M, et al.Transcranial magnetic stimulation combined with physiotherapy in rehabilitation of poststroke hemiparesis：a randomized, double-blind, placebo-controlled study.Neurorehabil Neural Repair, 2012, 26：1072-1079.

[28] Tosun A, Türe S, Askin A, et al.Effects of low-frequency repetitive transcranial magnetic stimulation and neuromuscular electrical stimulation on upper extremity motor recovery in the early period after stroke：a preliminary study. Topics in Stroke Rehabilitation, 2017, 24（5）：361-367.

[29] Hanakawa T, Dimyan MA, Hallett M.Motor planning, imagery, and execution in the distributed motor network：a time-course study with functional MRI.Cereb Cortex, 2008, 18（12）：2775-2788.

[30] Page SJ, Szaflarski JP, Eliassen JC, et al.Cortical plasticity following motor skill learning during mental practice in stroke.Neurorehabil Neural Repair, 2009, 23（4）：382-388.

[31] Sharma N, Simmons LH, Jones PS, et al.Motor imagery after subcortical stroke：a functional magnetic resonance imaging study.Stroke, 2009, 40（4）：1315-1324.

[32] Yoo SS, Bystritsky A, Lee JH, et al.Focused ultrasound modulates region-specific brain activity. NeuroImage, 2011, 56：1267-1275.

[33] Deffieux T, Younan Y, Wattie N, et al.Low-Intensity Focused Ultrasound Modulates Monkey Visuomotor Behavior.Current Biology, 2013, 23：2430-2433.

[34] Lee W, Lee SD, Park MY.Image-Guided Focused Ultrasound-Mediated Regional Brain Stimulation in Sheep.Ultrasound in Medicine & Biology, 2016, 42：459-470.

[35] Legon W, Sato TF, Opitz A, et al.Transcranial focused ultrasound modulates the activity of primary somatosensory cortex in humans.Nature Neuroscience, 2014, 17：322-329.

[36] Kim H, Chiu A, Lee SD, et al.Focused ultrasound-mediated non-invasive brain stimulation：examination of sonication parameters.Brain stimulation, 2014, 7：748-756.

[37] Bystritsky A, Korb A.A Review of Low-Intensity Transcranial Focused Ultrasound for Clinical Applications.Current Behavioral Neuroscience Reports, 2015, 2：60-66.

[38] Hakimova H, Kim S, Chu K, et al.Ultrasound stimulation inhibits recurrent seizures and improves behavioral outcome in an experimental model of mesial temporal lobe epilepsy.Epilepsy Behav, 2015, 49：26-32.

[39] Guo T, Li H, Lv Y, et al.Neuroprotective pulsed transcranial ultrasound stimulation in ischemic brain injury after distal middle cerebral artery occlusion.IEEE Transactions on Biomedical Engineering, 2015, 62：2352-2357.

[40] Li HD, Sun JF, Zhang DQ, et al. Low-intensity （400 mW/cm^2, 500 kHz）pulsed transcranial ultrasound preconditioning may mitigate focal cerebral ischemia in rats.Brain Stimulation, 2017, 10：695-702.

[41] Haar GT.Therapeutic applications of ultrasound. Prog Biophys Mol Biol.Progress in Biophysics & Molecular Biology, 2007, 93（1-3）：111-129.

第六章 手与上肢功能障碍病因康复治疗

第一节　骨骼肌肉系统病损

一、概述

骨骼肌肉系统病损多由于疼痛、肿胀、畸形等原因造成手与上肢功能障碍。可能的功能障碍有：疼痛、肿胀、瘢痕粘连和关节软组织挛缩导致的关节活动度受限、肌肉萎缩导致肌力和耐力的不同程度下降、够物、抓握、侧捏、三指捏、握笔等手部动作的灵活性和协调性功能受限，最终影响 ADL 的能力。下面就具有代表性的四种骨骼肌肉系统病损引起的手与上肢功能障碍康复病例，从病史简介、入院诊断、手与上肢功能障碍康复评定、手与上肢主要问题、康复目标、康复计划、康复流程、康复治疗、注意事项等方面进行说明。

二、各种病因康复方法

（一）上肢骨折的康复治疗

1.病情简介

（1）患者王某某，男性，25岁。因外伤致左上肢肿痛、畸形伴功能障碍1月余。

（2）现病史：1个月前，患者因滑冰时不慎跌倒，跌倒体位向前、上肢支撑，出现左上肢肿胀、疼痛、畸形、功能障碍。由"120"送入医院，查CT及肌电图后考虑"左肱骨干骨折合并桡神经损伤"，行左肱骨干骨折切开复位内固定＋桡神经探查，术后病情趋于稳定，于今日转入康复科继续治疗。

（3）既往史及个人史：既往体健，否认高血压、糖尿病、肾病、心脏病等病史，无肺结核、肝炎等传染病病史，无药物及食物过敏史，无重大外伤及手术史，无输血史，预防接种史不详。

（4）专科查体：神志清楚，左上臂中段肿胀、压痛；左上肢纵向叩击痛阳性，抬举前臂时呈"垂腕"状，左侧第1、2掌骨间背面皮肤感觉障碍。左侧上肢肌力下降，左侧上肢活动完全受限。

（5）辅助检查：X线示左肱骨干骨折（图6-1-1）。

2.入院诊断

左肱骨干骨折合并桡神经损伤。

3.手与上肢功能评定

徒手肌力测定（manual muscle test, MMT）：左侧屈肘肌群肌力1+级，伸肘肌群肌力1+级。ADL完全依赖。VAS疼痛评分为4分。

4.长期康复治疗目标

保持骨折对位稳定良好，促进骨折愈合；消除肢体肿胀；恢复关节活动；防止肌肉萎缩，增强肌力；恢复肢体活动；回归家庭，重返社会。

5.手与上肢主要问题与阶段康复目标

（1）早期：主要问题是疼痛，肢体肿胀以及早期并发症等。

康复目标：在不影响骨折愈合的前提下，通过康复治疗减轻疼痛，促进局部血液循环，消除肿胀，加速周围软组织损伤的修复、防止上肢肌肉萎缩、关节僵硬等并发症，促进骨折愈合，防止脱钙。

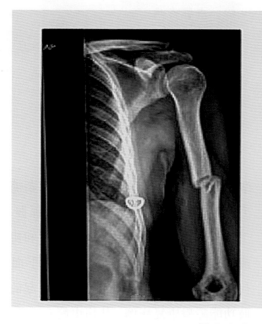
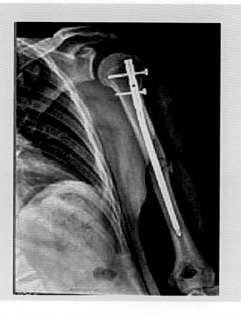

图6-1-1　左肱骨干骨折

（2）中期康复治疗目标：首先是巩固第一阶段的成效，其次是减轻肌肉的进一步萎缩，增加血液循环促进骨折愈合，促进关节活动恢复到接近正常并维持。

（3）后期

康复目标：扩大关节各方向的活动范围，恢复肌力，增加肢体肢体运动功能，促进生活和工作能力的最大程度恢复，回归家庭和社会。

6.手与上肢的康复治疗

（1）早期：具体方式主要有消肿和主动活动。主动活动是极其重要的康复治疗措施，一般可采用被固定区域肌肉的等长收缩活动，即肌肉收缩不会引起肢体的运动，骨折部位的上、下关节应固定不动。肌肉收缩应有节奏地缓慢进行，可从轻度收缩开始，无痛时逐渐增加用力程度，直至最大力量收缩；每次收缩持续数秒钟，然后放松，再重复训练，每小时可训练5~10min。消肿措施有抬高患肢、冰敷、骨折远端的向心性按摩等。

（2）中期：至骨折临床愈合为止，此期禁止患肢的负重和应力动作。训练方式除继续进行患肢肌肉的等长收缩和未固定关节的活动外，可逐步开始骨折局部上、下关节的活动。

（3）后期：训练方式以抗阻活动和加强关节活动范围为主，再加上肌力恢复训练，其中运动疗法是最重要的方法，辅以适当的理疗。

A.关节活动度练习：恢复伤区关节的活动度通常是患者的首要要求。骨折后关节活动度减小，经过被动、助动、主动运动练习，可以逐步恢复。关节骨折经长期制动会导致关节挛缩粘连，可做关节功能牵引，做一些温热理疗后的牵引效果更佳。疗效进步不明显时需考虑改进治疗方法。练习至一定程度如出现进步停顿时，应根据实际功能恢复程度采取相应对策。如对日常生活及工作无明显妨碍时，可结束康复疗程；如仍有明显影响，则应考虑施行关节

松动术）；然后术后早期开始关节活动度训练，以防止再次粘连。有时可在麻醉下使用较大强度的手法松动关节，但有很大的风险，现较少应用。

B.肌力及功能训练：骨折区的肌力降低，需按渐进抗阻训练原则进行。等张、等速练习的运动幅度应随关节活动度的恢复而加大。受累的肌肉应按关节运动方向依次进行练习，至达到肌力与健侧相近或相等时为止。

（4）以左肱骨干骨折为例，肌力及功能训练方法如下：

A.关节固定后即可做伸屈指、掌、腕关节活动，患肢做主动肌肉收缩活动（图6-1-2~图6-1-4）。

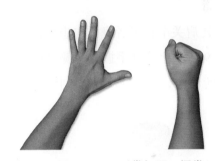

图6-1-2　手掌打开，握拳

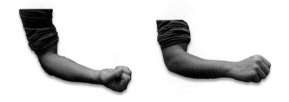

图6-1-3　前臂旋前旋后

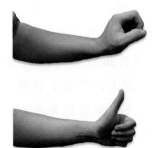

图6-1-4　手腕部运动

B.肩、肘关节运动：伤后 2~4 周除继续以上训练外，应逐渐做肩、肘关节活动，方法是将健手托住患肢腕部，做肩、肘前屈、后伸，然后屈曲肘关节，同时上臂后伸（图 6-1-5）。

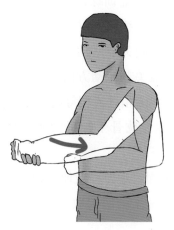

图 6-1-5　肩、肘关节运动

C.旋转肩关节：患者身体向患侧倾斜，肘关节屈曲 90° 以上，健手握住患侧手腕部，做肩关节旋转动作，即划圆圈动作（图 6-1-6）。

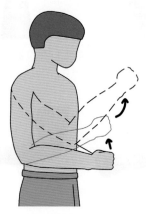

图 6-1-6　旋转肩关节

D.上臂外展、外旋运动：上臂外展、外旋，用手摸自己的头后部（图 6-1-7）。

E.双臂轮转：患肢屈肘，前臂置于胸前，掌心向后、向上；健侧上肢伸直，外展于体侧，掌心向下。患肢向外上方经外下方再向内划弧圈，回至原处；同时健侧上肢向下经内上方向外划弧圈，回至原处（图 6-1-8）。如此循环往复。此法可使肩、肘、腰、腿、颈部均可得到锻炼。以上锻炼方法每次 15min，每天 3~4 次。

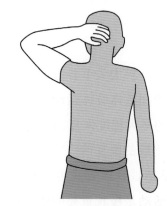

图 6-1-7　上臂外展、外旋运动

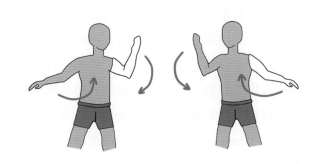

图 6-1-8　双臂轮转

7.康复诊疗思维分享

（1）注意是否合并神经损伤：骨折可伴有神经损伤，检查时应注意，对症诊疗。

（2）早期消肿、止痛，预防并发症：早期肿胀、疼痛严重影响关节功能活动，增加骨折周围组织的血液循环，促进消肿、止痛，防止关节粘连、关节囊挛缩等，使受伤肢体的功能尽快恢复到骨折前的正常状态。

（3）重视功能训练：功能训练时要尽早进行，坚持锻炼，活动幅度和力量要循序渐进，在内固定或外固定期间禁做禁忌动作。

（4）关注心理：关注患者，甚至家属的心理状态，调整合理的期望值及康复治疗目标，更加积极配合进行康复治疗。

（二）上肢常见炎症康复治疗

肩关节周围炎简称肩周炎，也叫关节囊炎、

漏肩风、凝肩，因多发生于50岁左右的中年人，又有"五十肩"之称。肩周炎以肩部肌肉、肌腱等组织的无菌性炎性反应为特点，以肩痛和肩关节活动障碍为主要症状的疾病。临床上女性多于男性，上肢其他部位的损伤和肩部活动的减少，可诱发本病的发生。肩周炎根据病理过程可分为三期：①急性期（凝结期）：2~9个月，疼痛逐渐加重，影响睡眠。病理表现主要为急性无菌性炎症发作。②粘连期（冻结期）：4~12个月，疼痛逐渐缓解，出现渐进性的肩关节活动障碍。病理特点是无菌性炎症减轻，粘连加重。③恢复期（缓解期）：5~26个月，疼痛逐渐减轻，关节功能改善。病理特点是无菌性炎症基本消失，肩关节粘连逐渐松解。临床分型包括：①轻型为肩部酸痛，夜间不影响睡眠，肩关节功能活动轻度受限，前屈后伸大致正常。②中型为肩部疼痛较重，可影响夜间睡眠，个别体位可引起剧烈疼痛，肩关节功能活动中度受限。③重型为肩部疼痛严重，夜间影响睡眠，多个体位均可引起剧烈疼痛，肩关节活动严重受限，影响日常生活和工作。

1. 病情简介

（1）患者周某某，女性，52岁。右肩周疼痛2月余。

（2）现病史：无明显诱因发生右肩疼痛并逐渐加重，活动极度受限，右手不能梳头，不能上举、后旋、外展，疼痛难忍，夜间剧痛影响睡眠。在当地医院治疗无效且病情加剧，于今日转入康复科继续治疗。

（3）既往史及个人史：既往体健，否认高血压、糖尿病、肾病、心脏病等病史，无肺结核、肝炎等传染病病史，无药物及食物过敏史，无重大外伤及手术史，无输血史，预防接种史不详。

（4）专科查体：神志清楚，呈痛苦面容，右肩关节活动受限，上举15°，外展20°，插

腰试验不能做，右肱二头肌长头肌附着处压痛非常明显，喙突下压痛明显，斜方肌有压痛。

（5）辅助检查：MRI示右肩关节囊增厚，厚度 > 4mm（图6-1-9）。

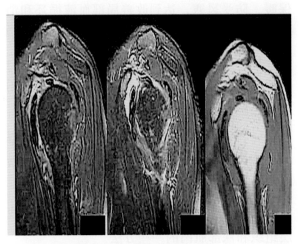

图6-1-9 肩周炎MRI成像

2. 入院诊断

右肩周炎。

3. 手与上肢功能评定

徒手肌力测定（MMT）：右侧患肩外展、前屈、后伸肌群肌肉肌力均4级。关节活动度测量（ROM）：右侧患侧肩关节上举15°，外展20°。VAS疼痛评分为5分，右侧上臂外展、外旋、后伸时疼痛加剧。

4. 长期康复治疗目标

改善肩部血液循环，加强新陈代谢，减轻肌肉痉挛，牵伸粘连和挛缩的组织，以减轻和消除疼痛，恢复肩关节的正常功能。

5. 手与上肢主要问题与阶段康复目标

（1）凝结期：主要问题是无菌性炎性渗出，浸润周围组织，粘连较重，大量活动患肩能加重渗出。故应减少活动，避免疼痛刺激尽量减少使用痛手提举重物或过分活动肩关节。

康复目标：缓解疼痛。

（2）冻结期及恢复期：主要问题肩关节功能障碍，多数疼痛并不完全消失。

康复目标：以增加关节活动度为主，增强

肌力,恢复上肢的运动功能。

6. 手与上肢的康复治疗

(1)凝结期:以缓解疼痛为主要康复手段。

A. 一般治疗:全身休息、局部制动、肩部保暖、防受风寒,达到改善局部血液循环和消除肌肉紧张的目的。

B. 药物治疗:口服非甾体类药物如芬必得、美罗昔康、塞来昔布等;肌肉痉挛明显者可用肌肉松弛剂。

C. 局部注射:疼痛严重,痛点明显、局限者,可用强的松龙混悬液和利多卡因注射液做痛点封闭注射。

D. 中医推拿:常用手法主要为能作用于浅层组织和深部肌肉的一些方法。

E. 物理治疗:可采用超短波、中频电疗、超声波、热疗等方法。

F. 运动疗法

a. "摆动"运动:摆臂运动分腿站立,腰部前屈70°左右,双臂自然下垂,肩部放松做前后摆动练习。

b. "耸肩"运动:坐位或立位均可,肘关节屈曲成90°,两肩耸动,由弱到强。

c. "扩胸"运动:患者采取坐姿或站立,先放松肩膀,接着逐渐把两边肩胛骨向内、向下用力,促使两边肩胛骨靠近一点,运动过程中不要耸肩。

d. "含胸"运动:患者采取坐姿或站立,先放松肩膀,接着逐渐把两边肩部向内、向前用力,促使两边肩部向前靠近一点,运动过程中不要耸肩。

(2)冻结期及恢复期:这时以功能锻炼和按摩为主,配合理疗进行治疗。肩周炎康复治疗的方法主要是医疗体操。

A. 被动运动:患者完全不用力,依靠外力来完成运动或动作。外力主要来自康复治疗师、患者健肢或各种康复训练器械。被动训练的目

的是放松痉挛肌肉、牵张挛缩或粘连的肌腱和韧带,维持或恢复关节活动范围。

B. 主动—辅助训练:在外力的辅助下,患者主动收缩肌肉来完成的运动或动作。

a. 体操练习:双手握住体操棒,在体前,手臂伸直,然后反复用力向上举,尽量向头后部延伸;在体后,双手握棒,用力向上举。

b. 手指爬墙练习:侧面或前面站立,抬起患炎侧的前臂,以食指和中指贴墙,然后沿墙向上慢慢作爬墙式运动。

c. 患侧手臂上举,反复摸后脑勺;病侧手于体后,上抬摸背部。如果患侧手臂活动不便,可用健侧手帮助患侧手上抬。

7. 康复后果及注意事项

(1)疾病发作期应注意休息和局部防寒保暖,防止进一步损伤。

(2)本病为无菌性炎症,抗菌药物治疗无效,不应滥用抗菌药物。

(3)本病为自限性疾病,多数可自愈,不会发展为严重的残疾。

(4)让患者尽可能使用患侧上肢进行日常生活活动,如穿脱衣服、梳头、洗脸等。

(5)在进行自我活动时,应注意避免肩关节的再次受伤,在无痛或轻痛范围内进行。

(三)肌腱损伤的康复治疗(屈肌腱断裂术后)

1. 病情简介

(1)患者,男,24岁,屈肌腱断裂术后2个月。

(2)现病史:患者2个月前因利器切割致右手食指根部屈肌腱断裂,血管神经断裂,在当地医院行手术治疗,现右手功能退化,只有根部(掌指关节)能主动弯曲,于今日转入康复科继续治疗。

(3)既往史及个人史:既往体健,无高血压史,无肺结核、肝炎等传染病病史,无药

物及食物过敏史，无重大外伤及手术史。

2. 入院诊断

屈肌腱断裂术后。

3. 阶段康复目标

（1）术后第一阶段（24h 至第 3~4 周）

目标：装上定制的制动夹板；指导被动活动范围和保护性主动活动范围练习；增加肌腱滑动性；控制水肿和瘢痕护理；独立完成家庭训练计划。

（2）术后第二阶段（第 3~6 周）

目标：增加肌腱滑动性（滑动性越好进入本阶段越早；减少粘连形成；增加受累手指的主动屈曲度。

（3）术后第三阶段（第 6~8 周）

目标：到第 8 周时能完全被动活动；增加了肌腱滑动性且粘连形成受到控制；ADL 能自理。

（4）术后第四阶段（第 8~16 周）

目标：完全主动活动（无屈曲受限）；握力达到健侧 75%；独立进行自我护理、家务劳动、工作、上学、休闲；独立预防。

4. 具体康复治疗措施

（1）术后第一阶段（24h 至第 3~4 周）：

A. 夹板。

B. 被动活动范围（passive range of motion，PROM）：夹板内被动屈曲 PIP/DIP 后再主动伸直至夹板顶部；联合被动屈曲后再主动伸直至夹板顶部。

C. 主动活动范围（active range of motion，AROM）练习（在保护和监督下治疗）

a. 腱固定：手指半握拳位保持固定。

b. 主动活动范围：腕关节屈曲位时手指主动伸直；对未受累手指和肌腱进行指浅屈肌阻断；对未受累手指进行指深屈肌阻断（如指深屈肌未受累）。

D. 瘢痕控制：预防肌腱粘连。

E. 消肿：弹力带加压；逆行向心性按摩；抬高患肢；冰敷。

（2）术后第二阶段（第 3~6 周）：

A. 夹板。

B. 被动活动范围（PROM）：继续第一阶段；对于关节僵直者，开始关节活动练习。

C. 主动活动范围（AROM）：开始进行被动保持握勾拳腱固定活动；逐渐进行主动腱固定活动：复合拳，直拳，勾拳；增加锻炼的重复次数。

（3）术后第三阶段（第 6~8 周）：

A. 夹板。

B. 被动活动范围（PROM）：必要时升级 PROM；只在治疗时可使腕关节从屈曲位到中立位时被动伸直手指；活动僵硬关节。

C. 主动活动：主动腱固定活动，握复合拳、直拳、勾拳；逐渐进行主动肌腱滑动练习；必要时应用神经肌肉电刺激进行肌肉再训练；如果屈曲受限对治疗无反应，第 6 周时对 FDS 和 FDP 进行轻度阻断练习。

D. 功能活动：通过等长抓握进行抵抗练习；功能活动时应用神经肌肉电刺激。

E. 家庭训练计划：肌腱滑动；指导患者用刚去掉支架的手进行轻微的活动。

（4）术后第四阶段（第 8~16 周）：

A. 夹板。

B. 被动活动：完全被动活动范围（PROM）。

C. 主动关节活动：肌腱滑动；抗阻力阻挡；神经肌肉电刺激。

D. 功能活动：第 12 周时完全参与 ADL；增加握、握力量：从等长收缩到捏海绵或橡皮泥；如果肌腱滑动性好，应避免特定的肌力训练。

E. 家庭训练计划：阻挡练习；逐渐用患侧手进行全部日常活动。

5. 注意事项

（1）术后第一阶段（24h 至第 3~4 周）：

全程佩戴夹板，做个人卫生和特殊练习时可去掉；腕关节和手指不能同时伸直；指神经损伤时根据手术医生的意见定位指间关节（轻度屈曲）。

（2）术后第二阶段（第3~6周）：继续使用夹板，除非患者的屈曲受限无反应；观察PIP属曲挛缩情况；必要时应用背伸夹板固定；腕关节和手指不能同时进行主动或被动背伸。

（3）术后第三阶段（第6~8周）：肌腱滑动好（肌腱受限缺少型），不进行肌力锻炼；不做握力和肌力测试，因为做这测试用力最大。

（4）术后第四阶段（第8~16周）：肌腱滑动性好，不要测量握力和捏力；第12周之前，过度不加控制的给肌腱施力会造成肌腱的断裂；第12周前肌腱滑动性好者不能提受举重物；第16周前不能参加体育锻炼或干重活。

（四）手指畸形的康复治疗（槌状指）

槌状指，又称棒球指，是手指指伸肌腱在止点附近处的断裂，导致末节指骨不能伸直形成的手指畸形，常合并末节指骨背侧的撕脱骨折。特点为末端指（趾）节明显增宽增厚，指（趾）甲从根部到末端呈拱形隆起，使指（趾）端背面的皮肤与指（趾）甲所构成的基底角≥180°。正常指甲从指端伸出时多呈现160°的钝角，其中拇指最显著。

1. 病情简介

（1）患者王某，男，30岁，教师职业，右利手，患者2017年6月10日有外伤史伴槌状指畸形，左手食指远端指间关节肿胀有压痛，主动伸直受限，撕脱骨折。当日切开解剖复位、再以克氏针两枚分别固定远指间关节过伸位、近指间关节屈曲位，术后支具辅助固定。术后第2天即转入康复科进行治疗。

（2）既往史及个人史：既往有吸烟5年。无糖尿病及心脏病史。

（3）专科查体：神志清楚，精神状态良好，左食指功能完全受限，左手功能部分障碍，左食指肿胀、疼痛。

（4）辅助检查：2016年6月10日X线示：左食指远端指间关节基底处撕脱性骨折。

（5）入院诊断：左食指远端指间关节基底撕脱性骨折。

病因：经常是由于手指屈曲时对其打击；或远端指间关节伸直时轴向载荷造成。末端肌腱被撕脱。应该排除可能发生的撕脱性骨折。撕裂伤是造成这种畸形的另一个原因，应检查前后位和侧位X线。此外，应该检查近端指间关节的可能性损伤。

2. 康复评定

（1）主观检查：左食指远端指间关节基底处撕脱性骨折，克氏针内固定术后，主诉左手疼痛，功能障碍，期望早日回到工作岗位。

（2）体格检查：食指MP屈曲AROM：左/右30°/80°；中指MP屈曲AROM：60°/80°；其余手指的ROM两侧无明显差异；食指PIP围度左/右：5.8cm/5cm；VAS评分：静止时3分，活动时5分；感觉功能单丝纤维：左食指轻触觉减退；左食指远端指间关节处有一长1cm的横向瘢痕，VSS评估色泽（M）为混合色泽；厚度（H）为1<H<2mm；血管分布（V）为肤色偏红;柔软度P为柔顺在压力下能变形）。

3. 保守疗法的康复治疗

（1）6周的支具固定：在大约6周的时间内，这个远端指间关节用夹板固定会被完全的拉伸，以使脆弱的末端肌腱能够愈合。在这段固定的时间内，不允许关节弯曲。6周后脱掉夹板，治疗师观察患者的伸肌。远端指间关节用夹板固定在伸直或过伸的位置，取决于患者的情况。如果推荐过伸，治疗师应该确保过度扩张的位置以减少引起皮肤变白。过度扩张的组织耐受性会影响愈合组织的血液循环和营养。

（2）防止并发症：僵硬，鹅颈指畸形的发生，伤口感染，皮肤对夹板材料过敏。

（3）后期的活动度及力量训练：适当进行主动性运动。

4. 术后的康复治疗

（1）4~6周的支具固定：采用远端指间关节伸肌夹板。

（2）主动的屈伸训练：第4周主动屈指练习，被动伸指训练；第6~8周无阻力屈远指间关节练习，可允许小范围屈曲。

（3）活动度及力量训练。

（姚黎清）

第二节 中枢神经系统病损

一、概述

中枢神经系统由脑和脊髓构成，其中大部分脑与脊髓（C1~T1节段）疾病都可引起手与上肢功能障碍，这些疾病由于病因、病灶部位、疾病阶段以及病变严重程度的不同所引起的手与上肢功能障碍也不尽相同，各有特点。存在的功能障碍可概括为感觉功能障碍、运动功能障碍、自主神经功能障碍、协调功能障碍及日常生活自理能力障碍等。针对出现的手与上肢功能障碍，首先我们应及时进行全面的康复评估，然后根据评估的结果制订相应的康复目标及训练计划，最后进行实施。

二、病例分析

（一）脑卒中

1.病情简介

（1）患者林某某，男，56岁，因突发头晕伴左侧肢体无力、言语含糊3h入院。

（2）现病史：患者于2016年12月14日凌晨5时起身如厕后突感头晕伴左侧肢体乏力，伴言语含糊、口角歪斜及流涎，无头痛、意识障碍等不适。由"120"送入医院，查头颅MRI后考虑"急性脑梗死"，予药物对症支持治疗后病情趋于稳定，于发病1周后转入康复科继续治疗。

（3）既往史及个人史：既往有高血压病史5年，平时未规律服药及监测血压。吸烟30余年。无糖尿病及心脏病史。

（4）专科查体：神志清楚，言语含糊，左侧中枢性面瘫。左上肢肌力0级，左侧肢体肌张力低下。左侧肢体皮肤刺痛觉减退。

（5）辅助检查：2016年12月15日头颅MRI示右侧基底节区、放射冠、半卵圆孔中心脑梗死（急性期）（图6-2-1）。

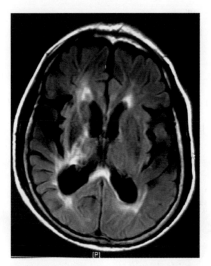

图6-2-1 头颅MRI检查结果

2.入院诊断

（1）急性脑梗死。

（2）高血压病3级，极高危。

3.病理生理机制

脑梗死的病理生理过程实质上是在动脉粥样硬化基础上发生的局部脑组织缺血坏死过程。可分为以脑动脉粥样硬化斑块形成过程为主的脑动脉病变期和脑动脉内血栓形成伴有脑组织缺血坏死的脑组织损伤期。急性脑梗死是一个动态演变的过程，在发生不可逆的梗死脑组织的周围往往存在处于缺血状态但尚未完全坏死的脑区域（即缺血半暗带）。挽救这些缺血半暗带是急诊溶栓治疗的病理生理学基础（图6-2-2）。

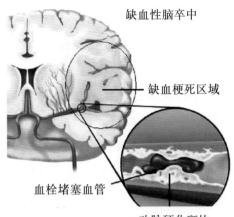

图6-2-2 缺血性脑卒中发病机制

4. 手与上肢功能评定

手与上肢功能评定包括运动功能、感觉功能、神经电生理、疼痛以及ADL的评定。图6-2-3展示了患者的健患侧手的情况。

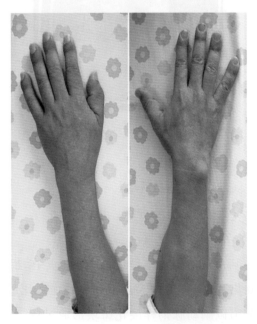

图6-2-3 脑卒中患手（左）与健手（右）对比

（1）运动功能评定：徒手肌力测定（MMT）左侧屈肘肌群肌力0级，伸肘肌群肌力0级，手指屈曲肌力0级。Brunnstrom分期为左上肢

1期，左手1期。肌张力改良Ashworth分级为左上肢0级，左手0级。关节活动度无受限。

（2）感觉功能评定：左侧上肢痛觉减退。

（3）神经电生理评定：未检查。

（4）VAS疼痛评分：0分。

（5）ADL：Barthel指数20分（大便控制10分，小便控制10分，余0分），完全依赖。

5. 长期康复治疗目标

争取生活自理，回归家庭，重返社会。

6. 手与上肢主要问题与阶段康复目标

（1）急性期（发病2周内）：主要问题是肌肉不能进行自主收缩，肌张力低下，以及早期并发症如肩痛、肩关节半脱位等。

康复目标：保持肌肉延展性，维持正常关节活动度，预防并发症，诱发随意运动，尽早开始床上的生活自理活动训练。

（2）恢复期（发病3周至6个月）：主要问题有肌张力过高，肌力、耐力不足，异常运动模式以及并发症如肩关节半脱位、肩手综合征等，无法进行功能性活动。

康复目标：除预防常见并发症外，应抑制痉挛、促进分离运动恢复，加强偏瘫侧肢体主动活动并与日常生活活动相结合，减轻偏瘫肢体肌痉挛程度，避免强化异常运动模式如上肢屈肌痉挛模式。

（3）后遗症期（发病6个月后）：功能恢复缓慢或停滞不前，患者不同程度地留有各种后遗症，如患侧上肢运动控制能力差，患侧手功能障碍等。

康复目标：加强残存和已有功能的恢复，避免失用综合征，增强患者在各种环境中的独立和适应能力，争取最大程度的生活自理，回归家庭，回归社会。

7. 手与上肢的康复治疗

（1）急性期：

A. 良肢位摆放：急性期卧床时间相对比较

长，必须采取正确的、有利于今后上肢功能恢复的姿势和肢体位置。患侧卧位时，患侧上肢应前伸且与躯干的角度不小于90°，肘伸直，前臂旋后，腕伸展、掌心朝上，手指伸展。健侧卧位时，患侧上肢由枕头支持在患者前面，上举约100°，肘伸直，腕背伸，五指伸展；健侧上肢可放在任何舒适的位置。仰卧位时，在患侧肩胛下方置一枕头，使其前伸，从上肢处于抬高位置；伸肘、伸腕和伸指（图6-2-4）。

B.预防并发症：如肩痛、肩关节半脱位等。特别是腕关节，可以利用腕背屈矫形器，为了避免对前臂屈肌的刺激，最好制作背侧腕关节伸展支具，目的是将腕关节固定在功能位。教会家属良好的翻身、转移方法，避免不当牵拉造成肩痛、肩关节半脱位。

C.运动疗法：每天进行上肢各关节全范围被动运动，预防关节僵硬和挛缩，改善肢体血液循环，增加感觉输入，包括上肢肩关节屈曲、外展、外旋，肘关节伸展，前臂旋后，腕和手指伸展等。活动顺序从近端关节到远端关节，动作轻柔缓慢，每天3~4次，每次每个关节活动5~6遍。患者可自主做Bobath握手双臂上举训练、翻身训练等。

D.物理因子治疗：低频脉冲电治疗，每日1~2次。

E.传统中医疗法：推拿（manipulation）和针灸治疗。

（2）恢复期：

A.运动疗法：包括肌力训练、关节活动度训练、诱发分离运动、缓解痉挛的训练等。例如通过患侧上肢负重训练，患者将双上肢伸直、外旋位放于体侧，用手掌支撑于治疗床上，治疗师固定患肘关节保持伸直位，让其将身体缓慢向两侧交替倾斜，使身体重心分别移到两侧上肢进行负重训练。对患者的坐位平衡进行训练。

B.作业疗法：恢复早、中期的上肢功能训练，重点抑制因共同运动与联合反应等构成的异常运动模式，诱发上肢，特别是手的分离运动。如斜面磨砂板，在一倾斜平面内模仿打磨木板的动作，有助于肩、肘的分离运动及肌肉力量的恢复。将前臂置于滚筒上向前滚动，增加肩关节的控制难度，有利于肩肘的分离运动。Bobath握手状态下在桌面上进行推球运动有助于改善重心转移、坐位平衡能力。在地面上单手推动巴氏球，以促进随意运动的恢复。木钉盘活动，将木钉盘内的木钉逐一移到其他容器内，再从其他容器内取出木钉逐一插到木钉盘上，有助于手抓握能力的恢复；若将活动姿势设计为立位或木钉盘放置于与肩同高的位置，还有助于改善肩关节活动范围及立位平衡能力。在桌面上堆积木，也有助于消除共同运动及上肢综合功能的恢复。用患手固定桌面上的尺子，健手用笔画线以训练双手协调的能力。

恢复后期的上肢功能训练，重点应改善

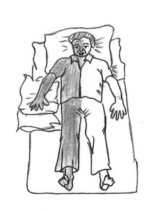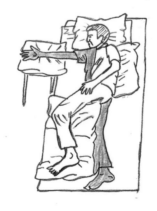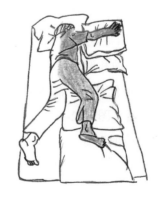

图6-2-4　良肢位摆放

手的精细操作功能、提高运动速度。如选择各种规格的木钉和铅笔，拿在手中并将其前后或上下翻转，有利于提高手的灵活性。棋类、扑克、麻将等活动既有娱乐的作用，又有助于训练手指对粗、细、大、小、方、圆等不同规格、不同形状物体抓握的能力。文字书写能力的训练，有助于改善和恢复患者书写功能障碍，可先指导患者用粗彩笔在白纸上单纯的画一些直线条，然后逐步画一些有规律的曲线；当患者腕关节控制力及手的运动功能增强后，再进行书写汉字的练习。对手功能恢复较差的患者，应进行利手转换训练。

C. 物理因子治疗：包括中频脉冲电治疗、高频脉冲电治疗、TENS、直流电药物离子导入、石蜡疗法、水疗、肌电生物反馈等。

D. 传统中医疗法：按摩、针灸、太极拳等。

E. 贴扎技术：例如偏瘫患者若因患侧肌张力降低，而是肩部肌肉无法支持手臂的重量，将导致肩关节半脱位现象。贴扎技术搭配诱发肩部主动动作的运动，促进冈上肌与三角肌，支持手臂，贴扎时手臂摆放在肩胛平面，外展45°，贴布基部固定于肩胛后侧，其余贴布以自然拉力环绕上臂贴上。

F. ADL 训练：恢复早、中期的日常生活能力训练，包括进食动作训练、穿脱衣服训练、个人卫生训练及支具矫形器的使用等。恢复后期的 ADL 训练，包括家务活动训练、高级技能活动训练等（图 6-2-5）。

（3）后遗症期：维持性作业训练包括每日进行上肢主动和健肢带动下的各关节活动。

A. 继续强化日常生活活动能力的训练，提高其生活质量（图 6-2-6）。

B. 复职前的训练。

C. 辅助具、矫形支具（图 6-2-7）与轮椅的训练。

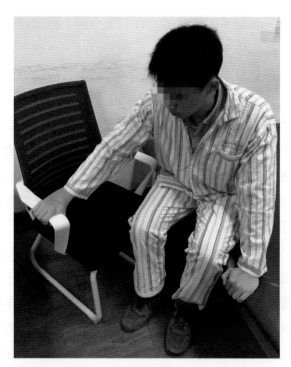

图 6-2-5 ADL 日常生活活动能力训练

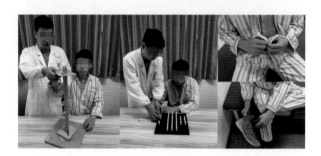

图 6-2-6 ADL 日常生活活动能力训练

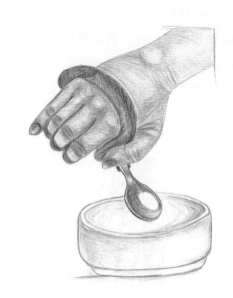

图 6-2-7 上肢支具应用

D. 继续强化认知、心理等功能。

8. 康复后果及注意事项

经过 1 年的康复训练，患者手与上肢的功能恢复良好，生活完全独立，基本能完成家里的家务活动，并可以从事一定的职业工作。但患侧手与上肢在灵活性、运动速度和精确度等方面尚有待提高。今后生活中应让患侧手与上肢积极参与到日常生活活动中。

9. 康复诊疗思维分享

（1）早期良肢位摆放，预防并发症：良肢位摆放，不仅仅需要治疗师介入，而应该在起病时由医生、护士及治疗师共同向患者及其家属宣教，从平卧、侧卧及坐位、站立等不同姿势进行良肢位摆放，积极预防肩关节半脱位、肩手综合征等并发症，抑制异常痉挛姿势。

（2）重视肩袖肌群功能训练：早期重视肩袖肌群肌力训练，加强神经肌肉电刺激、关节活动，改善肩关节功能。

（3）鼓励健侧辅助患侧：将 OT 治疗的精髓深入康复治疗全程，鼓励患者以及家属早期应用健侧进行日常生活活动，健侧带动患侧参与日常生活活动，改善患侧忽略症状。

（4）关注心理：关注患者，甚至家属的心理状态，调整合理的期望值及康复治疗目标，更加积极配合进行康复治疗。

（5）"外周 – 中枢 – 外周"闭环康复理念：在脑卒中手与上肢康复中强化"外周 – 中枢 – 外周"闭环康复理念，肌电生物反馈治疗是该理念的典型治疗手段。

（二）帕金森病

1. 病情简介

（1）患者陈某，女性，62 岁，因左侧肢体不自主颤抖、僵硬 5 年，累及右侧肢体 3 年入院。

（2）现病史：患者于 5 年前无明显诱因出现左手不自主颤抖，呈搓丸样动作，以静止

状态下明显，紧张、激动时加重，逐渐累及左上肢及左下肢，伴活动不灵活、僵硬。在外院查头颅 MRI 未见明显异常，考虑诊断为帕金森病，予药物治疗（具体不详）。3 年前出现右侧肢体不自主颤抖、僵硬、活动不灵活，双手精细活动受限，日常生活需家人照顾。为改善日常生活能力到康复科就诊。

（3）专科查体：神志清，面具脸，四肢肌力 5– 级，双侧肢体呈粗大搓丸样静止性震颤，四肢肌张力高，呈齿轮样强直，左侧重于右侧，扣纽扣等精细活动不能完成。小写征明显。

（4）辅助检查：MRI（外院）头颅平扫加 FLAIR 未见明显异常。

2. 入院诊断

帕金森病。

3. 病理生理机制

帕金森病突出的病理改变是中脑黑质多巴胺（dopamine，DA）能神经元的变性死亡、纹状体 DA 含量显著性减少以及黑质残存神经元胞质内出现嗜酸性包涵体，即路易小体（Lewy body）。纹状体多巴胺含量显著下降（图 6-2-8）与帕金森病运动症状的出现密切相关（图 6-2-9）。

4. 手与上肢康复评定

（1）帕金森病统一评分量表（unified Parkinson diease rating scale，UPDRS）已广泛应用于临床评估中，内容包括帕金森症状、体征和药物相关波动状况。共包括 3 部分，即精神状态、日常生活活动能力、和运动指数。每部分分为 4 级指数，即从 0~4 级。0 是正常，4 是严重。统一分级指数，常用来评估患者的病情进展，这里主要展示与手与上肢有关的评分标准部分：

A. 书写。

B. 切割食物和使用餐具。

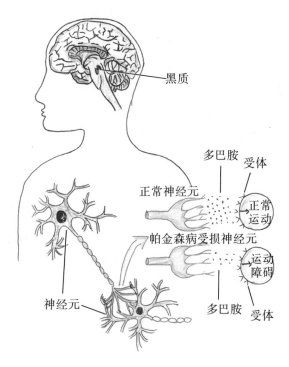

图 6-2-8　纹状体多巴胺含量显著下降示意图

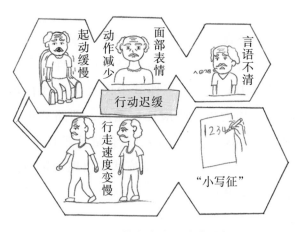

图 6-2-9　帕金森病运动障碍表现

C.静止性震颤（面部、嘴唇、颌、右上肢、左上肢、右下肢和左下肢分别评定）。

D.手部动作性或姿势性（静止性）震颤（右上肢、左上肢分别评定）。

E.肌强直。

F.手指拍打试验。

G.手运动功能。

H.轮替动作。

Webster 症状评估标准：对十大症状进行评估，每一症状分为 4 级，即正常（0 分），

轻度不正常（1 分），中度不正常（2 分）和重度不正常（3 分）。最后把十大症状的分数相加，10 分以下为轻度受损，10~20 分为中度受损，21~30 分为严重受损。

（2）目前临床上常用 Horhn-Yahr 分级法，Horhn 分级法共分 5 级。

Ⅰ级：身体一侧震颤、强直、运动减缓或只表现为姿势异常。

Ⅱ级：身体双侧震颤、强直、运动减缓或姿势异常。伴有或无中轴体征，如面具样面容、说话及吞咽异常。身体中轴部位尤其是颈部肌肉强直，躯干呈卷屈状，偶尔出现慌张步态及全身僵硬。

Ⅲ级：类似于Ⅱ级提到的所有症状和体征，只是程度加重。此外，患者开始出现平衡功能的减退，且不同程度地开始影响日常活动能力，但仍完全独立。常用的平衡检查方法，是患者在静态站立位下突然被他人向后拉，正常人仍能在原地保持平衡或最多向后退 1~2 步，而此期患者不能保持原位，并向后退 2 步以上。

Ⅳ级：患者的日常活动即使在其努力下也需要部分、甚至全部的帮助。

Ⅴ级：患者需借助轮椅或被限制在床上。

5.手与上肢主要问题与康复目标

（1）改善关节活动度以满足功能性活动的需要，通过肌肉牵伸与放松、感觉刺激、治疗性活动，预防畸形的发生。

（2）改善患者躯干肌肉的运动、姿势控制、平衡、粗大的运动协调能力和手操控物件的能力与灵活性。

（3）提高患者的运动及运动计划能力，促进运动的启动过程，增加持续运动的幅度、速度和灵活性。

（4）改善患者心理状况，使其达到完成功能性活动所需要的体能和耐力水平。

（5）在功能受限的情况下，发展患者完

成自理性活动的惯常程序，教育和指导患者掌握独立、安全的生活技巧，增加安全意识，防止跌倒造成的继发性损伤。

（6）提供能够产生运动刺激的一系列适应性技术和具体实施办法，以使患者在疾病的现阶段，能最大程度地实现日常生活活动的独立。

（7）提供既能与患者的功能受限相适应，又能最大程度提供感觉刺激的适应性环境，改善或维持患者的独立生活能力和生活质量。

（8）使患者熟知能量节省和工作简化技术。

（9）减少、避免并发症，提高生活质量，延长寿命。

6. 手与上肢的康复治疗

（1）放松训练。

（2）关节活动度训练。

（3）移动训练。

（4）平衡训练。

（5）日常生活活动能力训练。

（6）坚持进行针对帕金森病设计的体操，如瑜伽、太极拳、舞蹈等。

7. 康复后果及注意事项

帕金森病是慢性进展性疾病，药物治疗及康复治疗均只能减轻症状及障碍，提高生活质量，延缓病情发展，延长病程，而不能改变最终结局。因此要加强健康教育，进行长期有规划的治疗，注意家庭成员与患者要积极参与训练。

8. 康复诊疗思维分享

（1）关注患者心理：从患者及家属心理状态入手，让其接受疾病状态，增加参与社会家庭活动的意识。

（2）增加精细活动能力训练：从作业治疗的角度出发，从日常生活活动细节方面，增加双手精细活动能力的训练，增加患者在日常生活中的参与度。

（3）疾病的早发现、早治疗：规律服用药物，坚持康复治疗，对疾病的进展有积极

作用。

（三）颈髓损伤

1. 病情简介

（1）患者龙某，男性，52岁，因高处坠落致四肢活动受限11d入院。

（2）现病史：患者于2017年1月11日8时从2m高处跌落，即感颈部剧烈疼痛，伴四肢活动受限、感觉消失，无意识障碍、出血等，由"120"送入当地医院。检查CT示C6椎体向前滑脱并相应椎管变窄，急诊于全麻下行前路C6椎体前脱位切开复位内固定＋去髂骨植骨融合＋脊髓减压术。术后予对症支持治疗（具体不详）后病情稳定，双上臂可外展及抬高，完成伸肘动作，右上肢较左上肢活动困难，双手及双下肢无力、活动受限。于22日转康复科进一步康复治疗。

（3）专科查体：四肢肌张力低下。肌力为屈肘肌群左4级、右4级，伸肘肌群左3级、右3-级，伸腕肌群左3级、右3级，中指屈指肌力左0级、右0级，小指外展肌力左0级、右0级，双下肢肌力0级。双上肢及双下肢腱反射均减弱，C4平面以下深浅感觉消失。肛周皮肤感觉消失，肛反射消失，肛门括约肌无自主收缩，双侧提睾反射消失，球海绵体反射减弱。

（4）辅助检查：颈椎MRI示颈椎退行性变，C6、C7椎体术后改变，相应层面脊髓异常信号，考虑损伤或缺血改变（图6-2-10）。

2. 入院诊断

颈髓损伤并截瘫。

3. 病理生理机制

脊髓损伤的机制目前主要有3种学说：血管学说、儿茶酚胺学说和自由基学说。血管学说认为脊髓血管受到外伤或发生痉挛时，通过侧支循环增加血运的能力差，导致组织发生缺血、缺氧，使脊髓实质发生改变。儿茶酚胺

学说认为脊髓内存在儿茶酚胺系统，而脊髓血管存在儿茶酚胺受体，对去甲肾上腺素有特异性。脊髓损伤后在组织内积累了大量神经介质（如组胺、儿茶酚胺等），作用于脊髓血管平滑肌受体，使血管痉挛，造成组织缺血、缺氧而发生坏死或变性。自由基学说认为脊髓神经细胞膜上多价不饱和脂肪酸含量高，容易受到自由基的攻击。脊髓损伤后失去对自由基的防御力，病理性自由基不断攻击细胞结构中的多价不饱和脂肪酸，使其发生脂质过氧化，引起组织损伤。

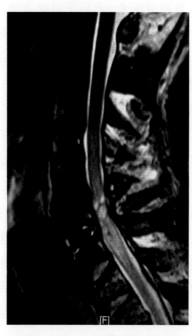

图 6-2-10　颈椎 MRI 结果

4. 手与上肢康复评定

（1）神经功能评定：ASIA 为 A 级，运动平面为 C4。

（2）ADL 评定：Barthel 指数评分为 0 分，患者完全依赖帮助。

5. 长期康复目标

借助辅助支具争取生活部分自理，不能步行，轮椅上需要不同程度的帮助。

6. 手与上肢主要问题与康复目标

（1）急性期主要问题：

A. 长期卧床致关节活动度受限，手指屈曲挛缩。

B. 肌肉萎缩。

C. 肩关节半脱位等并发症。

（2）恢复期主要问题：

A. 手与上肢功能丧失或下降。

B. ADL 功能下降。

C. 可出现疼痛、关节畸形等并发症。

（3）急性期康复目标：

A. 维持关节活动度，预防关节挛缩，预防并发症。

B. 对残存肌力或受损平面以上肢体进行肌力和耐力训练，为功能性活动做准备。

（4）恢复期康复目标：进一步改善和加强患者残存功能，重建患手与上肢功能，如借助辅具，完成如进食、坐起、翻身等日常生活活动，尽可能使患者获得部分生活自理能力。

7. 手与上肢的康复治疗

（1）急性期康复治疗：

A. 各关节被动活动：肩关节屈、伸、水平内收、外展、内旋、外旋；肘关节屈伸、腕关节掌屈、背伸，指间关节的屈伸、内收、外展。

B. 良肢位的摆放：手与上肢关节置于功能位。

C. 残留肌肌力的加强：强化上肢能主动运动的肌肉，防止发生肌肉萎缩与肌力下降，也为后期代偿做好准备。对三角肌、肱二头肌、肱三头肌、背阔肌等肌群进行肌力训练，可增强上肢支撑力，为日后坐位支撑和使用轮椅等辅具做好准备（图 6-2-11）。

D. ADL 训练：评定和训练患者 ADL 能力，C4 与 C4 以上损伤患者，训练环境控制系统的使用，C6 以下患者，训练进食、梳洗、穿衣等。C8 以下患者训练进食、梳洗、穿衣、大小便等（图 6-2-12）。

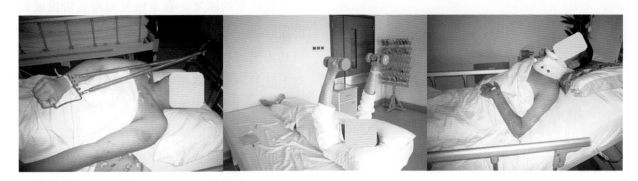

图 6-2-11　床上上肢力量训练

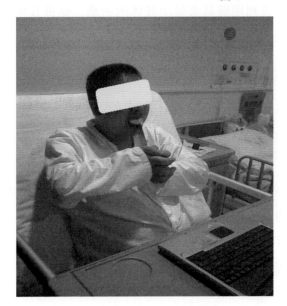

图 6-2-12　ADL：进食训练

E.神经肌肉电刺激：根据病情选择适当的肌肉或肌群进行神经肌肉电刺激，以促进神经功能恢复、预防肌肉萎缩及维持肌肉良好状况。

（2）恢复期康复治疗：

A.肌力训练：肌力训练的目标是使肌力达到 3 级以上，可根据患者残存肌力的情况采取辅助运动、主动运动和抗阻运动。完全性脊髓损伤患者肌力训练的重点是肩和肩胛带的肌肉，特别是背阔肌、内收肌、上肢肌肉等。脊髓损伤患者为了应用轮椅、拐杖或助行器，在卧位、坐位时均要做好肩胛带肌肉的肌力训练，尤其是上肢支撑力、肱三头肌和肱二头肌的训练和握力训练，对患者的移动能力和日常生活自理能力起着关键作用。

B.垫上运动训练：根据患者保留肌力进行

翻身、支撑训练、坐位、四点位、转移训练等（图 6-2-13~图 6-2-15）。

C.日常生活活动能力训练：包括床上活动、穿脱衣、洗漱、进食、大小便、使用电话、使用轮椅、穿脱矫形器具等。

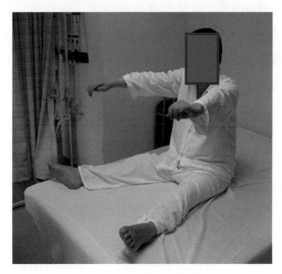

图 6-2-13　坐位平衡训练

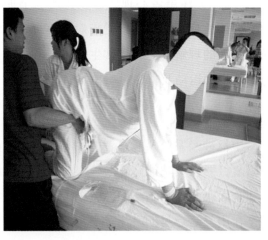

图 6-2-14　四点位训练

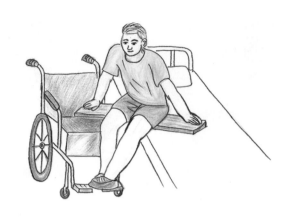

图 6-2-15 床椅转移训练

（3）康复后果及注意事项：经过6个月的康复训练，上肢屈伸功能、肺功能、垫上转移能力得到很大改善，坐位平衡3级，神经平面降到C6，可双手掌夹持纸巾、物件等，辅助下完成穿脱衣。接下来将逐步引导患者学习高背电动轮椅使用、完成转移活动，为进一步回归家庭、重返社会做准备。此期间要注意对患者进行心理疏导，使其坚持康复训练。

8. 康复诊疗思维分享

（1）早期良肢位摆放，预防并发症：早期良肢位摆放，预防手指屈曲挛缩畸形。

（2）加强双上肢各关节活动：改善关节活动范围，预防并发症。

（3）重视患者参与能力：在日常生活活动中鼓励患者多参与，利用双手同时参与。

（4）关注患者心理状态：在疾病早期增加抗抑郁治疗，让患者接受疾病，而对康复结局有正确的理解，能在日常生活中坚持增加手与上肢粗大运动及精细活动功能的训练。

三、小结

中枢神经系统疾病患者的手与上肢功能障碍康复，要以其功能障碍为核心，注重整体康复和全面康复。在脑卒中的整个康复阶段，特别是在康复治疗早期，注意避免代偿运动模式的出现，尽量以人工辅助与引导方式促进其手与上肢功能的恢复，直至恢复到最后阶段或后遗症阶段。遇到瓶颈，才会让患者代偿或利用辅具去完成一直欠缺的功能。帕金森病患者手与上肢的功能障碍是一个渐进的加重的过程，在康复的过程中注重引导患者积极参与运动训练，尽量延缓功能障碍的发展对日常生活的影响。脊髓损伤患者在治疗过程中，如果手与上肢的功能不能达到所需要的能力，主张早期代偿或利用辅具来带动肢体的活动，促进其生活能力的早日恢复。

（吴 文 赵一瑾）

第三节 外周神经系统病损

一、概述

外围神经病损是指由于疾病或外力导致外周神经的结构和功能出现障碍的临床疾病，通常包括神经痛和神经疾病。神经痛表现为感觉神经分布区发生剧痛，而神经传导功能正常。神经疾病包括神经炎和神经损伤。神经炎是由于炎症引起的病变，神经损伤是指受到外界直接或间接力量作用而发生的损伤。

根据 Seddon 分类，外周神经的损伤程度分为以下三类。

1. 神经失用

神经失用（neurapraxia）又称神经传导功能障碍，为暂时性的生理性阻断，临床表现为感觉或运动功能减退，电生理正常。一般情况下，数日至数周内神经可自行恢复。

2. 轴突断裂

轴突断裂（axonotmesis）是轴突在髓鞘内断裂，但神经鞘膜完整，远端神经纤维发生华勒变性，一段时间后神经可自行恢复，轴突以每日 1~2mm 的速度向远端生长。

3. 神经断裂

神经断裂（neurotmesis）是神经束或神经

干发生完全性或不完全性断裂，或为瘢痕组织分隔，需通过手术缝合神经。术后功能恢复可能不完全。

外周神经损伤后，需要评估的内容包括病史特点，运动功能的评定，感觉功能的评定，自主神经功能评定，反射检查，神经电生理评定，以及 ADL、心理、职业能力评定等社会环境的调查。详细评估内容见本书第四章内容或《手功能康复理论与实践》。

根据外周神经损伤的时间，可以将其大致分为病损早期及恢复期，不同时期的康复目标不同。当处于康复早期时，其短期目标在于及早消除炎症、水肿，促进神经再生，防止肢体发生挛缩畸形；当处于康复恢复期时，其短期目标在于促进神经再生，恢复神经的正常功能，矫正畸形。而外周神经损伤的长期目标是使患者最大限度地恢复原有的手与上肢功能，恢复正常的日常生活和社会活动，重返工作岗位或从事力所能及的工作，提高患者的生活质量。

1. 早期

康复重点在于去除病因，消除炎症、水肿，减少对神经的损伤，预防挛缩畸形的发生，为神经再生准备一个好的环境。

（1）病因治疗：尽早去除致病因素，减轻对神经的损伤。如为神经卡压，可用手术减压；营养代谢障碍所致者，应补充营养，纠正代谢障碍；如有糖尿病，则需控制血糖。

（2）受损手与上肢部位关节保持功能位：可使用矫形器等辅具固定关节，或者代偿瘫痪肌肉功能，达到预防挛缩、矫正畸形和助力运动。

（3）受损手与上肢部位关节的主被动运动：保持和增加受损手与上肢部位关节的活动度，防止肌肉挛缩变形，保持肌肉的生理长度和肌张力，改善局部循环，在周围神经受损后应尽早进行被动运动。

（4）物理因子治疗：早期应用短波、微波透热疗法（无热或微热量，每日 1~2 次），可以消除炎症、促进水肿吸收，有利于神经再生；应用热敷、蜡疗、红外线照射等，可改善局部血液循环、缓解疼痛、松解粘连、促进水肿吸收。

氦 – 氖激光（10~20mW）或半导体激光（200~300mW）照射病损部位或沿神经走向选取穴位照射，每部位照射 5~10min，有消炎、促进神经再生的作用。

（5）温水浸浴、旋涡浴：可以缓解肌肉紧张，促进局部循环，松解粘连；水的浮力有助于瘫痪肌肉的运动。

（6）手与上肢受损部位的保护：由于受损部位的感觉缺失，容易继发受伤，应加强对受损部位的保护，如戴手套、穿长袖衣物等。

（7）消除手与上肢的肿胀：由于受损部位的炎症反应，容易出现肿胀的问题。这时应加强上肢的淋巴引流，注意手与上肢位置的摆放还可以结合一些压力疗法，例如穿戴压力衣等协助消除肿胀。

2. 恢复期

康复重点在于促进神经再生、保持肌肉质量、增强肌力和促进感觉功能恢复。

（1）促进手与上肢神经再生：采用物理因子治疗与药物相结合的方法。使用电流电磁场法和脉冲电磁场法促进神经再生。药物方面使用神经生长因子、成纤维细胞生长因子、神经节苷酯、B族维生素（B_1、B_6、B_{12}）改善循环、营养神经。

（2）防止手与上肢肌肉的失用性萎缩：手与上肢周围神经损伤后，当受累肌肉完全瘫痪、强度 – 时间曲线检查为完全失神经支配曲线、肌电图检查无任何动作电位或只有极少的动作电位时，应采取措施以防止、延缓、减轻失神经肌肉萎缩，保持肌肉质量，以迎接神经再支配。常用的方法包括神经肌肉电刺激、按摩、被动运动等。

（3）增强手与上肢肌力：当神经再生进入肌肉内，肌电图检查出现较多的动作电位时，就应开始增强肌力的训练，以促进运动功能的恢复。运动疗法与温热疗法、水疗配合效果更佳。

（4）促进手与上肢感觉功能恢复：周围神经损伤后，出现的感觉障碍主要有局部麻木、灼痛，感觉过敏，感觉缺失。不同症状采用不同的治疗方法。对于局部麻木感、灼痛，可采用药物治疗（镇静、镇痛剂，维生素），交感神经节封闭（上肢做星状神经节、下肢做腰交感神经节封闭），物理疗法（TENS、干扰电疗法、超声波疗法、磁疗、激光照射、直流电药物离子导入疗法、电针灸等）。对于感觉过敏的部位，可采用脱敏治疗，并教育患者使用敏感区。对于感觉消失或减退的患者，在促神经再生的治疗基础上，采用感觉重建方法治疗。

（5）解除心理障碍：外周神经损伤的患者，易出现急躁、焦虑、忧郁、躁狂等，可采用医学教育、心理咨询、集体治疗、患者示范等方式来消除或减轻患者的心理障碍。

（6）患者的再教育：患者应积极主动地参与治疗。早期就应在病情允许的情况下，在肢体受限范围内尽早活动，以预防水肿、挛缩等并发症。教育患者不要用感觉功能障碍的部位去接触危险的物体。

（7）手术治疗：对保守治疗无效而又适合或需要手术治疗的周围神经损伤患者，应及时进行手术治疗。如神经探查、修复术或肌腱移位术。

（8）并发症的防治，外周神经损伤后常出现的并发症包括：

A.水肿，这是由于病损后循环障碍、组织液渗出增多所致。可采用抬高患肢、弹力绷带压迫、做轻柔的向心性按摩、佩戴压力衣等疗法，受累肢体的被动活动、冰敷，以及短波、超短波、微波等方法来改善局部血液循环，促进积液的吸收。

B.软组织挛缩和骨骼畸形，这是由于水肿、疼痛、肢位、受累肌与拮抗肌之间失去平衡等因素导致的。早期应做受累肢体各关节的被动活动，每天至少1次，以保持受累各关节的正常关节活动度。若已经造成了关节活动受限，可采用矫形器、器械牵伸、关节松动术、物理因子等方法增加关节活动度。

C.继发性外伤，这多是因为受累肢体的感觉缺失导致的，应注意对受累部位的保护。若出现外伤，需及时清创、换药，以防止伤口感染，同时选择适当的物理因子疗法，如紫外线疗法、激光、远红外照射等，以促进伤口愈合。

（9）其他，ADL、职业能力评定等社会环境的调查：外周神经损伤的患者如果损伤较重，可能会影响日常生活能力。且大多数外周神经损伤的患者为中青年，还需考虑他们的劳动能力是否影响他们回归工作。

二、病例分析

常见的上肢周围神经损伤包括臂丛神经损伤、腋神经损伤、尺神经损伤、桡神经损伤、正中神经损伤等。

（一）臂丛神经损伤

1.病例简介

林某某，女，42岁，患者于10月前因"发现左锁骨上包块5年余"行左颈部肿物切除术，术后病理结果为神经鞘瘤伴出血及囊性变。术后患者出现左上肢运动及感觉功能障碍，行臂丛MR检查示：左侧C7神经干变细，于术区处可疑中断；左侧C6、C8神经干肿胀，左侧C5神经干于术区处肿胀。给予维生素B_1、弥可保及神经妥乐平治疗。患者出院后予康复训练等治疗，左上肢功能有所恢复，因仍遗留部分功能障碍入院治疗。

2. 入院诊断

（1）临床诊断：左侧臂丛神经损伤，左侧臂丛神经鞘瘤切除术后。

（2）功能情况：因左侧臂丛神经损伤，左上肢肌力下降，感觉减退，导致工具性日常生活活动轻度受限。

3. 病理生理机制

臂丛由 C5~C8 和 T1 神经根组成；分为根、干、股、束、支 5 部分，终末形成腋、肌皮、桡、正中、尺神经。该患者由于手术致 C5~C8 神经受损，导致相应的功能障碍。

4. 手与上肢功能障碍特点

臂丛内不同的神经受损，导致相应的功能障碍。

5. 手与上肢康复评定

（1）病史特点：中年女性，手术史，术后出现左上肢运动及感觉功能障碍。

（2）运动功能评定：被动关节活动度正常。肌力：左肩周围肌群 5 级，肘屈伸 4 级，前臂旋前旋后 2 级，腕屈伸 2- 级，手指屈伸 2- 级，拇指外展、伸展 1+ 级，其余肢体肌力 5 级。

（3）感觉功能评定：左前臂皮肤感觉减退。

（4）自主神经功能障碍：未查。

（5）反射障碍：未见明显异常。

（6）神经电生理评定：肌电图提示为左上肢神经源性损害（臂丛损害）。

（7）其他：ADL、心理、职业能力评定等社会环境的调查：MBI 为 100 分（满分 100 分），提示日常生活完全自理。患者为初中文化水平，发病前从事保洁工作，自手术以来，间断进行康复训练，其余时间未参加工作，在家做些力所能及的家务。有一个女儿在读高中，家中经济情况一般。患者因不能工作，改为家

务活动不能顺利完成（洗碗时，左手不能将碗握住）而导致情绪比较焦虑。

6. 手与上肢主要功能障碍与康复目标

（1）主要功能障碍：患者发病时间较长，左侧肘关节及以下肌群肌力下降，导致洗碗时不能固定住碗，参与家务活和工作受限。

（2）远期目标：3 个月内提高左上肢肌力和作业能力，进而回归工作。

（3）近期目标：2 周内减轻患者的焦虑情绪，使其发挥主观能动性，以更积极的态度配合治疗，提高左上肢旋前旋后肌力至 2 级；4 周内，提高左上肢腕屈伸肌力至 2 级；8 周内，提高左侧手指屈伸肌力至 2 级，拇指外展、伸展肌力至 2- 级。

7. 手与上肢功能的康复治疗

（1）使用脉冲电磁场法、经皮神经电刺激，电极放置于神经受损部位，促进神经再生。

（2）应用神经肌肉电刺激肌肉保持肌肉质量。治疗部位为腕屈伸肌群、指屈伸肌群、拇指外展及伸展肌群。

（3）采用肌电生物反馈治疗仪的反馈模式，以及弹力棒、弹力带、弹力网等康复器材，增强患者上肢肌群的力量（图 6-3-1）。

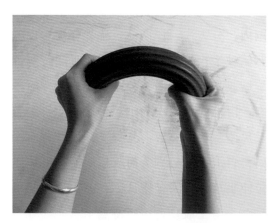

图 6-3-1　患者使用弹力棒练习前臂旋前旋后

（4）患者左前臂感觉减退，在促神经再生的治疗基础上，采用感觉再教育方法治疗。

（5）使用拇指外展矫形器辅助患者完成

拇指与其他手指对指动作。

（6）采用小组治疗、心理咨询等方式减轻患者的焦虑情绪，与家属沟通，共同给予患者支持。

（7）向患者解释病情，以及大概进展情况，平时在生活中如何利用技巧和辅助具完成家务活动。

（8）给予患者职业康复信息，如提供霍兰德职业倾向测试量表，让患者了解自己的优势劣势，适合怎样的工作。

（二）桡神经（C5~C8，T1）损伤

1. 病例简介

张某某，男，28岁，工人，工作时不慎被机器切割到左前臂背侧，当即送往当地医院行肌腱缝合手术。术后经过2个月的锻炼后，仍发现左手拇指及其余四指不能完全伸直。

2. 入院诊断

（1）临床诊断：桡神经分支骨间背侧神经损伤。

（2）功能情况：左手拇指不能主动伸展及外展、其余四指不能主动伸展导致左手精细功能下降，回归工作受限。

3. 病理生理机制

桡神经一般约在肱桡关节上下3cm之间的范围内，分为浅、深两支。桡神经深支也称骨间背侧神经，为纯运动性神经。骨间背侧神经自旋后肌下部穿出后，分支支配前臂背面浅层肌肉，由上向下依次为指总伸肌、小指固有伸肌及尺侧腕伸肌；继而分支支配前臂背面深层肌肉，自上而下分别为拇长展肌、拇短伸肌、拇长伸肌及食指固有伸肌。

4. 手与上肢功能障碍特点

（1）桡神经损伤部位不同，运动障碍表现各异：

A. 高位损伤：在肱三头肌分支以上部位受损时，上肢各伸肌完全瘫痪，肘关节、腕关节、掌指关节皆不能伸直。

B. 在肱骨中1/3受损时，肱三头肌功能完好。

C. 若损伤肱骨下端或前臂上1/3时，肱桡肌、旋后肌的功能保存。

D. 前臂中1/3以下损伤则仅有伸指功能丧失而无垂腕。

E. 损伤接近腕关节处，因各运动支均已发出，可不产生桡神经受损症状。该患者为前臂损伤，仅出现伸指障碍。

（2）第1、2掌骨间背侧皮肤感觉障碍。该例患者未出现明显感觉障碍。

5. 手与上肢康复评定

（1）病史特点：年轻男性，工作中不小心机器切割左前臂导致左侧腕指伸肌及桡神经分支骨间背侧神经受损，已做肌腱缝合手术。

（2）运动功能评定：左手拇指不能主动伸展及外展，其余四指不能伸直。左侧伸腕时出现桡偏畸形。

（3）感觉功能评定：无明显感觉障碍。

（4）自主神经功能评定：未查。

（5）反射障碍：未见明显异常。

（6）神经电生理评定：肌电图检查结果示左桡神经分支骨间背侧神经运动电位未引出。

（7）其他：ADL、心理、职业能力评定等社会环境的调查；MBI为100分（满分100分），提示日常生活完全自理。患者的工作需要使用左手固定物品，右手进行操作。

6. 手与上肢主要功能障碍与康复目标

（1）主要功能障碍：患者损伤处于恢复期，有一定恢复可能，其年纪较轻，左手不能伸指伸拇对其工作可能造成影响。在此时期内，应着重训练其伸指伸拇功能，使用或不使用矫形器回归工作。

（2）远期目标：2个月后，患者佩戴或不佩戴矫形器可伸拇伸指，完成部分工作。

（3）近期目标：2周后，患者的拇指可出现伸展、外展动作。

7. 手与上肢功能的康复治疗

（1）受累关节采用矫形器保持在功能位，特别是左侧伸拇伸指及拇指外展功能（图6-3-2，图6-3-3）。

（2）受损部位关节的主被动运动。

（3）促进神经再生，使用直流电、脉冲电磁场等方法促进神经再生。

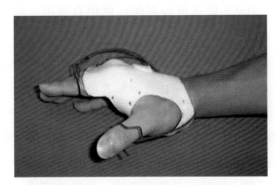

图6-3-2 伸指动力型支具——放松时

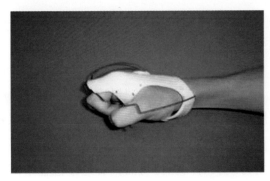

图6-3-3 伸指动力型支具——握拳时

（4）防止肌肉萎缩：使用神经肌肉电刺激，防止无主动收缩的肌肉出现萎缩。

（5）增强肌力：使用电子生物反馈增强伸指肌肌力，多练习手指打开的动作。同时可以教导患者利用伸肌肌腱的长度及腕关节的屈伸动作，通过屈腕被动地伸直手指来做事情。

（6）使用动力型矫形器等辅助具来代偿伸指的功能。

（7）如手术效果不好，可再考虑手术治疗。

（8）增加患者工作的信心，教导代偿伸指的方法，辅助他早日回归工作。

（三）正中神经（C5~C8，T1）损伤

1. 病例简介

叶某某，男，60岁，3个月前因"冠心病"行"冠脉造影术+PTCA术+IVUS+血栓抽吸术"，术后10d出现右上肢肿痛不适伴皮下瘀斑。彩超示右侧肱动脉下端假性动脉瘤形成，于2个月前行右侧肱动脉假性动脉瘤切除术。术后患者逐渐出现右手拇指及食指肿胀，屈曲困难。

2. 入院诊断

（1）临床诊断：右正中神经损伤。

（2）功能情况：右手拇指对掌不能，拇指、食指、中指不能屈曲导致右手精细功能减退，不能完成持杯喝水等动作。

3. 病理生理机制

正中神经在腋部由臂丛外侧束与内侧束共同形成。在臂部，正中神经沿肱二头肌内侧缘下行，由外侧向内侧跨过肱动脉下降至肘窝。正中神经在臂部无分支，在肘部、前臂和手掌发出肌支，支配除肱桡肌、尺侧腕屈肌和指深屈肌尺侧半以外的所有前臂肌。在手掌支配除拇收肌以外的鱼际肌和第1、2蚓状肌，其皮支管理手掌桡侧2/3、桡侧3个半手指的掌面以及背面中、远节皮肤的感觉。患者虽为上臂的损伤，但根据其临床表现，并无旋前圆肌、桡侧腕屈肌的肌力减弱表现。可能正中神经只是部分损伤，也有可能损伤是迟发的，需密切观察旋前圆肌、桡侧腕屈肌的肌力变化。

4. 手与上肢功能障碍特点

（1）拇指对掌功能丧失、拇食中指不能屈曲、大鱼际肌萎缩、呈"猿手"，桡侧腕屈肌和旋前圆肌瘫痪（但该患者无桡侧腕屈肌和旋前圆肌瘫痪表现）。

（2）桡侧3个半手指掌侧及背侧1~2节皮肤感觉障碍。

（3）皮肤营养障碍。

5. 手与上肢康复评定

（1）病史特点：老年男性，右侧上臂手术后出现正中神经损伤的症状。

（2）运动功能评定：右手拇指对掌、对指功能受限，拇指外展无力，拇指和食指屈曲困难。右手大鱼际肌群可见轻度肌肉萎缩。其余手与上肢运动功能正常。

（3）感觉功能评定：拇指、食指感觉麻木，手掌桡侧 2/3、桡侧 3 个半手指的掌面以及背面中、远节皮肤的感觉稍减退。

（4）自主神经功能评定：未查。

（5）反射障碍：未见明显异常。

（6）神经电生理评定：肌电图检查结果示右正中神经运动电位未引出，感觉动作电位波幅减低。

（7）其他：ADL、心理、职业能力评定等社会环境的调查；MBI 为 100 分（满分 100 分），提示日常生活完全自理。但右手不能完成握住杯子喝水等日常生活活动。

6. 手与上肢主要功能障碍与康复目标

（1）主要功能障碍：患者发病 2 月余，主要存在屈拇屈指及对掌障碍。此时期，需要预防继发畸形，增加活动范围、增强肌力及感觉再训练，以及使用患手完成持杯喝水等日常生活动作。

（2）远期目标：2 个月后，佩戴或不佩戴矫形器的情况下，患者可使用拇指、食指、中指抓捏物品。

（3）近期目标：2 周后，患者拇指可出现外展动作。

7. 手与上肢功能的康复治疗

（1）受累关节采用矫形器保持在功能位，特别是屈指屈拇及对掌功能（图 6-3-4）。

（2）受损部位关节的主被动运动。

（3）促进神经再生：使用直流电、脉冲电磁场等方法促进神经再生。

（4）保持肌肉质量：使用神经肌肉电刺激，防止肌肉萎缩，特别是大鱼际肌。

（5）促进大鱼际肌等肌肉力量恢复——运动疗法：主要练习屈拇拇外展和屈指及对掌的肌力，选择适当的训练方法，助力运动→主动运动→抗阻运动顺序渐进，与温热疗法、水疗配合。用功能性电刺激或肌电生物反馈疗法，肌力达到 4 级时，停止电刺激治疗，改为抗阻运动。

（6）促进感觉功能恢复：正中神经损伤后，由于患手感觉功能减退或缺乏，容易引起皮肤损伤，故安全教育尤为重要。应告诫患者避免接触过热、过冷及尖锐物品；其次不要过度用力或长时间抓持物品，要经常检查手部皮

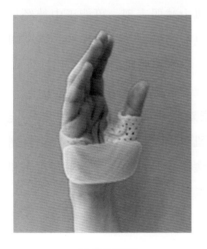
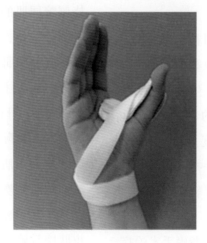
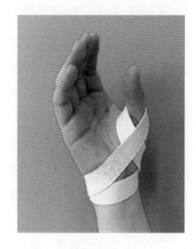

对掌矫形器　　　　　　扩虎口矫形器　　　　　　绳带使用

图 6-3-4　矫形器

肤有无受压征象，如红、肿、热等情况。先进行冷、热觉训练，然后进行触觉训练，最后进行辨别觉的训练。

（7）日常生活训练：在右手使用辅助具或不带辅助具的情况下，使用右手握持杯子喝水、抓握勺子进食等。

（四）尺神经（C8，T1）损伤

1. 病例简介

林某某，男，47岁，于半月前因右侧上臂内侧无痛性肿物就诊于医院，行右侧上肢内侧肿瘤切除术、引流术，术中患者自觉电击样疼痛放射至右侧小指及无名指。术后患者出现右侧无名指及小指麻木不适，并指、伸指受限。

2. 入院诊断

（1）临床诊断：右侧尺神经损伤。

（2）功能情况：右手伸指、并指受限致右手精细功能障碍，不能完成使用筷子等日常生活活动。

3. 病理生理机制

尺神经来自臂丛内侧束，在前臂肌群中支配尺侧腕屈肌和指深屈肌尺侧半，手部肌群中支配小鱼际肌、全部骨间肌和第3、第4蚓状肌及拇收肌和拇短屈肌内侧头。感觉方面支配手掌尺侧及尺侧一个半手指的皮肤。根据患者的损伤部位和症状特点，可知患者尺神经的运动和感觉分支均受到损伤。

4. 手与上肢功能障碍特点

（1）小指和环指的掌指关节不能屈曲，指间关节不能伸展，拇指不能内收，其余四指不能内收外展，骨间肌及小鱼际萎缩，呈"爪形手"。

（2）尺侧一个半手指感觉障碍。

（3）夹纸试验阳性（拇内收肌功能障碍）。

5. 手与上肢康复评定

（1）病史特点：年轻男性，右侧上肢手术外伤史，术后出现尺神经损害症状。

（2）运动功能评定：右侧无名指和小指伸指、并指功能下降，小指对指功能下降。

（3）感觉功能评定：手掌尺侧及一个半指的皮肤感觉麻木，痛温觉、触觉、本体感觉均减退。

（4）自主神经功能评定：未查。

（5）反射障碍：未见明显异常。

（6）神经电生理评定：肌电图检查结果示"运动传导测定示：右尺神经未引出肯定波形。感觉传导测定示：右尺神经未引起肯定波形。针极肌电图检查右小指展肌于安静状态下未见自发电位，轻收缩及大力收缩未能配合"。

（7）其他：ADL、心理、职业能力评定等社会环境的调查；MBI为100分（满分100分），提示日常生活完全自理。

6. 手与上肢主要功能障碍与康复目标

（1）主要功能障碍：患者发病时间较短，存在尺神经支配区域的感觉和运动功能受损，影响右手使用筷子等精细功能。

（2）远期目标：3个月患者的右侧无名指和小指可以伸指、并指，可以熟练使用筷子进食。

（3）近期目标：2周后，患者右侧无名指中指之间、小指无名指之间可以夹住较厚的物体，可完成柱状抓握和球状抓握。

7. 手与上肢功能的康复治疗

（1）防止畸形：注重功能位的固定，为防止第4、5指掌指关节过伸畸形，可使用矫形器，使掌指关节屈曲70°~90°，指间关节伸直，使蚓状肌处于良好位置。

（2）消除炎症、促进水肿吸收：使用微波、短波等疗法，可以消除炎症、促进水肿吸收，有利于神经再生。可也使用热敷、蜡疗等方法，改善局部血液循环、缓解疼痛、松解黏连，促进水肿吸收。有条件的还可以进行水疗，使用漩涡浴、温水浸浴等方法，缓解肌肉紧张，促进局部循环等。

（3）受损关节的主、被动运动。

（4）促进神经再生：使用直流电、脉冲电磁场等方法促进神经再生。

（5）促进肌肉力量恢复：训练手指分开、并拢和伸展运动，训练使用手指夹较大较厚的物体，再逐渐过渡到夹较薄的物体。训练手的精细功能，如第4、5指与拇指的对指动作、柱状抓握、球状抓握等，以及使用筷子等工具的训练，训练开始阶段可使用辅助筷练习进食（图6-3-5）。

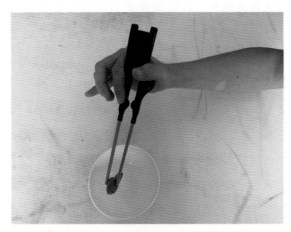

图6-3-5　患者使用辅助筷模拟进食

（6）感觉重建训练，并教育患者保护感觉障碍区。

（7）使用针灸、推拿等治疗。

三、临床思维

遇到外周神经损伤患者，临床诊疗思维如下：

（1）确定患者病损的部位和类型，根据运动及感觉评定，可以比较准确地判断损伤的部位；再根据神经电生理检查等判断损伤的程度及类型。

（2）判断预后如果是神经失用或者轴突的断裂，一般预后良好；如果是神经断裂，则需要进一步根据其严重程度，判断是否需要进行手术干预。

（3）根据患者的功能障碍制订合适的治疗目标及计划。根据ICF框架评定患者活动及参与功能障碍，结合患者的自我期望目标，制订治疗计划。对于不适宜进行手术，或者已经错过最佳手术时期的患者，需要佩戴矫形器及使用辅助具，以代偿手与上肢的活动功能。

（4）宣教。一般周围神经损伤的患者康复周期较长，损伤程度较重，手与上肢功能改善较慢，需要向患者交代清楚病情及预后。

对于周围神经损伤的患者，康复应该更多地关注功能障碍状况，帮助其尽快地回归家庭及社会。

（李　鑫）

第四节　肿瘤

一、概述

恶性肿瘤患者康复治疗的目标，过去将其界定为恢复性、支持性、预防性和姑息性。恶性肿瘤的疾病及诊治过程，既可能是慢性疾病临床表现，也可能是急性疾病表现。因此，这就意味着在恶性肿瘤疾病进程的任何时间段都需要接受康复治疗。恶性肿瘤类型的异质性，导致了在肿瘤人群中有截然不同的康复治疗需求。过去，恶性肿瘤生存期的统计资料对康复治疗决策非常重要，这是因为对于预期生存期明显缩短的人群，就不适合使用创伤太大的恢复性治疗。然而，就某一特定的肿瘤类型，由于疾病分期，组织学类型等相关因素的影响，患者的生存时间会有显著变化，所以每一病例必须进行个体化处理。现在，肿瘤患者生存率显著提高，这就急需专业化的康复治疗去满足患者长期生存的需求。对于乳腺癌这种预计生存期较长，以及具有高致残率及并发症发生率高的肿瘤，康复治疗就显得格外有意义。下面将以乳腺癌术后常见上肢功能障碍为例来进行介绍。

二、病例分析

（一）上肢淋巴水肿

1.病情简介

（1）患者李某，女，51岁，因左上肢肿胀2年余入院。

（2）现病史：患者2013年7月21日因左侧乳腺肿块至解放军总医院就诊，诊断为左侧乳腺癌，行左乳腺癌根治术。术后切口愈合好，重返工作岗位。近半年出现左上肢肿胀，且呈进行性加重，以左手肿胀明显。至我院就诊，以"乳腺癌术后，左上肢淋巴水肿"收住院，拟进一步康复消肿治疗。本次发病来，患者睡眠饮食可，二便无特殊，体重无明显下降。

（3）专科查体：左胸部可见手术瘢痕，左乳缺如。左前臂及左手较右侧显著肿胀。触诊皮肤紧张度高，末梢血运良好，皮肤、指甲营养正常，无异常出汗情况。Pitting征（＋），Stemer征（＋），臂围测量（距离尺骨茎突0cm—10cm—20cm—30cm—40cm）右上肢为：16.3cm，17.7cm，23.5cm，23.5cm，24.7cm；左上肢为：17.2cm，19.8cm，24.8cm，24cm，25.2cm。双上肢关键肌肌力无明显减退，关节活动无明显受限。疼痛视觉模拟评分（VAS）评分为0分，认知功能评定（MMSE）评分为日常生活能力(改良Barthel指数)评分为90分，日常生活能自理。

（4）辅助检查：生物电阻抗BIS数据：19.0（型号U400，正常值为 –10~10）。

2.入院诊断

乳腺癌术后左上肢淋巴水肿。

3.病理生理机制

上肢淋巴水肿的发病机制包括以下几个阶段：

（1）乳腺癌患者在ALND术中破坏了淋巴回流通路，导致富含蛋白质的液体滞留组织间隙，从而使血管内外胶体渗透压梯度差减少，导致了上肢淋巴水肿的形成，此时的水肿为凹陷性水肿。

（2）若早期未能及时去除病因，消除水肿，组织间隙中高浓度的蛋白渗液刺激机体结缔组织异常增生，胶原蛋白沉积，脂肪组织逐渐被纤维组织取代，淋巴管内的单向性活瓣受损，管壁通透性减弱，自发收缩功能减弱，泵功能衰竭，淋巴回流障碍进一步加重，水肿难以恢复。

（3）随着时间的延长，组织间隙内的高蛋白液体给细菌繁殖提供了良好的培养基，皮肤受损后发生反复感染，致使皮肤与皮下组织增厚，皮肤角化、粗糙、色素沉着、疣状增生，坚硬如象皮，甚至形成象皮肿，此时上肢的水肿为不可凹陷性。

（4）由于淋巴通路的破坏，使免疫细胞如淋巴细胞和巨噬细胞的循环途径被阻断，机体的免疫功能降低，因此皮肤破损后容易发生继发感染，导致患侧肢体淋巴肉瘤形成。

4.手与上肢功能障碍特点

主要以左手及左上肢肿胀为主，未见明显运动感觉功能障碍。

5.手与上肢康复评定

（1）运动功能评定：未见明显异常。

（2）感觉功能评定：未见明显异常。

（3）反射障碍：未见明显异常。

（4）神经电生理评定：未检查。

（5）其他：ADL、心理、职业能力评定等社会环境调查，ADL轻度受限。

6.手与上肢主要问题与康复目标

（1）主要问题：左上肢及左手肿胀，ADL轻度受限。

（2）远期目标：淋巴水肿长期管理。

（3）近期目标：消肿。

7. 手与上肢功能的康复治疗

如果淋巴水肿不给予任何干预，肢体肿胀会继续加重，可能会造成明显的社会、心理及身体的残疾。治疗的重点是不宜挤压上肢干扰淋巴回流，预防上肢感染及过度的瘢痕增生，避免过度受热而致血管扩张。

治疗包括：肢体抬高、逆行性按摩或手法淋巴引流、等长外部压力衣、功能性贴扎。

（1）抬高患肢：通过降低血管系统与组织之间的静水压力梯度，减少液体和蛋白质从毛细血管渗出。

（2）加压疗法：通过序贯梯度泵，将水从组织间隙重吸收到静脉毛细血管内，是一种已经被证实有效的方法。此方法的缺陷是大的蛋白质分子仍存在于组织间隙，会持续影响胶体渗透压的改变。如果使用气泵或梯度泵，则每天必须要使用2~6h，之后还要穿压力衣来防止液体积聚。淋巴水肿一旦发生，其治疗须维持终生。

使用压力泵时必须采取预防措施，并应在手法淋巴引流结束后开始使用。开始使用压力泵的时候，应密切监测有心血管病的患者，包括有无呼吸急促、心跳加快、血压波动或诉疼痛增加。

另外，压力治疗需要警惕残余肿瘤。如果水肿超过了泵套上缘，应停止使用泵。有感染存在时，禁忌行泵治疗。双侧乳房切除的患者禁忌使用泵治疗，因为可能会导致躯干水肿。

（3）徒手淋巴引流手法：淋巴引流手法最初由丹麦医生 Vodder 在 1930 年代首先用于治疗肿大的淋巴结。1980 年代德国医生 Foeldi 将此项技术加以改善和发展，增加了弹性绷带包扎、皮肤护理和功能锻炼等辅助治疗，形成了目前被广泛接受的淋巴水肿综合消肿治疗（complex decongestion therapy，CDT）。随后 CDT 治疗在世界范围内不断得到推广，而我国是在近几年才逐渐将该技术引进，因此很多治疗师对于徒手淋巴引流技术知之颇少，并且临床研究也不甚丰富。

A. 徒手淋巴引流技术的作用机制：组织液和毛细淋巴管内淋巴的压力之差是组织液进入到淋巴管内的动力。组织液的压力升高，能够加快淋巴的生成速度；毛细淋巴管汇合后形成了集合淋巴管。淋巴管中的瓣膜使得淋巴不能倒流；另外，集合淋巴管的管壁中含有可以收缩的平滑肌。瓣膜和淋巴管壁平滑肌的收缩活动共同构成了淋巴管泵，能够推动淋巴液的流动。淋巴管周围组织对淋巴管压迫作用也能推动淋巴的流动，如相邻动脉的搏动、肌肉的收缩以及外部人体物体对身体组织的按摩和压迫等。凡是能增加淋巴液生成的因素，都能够增加淋巴的回流量。

徒手淋巴引流技术是基于淋巴系统的结构，沿着特定的方向在皮肤上移动的一种轻柔的按摩治疗技术。此技术是使用比一般按摩还要轻的压力，作用于水肿及其周围组织，增加淋巴管与淋巴结的重吸收功能，改善血流动力学，有利于静脉和淋巴液回流，达到外治消肿的目的。

B. 徒手淋巴引流技术的原理：其核心原理是通过温和的治疗手法激活淋巴系统，该手法对绝大多数类型的淋巴水肿有效。

引流原理：①施加轻柔的压力，不能导致疼痛或者皮肤发红；②推动皮肤，而不是单纯地在皮肤上滑动；③用力方向与淋巴流动方向一致；④最大面积接触皮肤；⑤治疗总是从颈部准备活动开始。

引流的功效：①增加淋巴管的运动功能；②转移液体，缩短转运距离；③软化纤维化；④降低交感神经系统活性，增加副交感神经系统活性（降压、利尿、增加肠蠕动）；⑤镇痛。

C.徒手淋巴引流实操技术

a.徒手淋巴引流技术包括原地划圈、铲形技术、压送技术和旋转技术4种（图6-4-1）。原地划圈技术多用于近端到远端；铲形技术多用于深层淋巴系统，且从远端到近端；旋转技术用于长距离治疗，且多用于下肢。

b.治疗方向原则：近端→远端→近端（图6-4-2）。

c.腹式呼吸训练：腹式呼吸训练会激活人体的膈肌，这对于淋巴充分回流至循环系统非常必要，通常每组3~5次，可重复训练。

D.淋巴引流适应证与禁忌证

适应证：创伤、术后、淋巴水肿、癌症术后水肿、运动损伤后水肿

绝对禁忌证：传染性疾病患者、孕妇、癌症患者、脆弱皮肤或咽喉部位、甲状腺疾病、恶性肿瘤未治愈、严重的感染和炎症、丹毒急性期、急性静脉血栓、失代偿性心功能不全等。

（4）功能性贴扎：是目前比较热门的一项康复治疗技术。由于它的易操作性以及可持续性，更是被形象地称为"把治疗师的手带回家"的技术。

对于乳腺癌上肢淋巴水肿的患者，功能性贴扎作为一种辅助手段，是淋巴引流手法的一种延续和巩固的方式。功能性贴扎的作用原理主要是增加皮肤和皮下组织的间隙，让原本被压得"干瘪"的淋巴管和淋巴结重新得到充分的空间，来发挥作用。

在乳腺癌的患者中，主要运用的技术是爪形贴法（claw-type taping），这种贴法可以有效地把淋巴液汇集到"锚点"，产生对淋巴液的引流作用。

如图6-4-3所示，可以通过功能性贴扎的交叉来加强引流的效果。包绕住肿胀的部位，把"锚点"固定在几个大的淋巴结上或者是靠近淋巴结的位置。

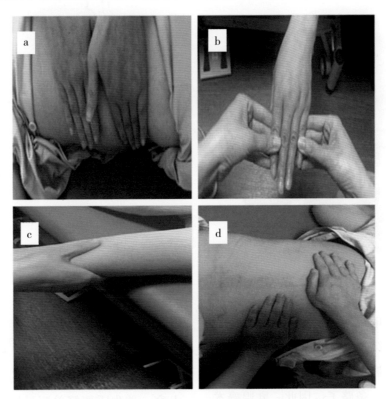

图6-4-1　徒手淋巴引流技术

a.原地划圈，多用于近端到远端；b.压送技术；c.铲形技术，用于深层淋巴系统由远端到近端；
d.旋转技术，多用于下肢长距离治疗

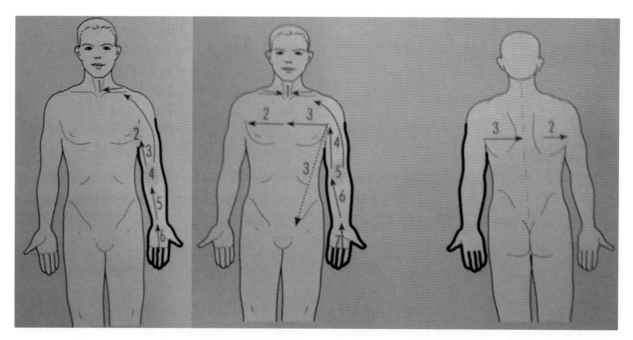

图 6-4-2 激活淋巴结：颈部和锁骨下→肋间区域→上臂→腋下→前臂→手部

促进回流：手部→前臂→腋下→上臂→肋间区域→颈部和锁骨下

由于乳腺癌切除术常伴随腋窝淋巴结清扫，所以首先要简单了解淋巴液需要引流到哪些部位来"代偿"腋下的淋巴结。

巩固淋巴引流手法的效果。

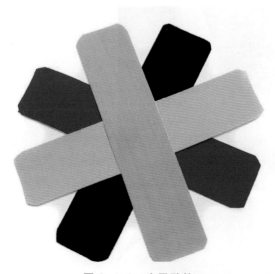

图 6-4-3　交叉贴扎

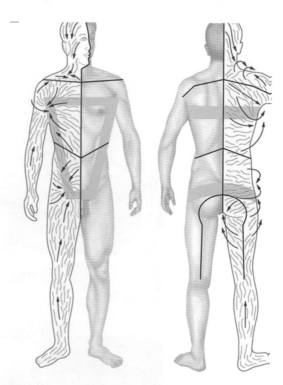

图 6-4-4　淋巴回流走向

上肢淋巴最终的走向可以分为两个部位，一个是腋窝下淋巴结，另一个是锁骨下淋巴结（图 6-4-4）。当腋窝淋巴结被清扫后，就只有锁骨周围淋巴结一条路了。因此，乳腺癌术后患者，功能性贴扎引流的目的便是把组织中的淋巴液往锁骨周围的淋巴结方向引导，起到

图 6-4-5 为上臂外侧的贴扎。锚点是锁骨上窝。首先需要简单测量锁骨上窝到肘关节的距离，裁剪成四条爪形的形状。在锁骨上窝固定锚点，随后在上臂的内收位肘关节的屈曲位

以 25% 的拉力贴扎靠外侧的两条功能性贴布，在肩关节外展后伸以及肘关节伸直的位置下同样以 25% 的拉力贴扎靠近内侧的两条功能性贴布。目的是让皮肤在最大牵拉的位置上进行贴扎。

而对于上臂的内侧，同样的选取锁骨上窝作为锚点，上肢取后伸外展位，肘关节伸展。同样的以 25% 的拉力固定这 4 条长条的贴布（图 6-4-6）。

如图 6-4-7 所示，对于前臂的贴扎，锚点一般固定在肘关节的内侧。首先先简单地量一下前臂到腕关节的长度。对于前臂背侧的贴扎，锚点固定在肱骨的外上髁上，手腕处于最大程度的屈曲位，以 25% 的拉力拉长功能性贴布。对于前臂腹侧的贴扎，锚点固定在肱骨内上髁，手腕处于最大程度的背伸位，同样以 25% 的拉力进行拉长，随后进行贴扎。

手部的肿胀主要出现在手的背侧，对于手部的贴扎（图 6-4-8），首先要准确的度量出腕关节四指末端的距离。然后以腕横纹远端为锚点，腕关节、掌指关节、指间关节都处于最大程度屈曲位，然后将贴布以 25% 的拉力拉开分别固定到各个手指上进行贴扎。对于大拇指来说，则需要另外剪一条宽度和另外 4 条相

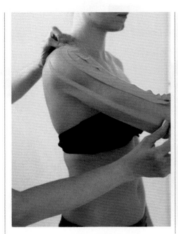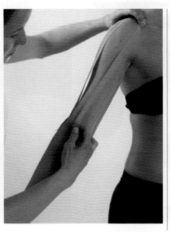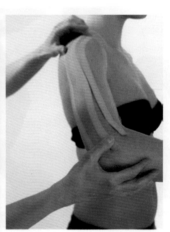

图 6-4-5　上臂外侧贴扎

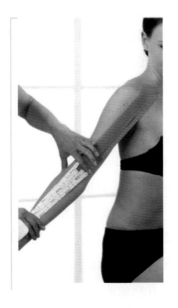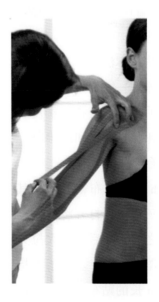

图 6-4-6　上臂内侧贴扎

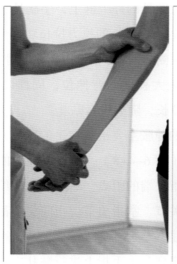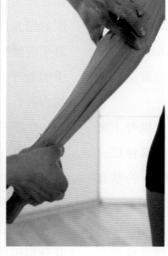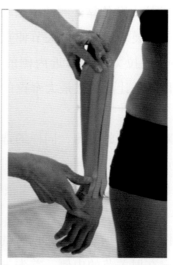

图 6-4-7 前臂贴扎

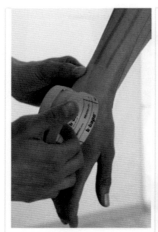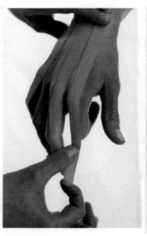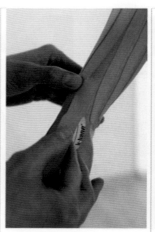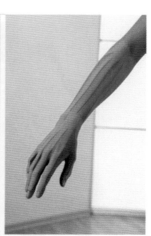

图 6-4-8 手部贴扎

同的贴布，度量腕横纹远端到拇指末端的距离，同样以 25% 的拉力进行贴扎。

另一种比较特殊的贴扎方法是针对乳腺癌淋巴水肿的一种特有的病征——Stemmer 征。手部的 Stemmer 征是指手指背面近指骨端皮肤褶皱尺寸 >2mm。由于组织的肿胀和纤维化，需要较大的压力来给予治疗。

首先取一段约 10cm 长的贴布，然后将其对折，沿着边沿剪两个三角形，打开将把两个手指穿到两个菱形的洞之中，然后以最大拉力将贴布拉开进行贴扎（图 6-4-9）。对于拇指来说，则可裁剪大约 5cm 长的贴布，然后对折剪一个三角形，以同样的方法进行贴扎。

总的来说，乳腺癌淋巴水肿的贴扎相对于其他贴扎锚点和方向都较为固定，也容易掌握。功能性贴扎可以促进组织液及淋巴液的回流，这一作用也和乳腺癌淋巴水肿患者需要的淋巴引流技术达到了完美的契合。可以说，功能性贴扎对于淋巴回流手法效果的巩固是一种极大的补充。

（5）其他治疗：

A. 突发的热和痛提示蜂窝织炎或皮肤淋巴管炎，应使用抗菌药物治疗。这有助于预防情况进一步恶化，因为反复感染会破坏淋巴水肿患者残余的淋巴系统。对于反复发生蜂窝织炎的患者，可预防性使用抗菌药物。

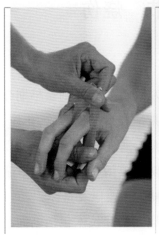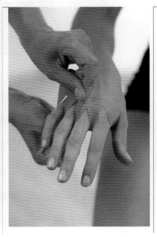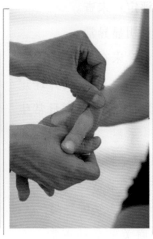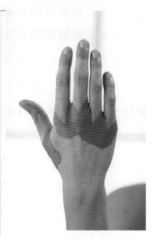

图 6-4-9 手部特殊贴扎法

B.皮质类固醇有助于减轻由肿大的淋巴结引起的水肿。

C.如血管损害是引起水肿的原因时，可使用利尿药。但是，这仅是淋巴水肿短期的、即刻的治疗方法。对于慢性期的淋巴水肿患者，利尿剂的效果只是暂时的。

8. 注意事项

（1）存在多个部位淋巴水肿时，液体会无处可去，可能会引起其他部位的水肿。

（2）乳腺癌术后，应及时安全地进行术后治疗。主要包括手泵、手和肘 ROM 训练、体位摆放、姿势训练、肩前屈和外展 ROM 训练至 40°。拔除手术引流管之后，即可开始进行主动助力训练。

（二）肩关节活动受限

1. 病例简介

（1）患者王某某，女，65 岁，因左侧肩关节活动受限 4 月余入院。

（2）现病史：患者 2017 年 3 月 30 日因左乳肿块于上海某三级医院就诊，诊断为左侧乳腺癌并行根治术，术中病理显示导管原位癌，切除前哨淋巴结 4 枚，未见转移。未进行放化疗及内分泌治疗。术后患者出现左侧肩关节活动受限，并呈进行性加重。收住我科，拟进一步康复治疗。

（3）专科查体：左侧胸前见约 8cm 手术瘢痕，周围无破损，无红肿及压痛。左上肢较右上肢增粗，左上肢臂围（cm）为 16.4，21.5，26.2，28.0，32.0，右上肢臂围（cm）为 16.1，20.3，25.3，27.4，31.5。双上肢肌力无明显减退，深浅感觉对称。汉密尔顿焦虑量表（HAMA）评分为 26，存在明显焦虑；日常生活能力（改良 Barthel 指数）评分为 85 分，日常生活能力轻度受限。

（4）辅助检查：2017 年 6 月 16 日左肩关节磁共振显示左侧肩袖损伤，肩峰 – 三角肌下滑囊、喙突下滑膜及肱二头肌长头腱周围少量积液，左肩关节退变。

2. 入院诊断

（1）临床诊断：左侧肩关节活动受限，左上肢淋巴水肿，左侧乳腺癌根治术后。

（2）治疗诊断：因左侧乳房及周围组织切除，控制肩关节肌肉协同作用失调，导致肩袖损伤，肩关节退行性病变，肩关节活动受限。

3. 手与上肢功能障碍特点

以上肢肿胀及肩关节活动受限为主。

4. 手与上肢康复评定

（1）运动功能评定：左侧肩关节外展、前屈活动度下降，外展肌力 4 级，前屈 4 级。

（2）感觉功能的评定：未见明显异常。

（3）自主神经功能评定：未查。

（4）发射障碍：未见明显异常。

（5）神经电生理评定：未查。

（6）其他：ADL、心理、职业能力评定等社会环境调查，ADL 为 85 分，轻度日常生活自理受限。

5. 手与上肢主要问题与康复目标

（1）主要问题：左肩关节活动受限伴疼痛、左上肢肿胀，日常生活能力轻度受限。

（2）远期目标：左肩关节活动正常，左上肢肿胀长期管理，日常生活自理。

（3）近期目标：改善左肩关节活动、减轻疼痛、消肿。

6. 手与上肢功能的康复治疗

（1）给予左肩部推拿、肩关节活动度训练、关节松动训练。

（2）左上肢综合淋巴消肿治疗。

（3）左肩部针灸镇痛。

（4）左肩关节激光、红外线、中频电刺激、超声和微波治疗。

（5）药物治疗：舍曲林缓解焦虑。

（6）心理护理：缓解焦虑。

三、小结

乳腺癌是目前女性最高发的恶性肿瘤之一，在男性中也不断出现乳腺癌患者。虽然现代临床上乳腺癌的手术方式已较为成熟、安全，手术死亡率也逐步降低，但乳腺癌手术范围及创伤较大，术后辅助放疗、化疗、内分泌治疗的影响，患者本身的因素及术后管理不善等，易产生上肢淋巴水肿、肩关节活动受限等上肢功能障碍。因此，关注并不断探索乳腺癌术后功能障碍的康复治疗对提高乳腺癌术后患者上肢功能障碍的康复十分重要。

（贾　杰）

第五节　烧伤

一、概述

手与上肢烧伤后功能康复的原则是早期介入、早期治疗。烧伤早期应以良肢位摆放、止痛、防止感染和促进创面愈合为主，中、后期则以抑制瘢痕的形成、预防瘢痕增生、防止关节挛缩、提高肢体运动功能为主要康复目标。

手与上肢烧伤的康复治疗技术包括创面与水疱处理、水肿的处理、压力治疗、瘢痕按摩与皮肤护理、支具的应用、维持关节活动度训练、功能性活动训练以及挛缩瘢痕的处理等。本节将以 1 例手上肢烧伤患者的康复为例，介绍烧伤后不同时期的康复治疗技术。

1. 病情摘要

伍某，男，30 岁，煤气爆炸致全身 95% 面积烧伤 1 个月入院。伤后外院急救并进行植皮手术，为进行康复治疗而入院。入院时全身存在约 20% 散在未愈合创面，瘢痕颜色红、质软、微高出皮面。由于伤后一直卧翻身床，未进行坐起训练及使用轮椅训练，全身关节活动明显受限，以肩关节、肘关节、腕关节、掌指关节、膝关节、踝关节活动受限最为明显。

2. 功能评定

（1）ADL 能力评定：BI 为 10 分，极重度生活自理缺陷。仅大小便可自控，但需要家人帮助清理。翻身、坐起、进食、洗澡、转移、如厕、个人卫生等活动完全依赖家人照顾。FIM 评分 52 分，独立生活能力为重度依赖，其中运动项 19 分，认知项 33 分。

（2）手与上肢功能评定：

A. 外观：双手明显肿胀，呈伸直位；有部分散在的创面，上臂及前臂存在少量破损水泡；瘢痕区颜色鲜红，质韧，稍高出皮；各指仅能进行轻微活动。

B.主动关节活动度：肩、肘、腕、掌指关节、指间关节活动范围均严重受限。肩关节屈曲范围 0~30°，后伸 0~10°，外展 0~25°，外旋 0~10°，内旋 0~20°；肘关节屈伸范围 0~30°，腕屈 0~20°，伸 0~18°；各指掌指关节及指间关节处于伸展位。

C.肌力：双上肢主要肌群肌力 3 级，握力、捏力无法测量。

D.感觉：大部分瘢痕区感觉减退，多指指尖部感觉过敏，各关节被动活动时疼痛，VAS 5~7 分（0~10 分），肩前部、上臂外侧、肘部搔痒 VAS 评分 3~5 分（0~10 分）。

E.手灵活性：各指仅存在轻微主动活动（<5°）不能完成抓握及对指，手的灵活性较差，不能完成任何功能性活动。

（3）瘢痕情况：各部位瘢痕已开始增生。VSS 评分如下：

面部 M（色泽）2 分（0~3 分），V（血管分布）2 分（0~3 分），H（厚度）1 分（0~4 分），P（硬度）2 分（0~5 分）。

双肩外侧 M3 分、V2 分、H3 分、P2 分。

双上臂及前臂 M2~3 分、V2 分、H1~2 分、P1~2 分。

双手背 M2~3 分、V2~3 分、H1 分、P2 分。

躯干（略）。

双大腿前部及外侧 M2~3 分、V2~3 分、H2~3 分、P2~3 分。

双小腿 M3 分、V2~3 分、H2~3 分、P2 分。

（4）娱乐休闲情况：听音乐是唯一的休闲活动，与人交往较少。

（5）工作：患者为中学英语教师，工作问题暂时不考虑。

（6）需求评估：目前最主要需要为①独立站立步行；②独立进食；③独立处理大小便；④独立穿脱衣服；⑤手可够取。

二、早期康复治疗方法

烧伤早期患者手与上肢仍存在许多残存创面未能愈合，疼痛与水肿较明显。患者因疼痛而减少主动运动的次数，长时间的制动可能会引起关节活动受限与肌力减退。此期康复的目的是减轻疼痛、预防和控制感染、促进创面愈合、预防关节挛缩以及维持肌力和肌耐力。早期康复治疗的方法包括创面与水泡的处理、水肿的控制、体位摆放及物理因子治疗。

（一）创面与水泡的处理

创面愈合时间的长短及愈合的程度对于患者的功能和外观具有重要的影响。创面处理的主要目的是防止或控制创面感染和扩大，促进创面尽早愈合，为功能锻炼和康复治疗创造良好的条件。创面处理以换药的形式为主，尽可能地保持创面清洁和干燥（图 6-5-1）。必须根据患者创面的具体情况采取相应的处理措施，例如一些较难愈合的创面，建议外科医生进行植皮手术；分泌物较多的创面，则可进行淋浴或水中疗法等。手与上肢烧伤创面愈合后，由于关节部位的组织较为薄弱，患者在进行主动和被动运动容易产生水泡。康复治疗师或护士应用一次性无菌针筒将水泡内的液体抽吸出来，然后再涂以龙胆紫药水，避免患者自行刺破水泡，进而导致感染或形成新的创面。

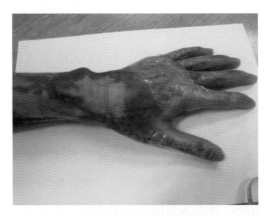

图 6-5-1　手部烧伤早期保持创面清洁和干燥

（二）水肿的控制

烧伤后手部水肿较为常见（图6-5-2）。抬高手与上肢能够有效地控制组织水肿，增加组织水肿液的回流与吸收。控制水肿的重点是体位摆放，应抬高患手使其高于心脏水平，同时保持肘关节伸直位，以利于静脉回流。抬高患手常用的方法包括用枕头垫高患侧手臂、使用肩部悬吊带、用枕头套或卷起的毛巾包住患手后再悬吊在挂衣架上。医护人员必须向患者强调抬高患肢的重要性，并指导患者在家中自行抬高患手。

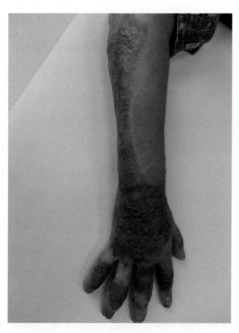

图6-5-2　手部烧伤早期水肿

控制水肿除了抬高患手高过心脏的位置外，持续的加压与主动的手部运动亦同样重要。常见的加压方法为绷带缠绕，即使用自粘性弹力绷带（Coban）（图6-5-3），由手指的远端向近端缠绕，直至手腕部。切记一定要露出手指甲与指尖，以便观察手部的血运情况。缠绕时第2圈应压在第1圈绷带的一半位置，即为"8字带（螺旋法）"的缠绕方法，避免两圈绷带完全重叠，以防压力过大，影响手部血液循环。医务人员应指导患者进行主动活动，恢复肌肉泵的作用，促进组织水肿液的吸收。

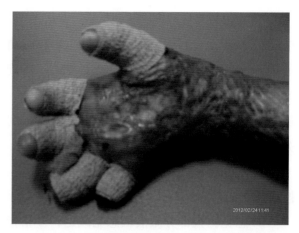

图6-5-3　使用自粘性弹力绷带包扎手指

（三）体位摆放

体位摆放是指将烧伤后身体的受累部分放置在恰当的位置，并进行适当固定。摆放的方法应遵循一个主要原则——即烧伤部位应放置在对抗瘢痕挛缩的体位，例如肘关节屈侧（肘横纹）的烧伤，应将肘关节放置于伸直位。恰当的体位摆放，可维持关节活动度，防止挛缩和畸形，而且还能够使受损的功能获得代偿。除了传统意义上的良肢位摆放以外，康复治疗师亦通常使用矫形器帮助体位摆放，例如手部烧伤早期的患者需穿戴手部保护位支具，以维持正常的关节活动度、防治挛缩、增加肢体主动活动的功能性和安全性等。手与上肢烧伤后体位摆放和矫形器应用见表6-5-1。

表6-5-1　烧伤后体位摆放和矫形器类型

部位		矫形器类型
肩部	上肢外展60°~90°，腋下烧伤时，肩外展和外旋	上肢牵引或腋部矫形器，两肩胛骨间垫枕，肩部轻度后旋
肘部	上肢屈侧烧伤时取伸展位，背侧烧伤允许肘屈20°，前臂中立位	肘伸展矫形器（图6-5-4）
手部	腕关节背伸20°~30°，掌指关节屈曲90°，拇指外展对指位，指间关节伸直，手指单独包扎	手部功能位矫形器（图6-5-5），必要时可做间断固定，白天取下活动

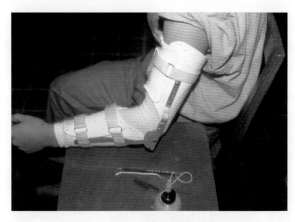

图 6-5-4　肘伸展矫形器

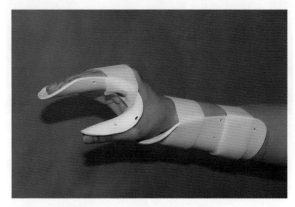

图 6-5-5　手部功能位矫形器

（四）物理因子治疗

针对烧伤后创面的处理，除了进行清创、去痂、抗菌药物应用外，还应配合适当的理疗，有助于促进创面愈合，防治感染。常用的方法有以下几种。

1. 水疗

35℃~36℃旋涡浴有利于创面焦痂脱落。局部烧伤的治疗，水温可稍高，37.7℃~38.8℃，每次30min。患者可在水中先浸泡5~10min，清理创面后开始主动运动。从小关节开始至大关节逐步进行；然后由治疗师对患者每个关节进行被动活动，活动至最大范围，每次治疗30~60min。水疗的禁忌证为：体温低于36.7℃或高于38.3℃；有严重电解质失衡者；在水浴中血压、心率、体温等突然改变者。

2. 冷疗法

中、小面积和较浅的烧伤，尤其是四肢烧

伤，可进行冷疗，温度以5℃~10℃为宜。持续30min以上，以去除冷疗后创面不痛或稍痛为准。

3. 紫外线疗法

关节活动度训练当创面脓性分泌物或坏死组织多、肉芽生长不良时，用中或强红斑量照射；分泌物较少或脱痂露出新鲜肉芽组织时，减至阈红斑量；浅而新鲜的创面可用亚红斑量照射，直至创面愈合。

4. 超短波

采用并置法或对置法，微热量，每次10~15min，可用于小创面的治疗。

（五）关节活动度训练

关节活动度训练可以预防烧伤后组织粘连和关节囊的紧缩，有助于保持关节活动范围。在病情许可的情况下，鼓励患者经常性地主动活动未受伤的肢体和关节，以及小范围地主动活动受累的肢体。主动关节活动度训练有利于改善血液循环、减少水肿，对预防关节僵硬、减轻肢体水肿和保持肌肉力量尤为重要。

三、中期康复治疗方法

手与上肢烧伤康复中期，该患者手与上肢的创面已完全愈合。此时是瘢痕增生的旺盛期，康复的主要目的是控制瘢痕增生、改善关节活动范围、增加肌力和肌耐力、提高生活自理能力以及手部灵活性和协调性。中期康复治疗的方法包括压力治疗、关节活动度训练、肌力训练、生活自理能力训练和手部灵活性训练。

1. 压力治疗

压力治疗是公认的预防和治疗增生性瘢痕最有效的方法。持续施以与毛细血管压力3.33kPa（25mmHg）相等或更大的压力，可以减少局部的血液供应和组织水肿，阻碍胶原纤维的合成、毛细血管的增生和肌成纤维细胞的收缩，并能使胶原纤维重新排列。压力治疗必须持续进行，除洗漱、洗澡（去手套）外，每天宜加压治疗23~24h，持续6~18个月，直至瘢痕成熟（变薄、变白、变软）。由于手的结构不规则，故手部压力治疗常需要配合使用压力垫和压力支具。常用的手部压力垫包括指蹼压力垫（八爪鱼）（图6-5-6）和外置橡皮筋加压（图6-5-7）。

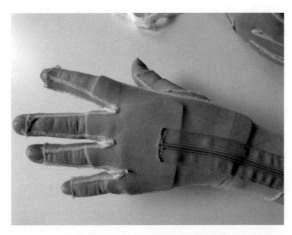

图6-5-6　指蹼压力垫（八爪鱼）

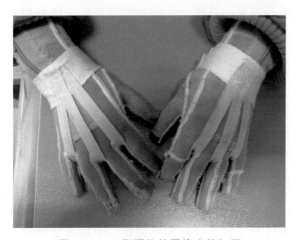

图6-5-7　指蹼位外置橡皮筋加压

2. 关节活动度训练

本例患者康复中期手部创面已经愈合，主动与被动活动所导致的疼痛较早期明显缓解。因此，此期关节活动度训练的强度有所增加，目的是预防因瘢痕增生所致的关节活动受限。如果患者已经出现关节活动受限，治疗师可以对上肢各关节做全范围被动活动，每天至少3~4次（图6-5-8）；且被动运动可以配合水疗同时进行，每个关节活动至少10次，要求

达到全关节活动范围，夜间睡前必须进行一次。此外，治疗师可以为患者制作适合的关节牵伸训练的矫形器，例如腕关节牵伸训练支具（图6-5-9）、肘关节牵伸训练支具（图6-5-10）、手部牵伸训练支具（图6-5-11）等。

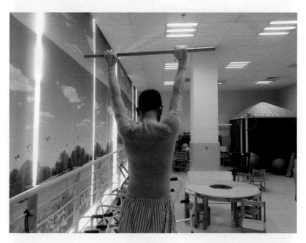

图6-5-8　扩大肩关节活动度训练

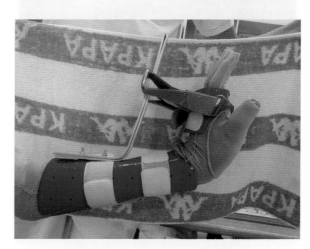

图6-5-9　腕关节牵伸训练支具

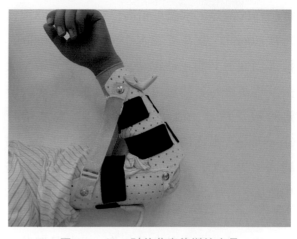

图6-5-10　肘关节牵伸训练支具

法完成独立洗漱、穿衣、使用筷子进食等基本生活自理能力，故治疗师指导其进行一系列的ADL训练，包括进食（图6-5-14）、扣纽扣（图6-5-15）、剪指甲（图6-5-16）、系鞋带（图6-5-17）等训练。

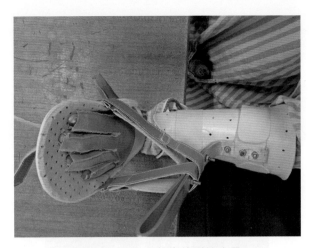

图 6-5-11　手部牵伸训练支具

3.肌力训练

肌力训练需要因人而异，对不同病情的烧伤患者需选择个性化的肌力练习方案。肌力训练可防治因长期卧床、肢体制动所引起的失用性肌萎缩，增强肌肉力量，加强关节的动态稳定性。特别是进行上肢大关节肌群（图6-5-12）和手部肌群的肌力训练（图6-5-13），可提高患者的日常生活自理能力。

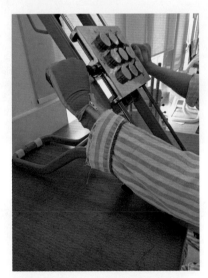

图 6-5-12　上肢推举训练

4.日常生活自理能力训练

生活自理能力训练可以在烧伤早期开始介入，康复中期必须进一步强化训练，恢复或最大限度地提高患者的生活自理能力，减少患者依赖程度。本例中患者手与上肢烧伤后由于瘢痕的增生挛缩导致关节活动受限，致使其无

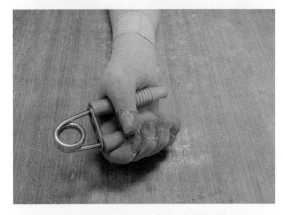

图 6-5-13　手部握力训练

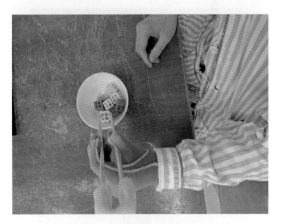

图 6-5-14　用筷子进食训练

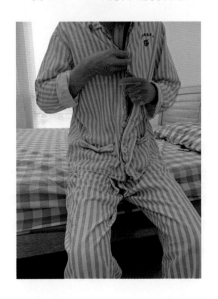

图 6-5-15　扣纽扣训练

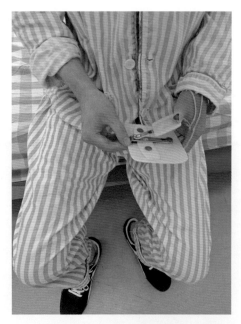

图 6-5-16 剪指甲训练

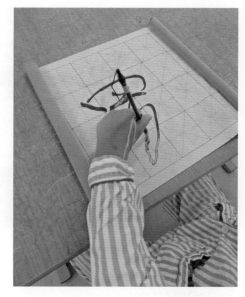

图 6-5-18 书写训练

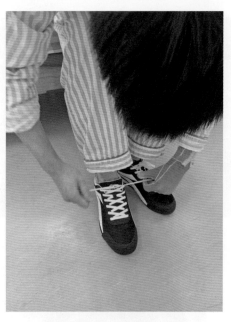

图 6-5-17 系鞋带训练

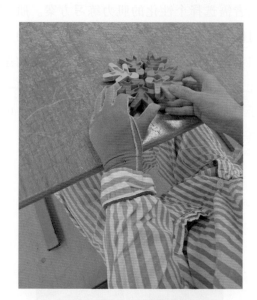

图 6-5-19 拼图训练

5. 手部灵活性训练

治疗师可选择一些有目的的功能性作业活动，以维持手指各关节的活动度，提高手部灵活性与协调性，最大限度地改善手功能，恢复烧伤手日常活动能力。手部灵活性训练包括书写（图 6-5-18）、拼图（图 6-5-19）、拾捡小物件（图 6-5-20）、拧螺丝（图 6-5-21）等功能性活动。

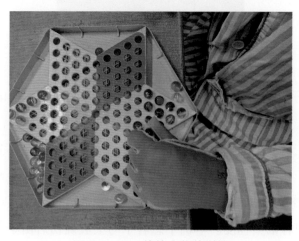

图 6-5-20 拾捡小物件训练

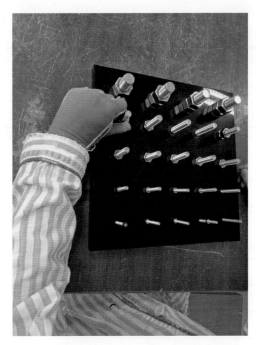

图 6-5-21　拧螺丝训练

四、后期康复治疗方法

手与上肢烧伤后期康复的目的是加速瘢痕成熟，进一步扩大与维持关节活动度，预防和纠正畸形与挛缩，提高居家生活活动能力和职业能力。此期的训练方法包括压力治疗、关节活动度训练、功能性活动训练、职业能力训练。压力治疗和关节活动度训练同前几期。

1. 功能性活动训练

由于手、上肢的活动涉及多关节的协同运动，尽管烧伤后部分单个关节的活动范围正常，但是所有相关关节总的活动度（即为全关节活动度）受限，仍将会严重影响患者的生活自理能力、娱乐、学习与工作的能力，致使患者的生活质量明显下降。因此，患者除了在医院进行功能训练之外，还要将训练延伸至家庭和社区，具体的训练活动详见表6-5-2。

2. 职业能力训练

职业能力训练可根据患者就业方面的现有和潜在功能，判断患者有无重回原工作岗位的可能，以及帮助患者重新选择适当职业，进行针对性的职业能力训练。常见的职业能力训练

包括 BTE（图 6-5-22）与 Valpar（图 6-5-23）工作模拟训练、印刷、园艺（图 6-5-24）、木工（图 6-5-25）、陶土、编织、皮革制作、机械维修、手工艺品的制作等，其目的是扩大关节的活动范围，维持或增强肌力，提高手部的灵活性与协调性，增加患者的工作耐力及全身体耐力，提高患侧手、上肢的整体功能。

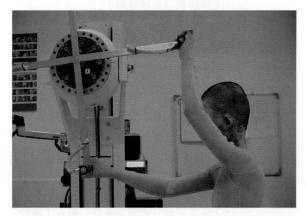

图 6-5-22　BTE 工作模拟训练

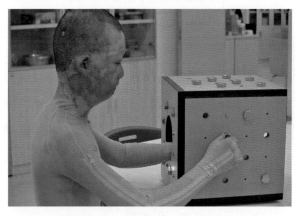

图 6-5-23　Valpar 工作模拟训练

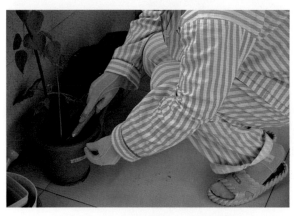

图 6-5-24　烧伤患者园艺训练

表 6-5-2　烧伤手与上肢部的功能性训练活动

烧伤部位	功能性训练活动
腋窝部	①紧握高过头部的手柄或平行杠，屈膝，进行上肢悬吊训练
	②坐位或站立位，抬高上臂并伸直肘关节，双手向上爬墙或爬肩梯或平行木
	③坐位，举高双手过头，完成拍手动作
	④打羽毛球或网球，练习篮球投篮，推肩部转盘，清洁天花板或墙壁等
肘部	①提起重的水桶或篮子
	②墙壁俯卧撑
	③坐位或站立位，伸直肘关节，双手向上爬墙或爬肩梯或平行木
前臂	①抓握单边哑铃
	②扭转圆形门把手，或扭毛巾
	③日常生活活动：进食、刷牙、梳头、穿衣等
腕部	①前臂放置在台面上，手部置于台子边缘，进行手腕的屈、伸运动
	②双手在胸前合并，做"作揖"的动作
	③伸直肘部、前臂旋前位，用双手推墙；或者反转手臂（肩外旋、前臂旋后），用双手推桌子
	④在墙壁或垫子上做俯卧撑，手膝位爬行并抹地板，拍皮球等
拇指及手指	①手指的伸直、外展活动，及拇指对指运动
	②拇指的掌指关节屈曲、伸展运动
	③伸直指间关节，将手背置于台面上，被动屈曲掌指关节
	④掌指关节伸直位，指间关节的被动屈曲、伸展运动
	⑤放置不同大小的积木条于手指之间，被动外展手指
	⑥抓握可乐罐或网球，练习书写、捏橡皮泥、使用衣夹晾晒衣服等

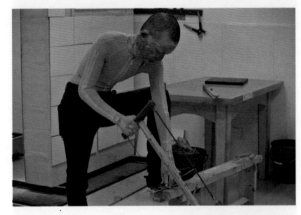

图 6-5-25　烧伤患者木工作业训练

五、出院前准备

为了保证重度烧伤患者出院后能够更好地适应家中、学校和工作场所的生活，治疗师需要在患者出院前与社区治疗师、老师、雇主和社区服务机构联系，告知患者的病情，为其顺利地回归社区做好准备。同时，心理治疗师应继续提供心理辅导与支持，减轻烧伤患者的心理问题。对照顾者的宣教亦愈加重要，其目的是使其增加对烧伤患者心理变化的理解，督促患者出院后继续进行手与上肢功能训练，减少患者的依赖性，以及熟悉瘢痕处理的技巧与原则。

患者出院前，应为其安排系统的评估，并且烧伤科医生、护士、物理治疗师和作业治疗师应安排定期的跟踪与回访。对于那些需要继续治疗的患者，如果原烧伤病区距离患者的住处较远，可以将其转介到当地的医院继续治疗；但是要与当地医院保持紧密联系和沟通，并提供治疗技术的支持。患者出院后，治疗师应定期跟进患者手功能、瘢痕及压力衣穿戴的情况，鼓励患者积极参加社区活动，例如下棋、玩纸牌、打羽毛球或乒乓球等，此类活动不仅有利于改善患者的社交能力，而且能够对烧伤肢体进行维持性锻炼。

（董安琴）

第六节　儿童手与上肢病损康复

一、概述

康复专业人员通过分析儿童手与上肢的形态、功能、行为、表现、所参与的活动及情境来制订康复干预方法。当治疗师在对儿童进行评估时，要判断怎样的表现是由于损伤导致的，要对病损的原因、分级或分期等因素做出分析，也要对支持或限制儿童表现的环境做出判断。康复专业人员也会确认儿童的表现与活动需求之间的矛盾，并对这些矛盾所蕴含的意义及重要性做出解释。

对手与上肢功能的康复评估，要在环境、活动与个人三者之间的互动关系框架下进行分析，并评估这些元素间的适合程度，这是做出理想的临床决策的基本原则。另外专业人员也会系统化地分析儿童的活动表现及社会参与，因为儿童的心理状况也决定了其将会或想要变成什么样的人。

二、病损障碍表现

（一）肌肉骨骼系统疾病

1. 先天性异常与疾病

容易对上肢功能造成影响的先天性肌肉骨骼系统异常与疾病主要包括成骨不全症（或称

易碎性骨病）、先天性多关节硬化等。

（1）成骨不全症：这些患者骨骼异常脆弱，即使轻微的创伤也会发生骨折。该病发病越早越严重，其中胎儿期发病的最为严重，在胎儿期以及生产时会发生骨折，死亡率高。幼年时期发病的严重程度属中等，幼年时期便会发生多次骨折，也会出现严重的肢体畸形与生长迟缓。青少年时期发病的较轻，在儿童晚期开始出现骨折，青春期时骨骼开始变硬，且较少发生骨折，也会出现牙齿问题。多发性骨折或同一部位反复骨折会使肢体变形，且肌肉会因为长时间固定与失用而产生发育不良的现象。可使用附有软垫的上肢辅具以预防骨折的发生。

在疾病发展过程中，患成骨不全症的儿童都可能出现进行性肢体变形，因此指导母亲照护儿童时的处理与体位技巧以避免发生骨折十分重要。患儿必须在监督下从事体能活动，以达到承重、运动训练肌力与维持姿势的效果。患病程度较轻的儿童可以参与多种正常的活动，包括一些体能活动。

（2）先天性多关节硬化症：儿童具有在出生时身体部分或全部关节出现不完全的纤维性关节僵直或挛缩的特征。儿童的关节呈现僵硬、单薄以及变形。发生于上肢的类似先天性畸形手病变，与缺少部分或全部桡骨以及尺骨干弯曲有关。桡侧的肌肉组织、神经与血管可能会缺少，或是发育不全。通常手仍然具有基本功能。治疗重点为维持、增加关节活动度以及力量；主要方法有渐进性石膏以及关节活动、静态或动态支具或是手术，这些手段主要是为了美观，而较少是为了改善功能。患有先天性畸形手的儿童偶尔为了上学、日常生活活动需要接受训练。

2. 肢体缺损

先天性肢体缺损包括无肢、海豹肢、轴旁

缺损、横向半肢畸形。无肢为缺少单一肢体，或者缺少单一肢体的远端。海豹肢为全部或部分的远端肢体虽完整，但缺少近端肢体。轴旁缺损为近端肢体完整，但剩余肢体的内侧或外侧部分缺损。横向半肢畸形为肢体自中心区域截断。

这些儿童通常会在 6 个月时开始穿戴假肢。及早、适当地让儿童使用假肢，可以将假肢整合进其身体意象中，促进平衡、预防脊柱侧弯，诱发双侧功能，并减少依靠残肢的触觉输入。后天性肢体缺损的治疗方式与成人相仿。

3. 幼年型类风湿关节炎

幼年型类风湿关节炎最常见的特征为关节炎症、关节挛缩（僵硬、关节弯曲）、关节损伤及（或）生长方式改变。其他症状包括休息或活动量减少后关节出现僵硬，关节周围的肌肉与其他软组织出现无力。幼年型类风湿关节炎有三种不同类型：少关节型、多关节型、全身型。少关节型所影响的关节数量通常少于 5 个，且为非对称性、少有全身性表现。上肢肘关节常受累。受累关节周围的长骨过度生长会导致屈曲挛缩。累及多个关节的幼年型类风湿关节炎，发作时多是突然地疼痛且为对称性，包括腕关节、手指关节在内，可遍布全身关节。如果伸肌表面区域出现类风湿结节，则显示病情较为严重。其他症状还包括发热、心神不宁、神经性厌食、倦怠以及易怒等。幼年型类风湿关节炎的预后差异很大，大部分可以在 1~2 年内完全康复，只有 15% 的患病儿童会出现永久性障碍。

幼年型类风湿关节炎的患儿时常会有疼痛、疲乏，以及单个或多个关节的活动度减少，从而导致在从事日常生活或学习活动时出现困难。采用适应性辅助用具，如握笔器、用具上加装握柄或其他协助进食的器具等，都可以改善功能表现、减少关节的疲乏与压力。还要注意保持良好坐姿，避免对上肢关节造成伤害性压力。

（二）神经肌肉疾病

1. 脑性瘫痪

在各种脑性瘫痪分型中，痉挛型双瘫对上肢功能影响相对较小，四肢瘫、偏瘫尤其是手足徐动型对上肢功能影响较大。手与上肢发生的肌张力异常、协调性下降以及联合反应等都会对上肢功能带来大的影响。康复治疗以神经发育学疗法为主，在注重整体姿势控制前提下，通过提高上肢柔软度、提高肌力、精细动作协调性等进行治疗。痉挛较严重的可以配合在局部注射肉毒素 A（Botox-A）。

2. 肌肉萎缩症

较常见的肌肉萎缩症包括肢带型肌肉萎缩症、面肩肱型肌肉萎缩症、Duchenne 肌肉萎缩症。

（1）肢带型肌肉萎缩症多在 10~30 岁发病，对上肢最先影响的是肩胛带的近端肌肉，病程进展通常较为缓慢，但速度有时会增快。

（2）面肩肱型肌肉萎缩症多在青春期早期发病，主要侵犯颜面部、上臂以及肩胛带区域。临床上主要表现为斜肩、手臂逐渐丧失抬高过肩的能力。

（3）Duchenne 肌肉萎缩症是最为严重的一种类型，在 2~6 岁发病，有时会出现前臂肌肉假性肥大。最初先侵犯骨盆带的近端肌肉，接着是肩胛带，最后会影响到全身肌群。当下肢以及骨盆的肌肉无力时，儿童会用上肢撑着大腿才能从跪位姿势转变为站位，这种行为称为 Gower 征，具有诊断意义。

（三）神经管缺损

神经管缺损患者的病情严重程度与侵犯脊髓的位置与程度相关，其临床表现轻重差异很大，包括没有明显功能损害、轻微肌肉失衡与感觉丧失、瘫痪，重症患者甚至死亡。神经管缺损有三种主要的类型：脑膨出、无脑畸形与脊柱裂。这些儿童大都有严重的缺陷，包括认知受损、脑积水，包括上肢在内的动作受损以及癫痫等。

脊柱裂是常用来描述椎弓与脊椎先天缺损的专有名词。此缺损可以是轻微的，仅有 1~2 个椎板受到影响，而脊髓没有畸形，或可能使脊柱产生连续性空洞，且出现充满脑脊液与脊髓膜，或是脑脊液、脊髓膜与神经根的囊。

（四）脑积水

脑积水颅内压增高会导致视觉、知觉与认知的缺损，也可能会有癫痫发作，严重的甚至死亡。脑积水患儿常会出现感觉处理与知觉的问题，通常也会表现出与视知觉受损或动作运用障碍相关的精细动作迟缓。如果脑积水是由阻塞造成的，可以用脑室腹膜腔分流术予以缓解。但即使已成功进行脑室腹膜腔分流术，许多患儿仍存在认知、知觉、视觉或其他功能性问题。

（五）周围神经损伤

1. 产伤多导致臂丛神经损伤

导致这些神经支配的手部小肌肉表现为无力或萎缩，手臂与手部区域的感觉迟钝，这种病变称为 Erb-Duchenne 瘫痪，为典型的单侧瘫痪，且只与臂丛神经有关，一般因肩部过度屈曲引起（手部高于头部）。就上肢功能障碍而言，肩部瘫痪情况较手部常见，儿童通常将手臂维持在肩部内收与内旋、肘部伸展、前臂旋前以及腕部屈曲的特殊姿势，早期介入预后良好。Klumpke 瘫痪或称下臂丛神经瘫痪，这种类型的牵拉损伤较严重，会造成手部或腕部肌肉无力，严重的上肢瘫痪会使整个手臂瘫痪。上肢部分固定及适当摆位可以预防挛缩，包括在肱骨的近端吊一个吊带、进行被动运动以及助力运动。在婴儿晚期，要进行抗阻运动训练以增强肌力。如果瘫痪状况经过 3~6 个月没有改善，应转介手术治疗。

2. 周围神经创伤性损伤

这一类型的损伤较常发生于桡神经、尺神经、正中神经以及臂丛神经等。可将神经损伤的严重程度分为 3 级。3 级最为严重，称为神经损断，表示轴索与神经内膜已断裂。2 级损伤称为轴索断伤，表示神经内膜是完整的，但轴索朝着受损处的远端产生退化。1 级损伤称为神经失用，表示神经有某种程度的损伤，但未出现周围神经退化现象。根据神经损伤的严重程度，患者的症状和功能障碍表现为自肌力减弱、缺乏深层肌腱反射、可自行恢复的感觉受损，到结缔组织完全断裂等。康复治疗包括休息、穿戴支具、局部麻醉注射以及手术缓解神经压迫或是修复受损的神经。

（六）手与上肢功能障碍所致学习障碍

导致学习障碍的手与上肢功能障碍主要是动作功能障碍，包括了动作技巧以及动作活动程度的障碍。动作技巧失能的范围包含动作笨拙、粗大或精细动作表现不良、运用障碍、平衡缺损、多个领域的感觉动作问题。有时会观察到手部出现舞蹈徐动型动作。儿童总是不停地活动（活动量过大），或是动作缓慢与不活泼（活动量过少）。大多数学习障碍儿童成人后仍有一定程度的学习障碍，然而大多能生活自理并完成一定程度的社会活动和工作。轻度学习障碍个体应创造条件，使其生活与职业技能得到提高；学习障碍严重者则需要职业计划、咨询以及调整，确保其尽可能保持良好的情绪、建立较好的社交与职业功能。

康复治疗计划根据儿童特殊障碍的种类与范围，依发展进程而改变。对于年龄小的儿童，以感觉统合、游戏以及基本的社会化与自我协助技能为重点，进行早期介入以及对父母进行健康教育。学龄期儿童，除了继续给予感觉统合训练外，还可加入额外的治疗内容以促进社交游戏、知觉动作统合以及书写技巧。将进入青春期早期时，评估与介入的重点转变为独立生活技能、社交技巧以及调整性与代偿性技巧的发展，例如职业技能训练和兴趣的培养。

（七）发育性协调障碍

发育性协调障碍儿童常难以同时进行需要精细动作与粗大运动技巧的活动，包括书写文字时将其排列整齐、丢球或接球以及扣纽扣，患儿在其他领域的发育可能是正常的。该障碍会导致儿童的社交或学业出现问题，由于协调能力达不到发育标准，他们会不愿去参与游乐场上的活动，这样逃避现状有时会导致与同伴发生矛盾或遭到排挤。手写时无法拼字或画图的儿童会感到沮丧，并会放弃学业或美术活动。

发育性协调障碍在不同的儿童身上差异很大，一般在考虑儿童的年龄与智力时，某一种或多种类型的动作技巧呈现发育性协调障碍或缺损。有些儿童无法系紧鞋带或准确接到球，或者不能描画物品或适当地拼字。

康复治疗中，尽可能与作业治疗师一起设计能够改善儿童表现的个性化治疗方案。许多儿童在特殊教育机构中可以在书写、键盘打字以及操作工具方面得到帮助。任何可使儿童安全地练习动作技巧与动作控制的肢体训练都是有益的。个体化训练非常重要，因为由动作笨拙儿童引起的继发性问题会使儿童感到非常苦恼。由于他们缺乏与同伴参与许多游戏与运动的技巧，导致自尊心低下，被排斥在这些活动之外会使自我印象更为不佳。可以在游戏场或体育馆中将一些有用的技巧作为治疗内容，有助于减缓或预防儿童因担心动作协调缺损被同伴注意而不愿参与活动的心理。

发育性协调障碍儿童也时常表现出书写字符问题，或需要在教室中表现的活动，包括涂色、描画线条或是描绘实物等也会存在问题。儿童会因无法完成同伴感觉简单的任务而产生挫败感，进而放弃尝试。设计可以帮助儿童掌握书写或与美术手工艺相关技巧的个别化训练内容，可以帮助他们找回对于课堂活动的信心与兴趣。许多发育性协调障碍儿童通过特殊化的治疗与教学技巧，他们大多可以发展出本来缺乏的技巧，当然有些无法完全发展出达到与同龄儿童相符的技巧。

（八）中枢神经系统感染（脑炎与脑膜炎）

脑炎和脑膜炎患儿可因中枢神经系统损伤而导致手与上肢功能障碍，常表现出异常肌张力、异常姿势、肌力低下、感觉异常、动作协调性障碍。另外，患儿还可同时伴有智能、学习能力障碍、行为疾患，以及视、听觉受损等。

（九）烧伤

治疗师通常在发生烧伤后 24h 就介入康复治疗。在急性期，可通过摆位、水疗、辅具、主动与被动关节运动以及日常生活用具预防挛缩，并确保最佳的功能与肢体状况。在此时期，治疗过程大都十分疼痛，而且在烧伤区域愈合前都会有感染风险。另外，儿童也会有精神不安定的状况，可能需要使用镇静剂。急性期过后，治疗目标包括减少瘢痕带来的问题，改善关节活动度，减少过度敏感现象，预防挛缩，维持手与上肢的使用，以及改善自我照料，家庭与学校活动的技巧。为了实现这些目标，需要使用多种治疗技术，包括压力衣与辅具的穿戴、主动与被动关节运动、对病例与家庭进行有关瘢痕的卫生宣教、情绪支持、预防肥大瘢痕的按摩以及日常生活活动的调整。

一般认为瘢痕的外观与位置会影响儿童心理社会的调适，尤其是在手与上肢的部位，容易暴露，且长期暴露在视野内，对儿童乃至成人后的心理影响尤其大。

有肥大风险的瘢痕在开始发展前，不断地进行瘢痕按摩是最有功效的。持续使用辅具的时机主要是在关节活动度出现障碍后，主要针对全身皮肤烧伤，或是深度部分皮肤烧伤等关节活动度丧失，以及可能会出现瘢痕挛缩的情况。在严重烧伤后，瘢痕重塑、整形手术以及重复植皮的过程一般需要 2 年以上。

在儿童烧伤康复评估中，较为重要的还应包括发展性以及回归学校的成效。儿童在烧伤后，即使其肢体与功能性技巧已接近正常，但其语言以及社交技巧的发展会特别迟缓。不管烧伤的程度有多重，在烧伤后对于学校情景进行调适往往是具有成效的。而治疗师需要参与康复与回归过程的每一个环节，提供后续的直接服务、咨询以及监控成效。

三、康复经验介绍

当儿童执行手与上肢动作时，仅出现少许的起始动作或是尚无法将手打开，首先要介入的重点即是手臂动作的起始控制。这包含运用各种不同的手臂动作，并能将手臂摆放且维持在正确位置以接触物品。对于存在显著肌力下降、动作控制能力受损以及运动技巧退化的儿童，这种伸手的目标是最优先要处理的。这个动作对于接触他人相当重要，而且儿童可以使用这些动作启动玩具或其他电子设备。

为了诱发手臂动作及与物品的接触，治疗师必须确认可提升姿势稳定及视觉注视的最佳体位。最常使用的姿势就是坐位，在此体位下，可将注意力放在头部和躯干控制、视觉注视以及视觉追踪。然而，治疗师也可有效地运用仰卧及侧卧的姿势。

有严重动作问题的儿童，需要选用非常容易使用和操作的训练道具。这样的物品包括黏土、黄豆、大米、借助轻触启动的音乐玩具以及肥皂泡泡。当协助儿童进行单手臂或双手臂的动作时，治疗师若在其肩膀或上臂使用近端控制，通常会有最佳的效果。刚开始要强调手臂整体的动作，接下来是手与手臂的位置，最后才强调在手臂动作时作为深受抓握之前驱的手指伸展动作。

四、典型病例

1. 基本情况

小可，男孩，3 岁 7 个月，未上幼儿园，与爷爷、奶奶和父母在一起生活，平时由奶奶照料。

出生史：G1P1，怀孕周数 32 周，剖腹产，出生体重 1800g。Apgar 评分 3~5 分。

发育史：头部控制 1 岁，翻身 1 岁半，独坐 2 岁，腹爬 2 岁半，四爬 3 岁，独走 3 岁 2 个月；手抓物易紧张，讲话 1 岁半。

诊断：脑性瘫痪（痉挛型四肢瘫），GMFCS Ⅱ级。

治疗史：自 1 岁开始在当地儿童康复机构进行康复治疗。

家长的期待：能上幼儿园。

2. 评估

（1）环境因素：家庭经济状况良好，家里有宽敞的空间供他玩，爷爷奶奶对孩子比较宠爱，迫切希望孩子能走路，希望孩子能生活自理。

（2）家中或社区活动执行与参与：目前患儿生活自理都是由奶奶帮他完成，未上幼儿园。

（3）动作控制、协调与学习能力（包括功能性行走能力、姿势控制与转移能力等）：独走 6 步，行走速度缓慢，上下楼梯需要大人监督下扶扶手执行。可从蹲到站，站到蹲，但跌倒概率为 60%。独立站维持 1~2min。手抓物时动作不协调，呈全手抓，且腕指关节出现过度紧张。

（4）警觉性、注意力、认知、行为：警觉性方面，对楼梯等障碍物可以保持警觉，避免摔跤。对一项活动的注意力通常短于 6min，但看电视或玩乐高游戏可以持续 20min 以上。认知方面，有数字的概念，但数量的概念还不清楚。行为方面，情绪起伏大，容易受挫折而逃避不做，以大哭来表示。

（5）体适能（包括身体组成、心肺耐力、肌力与肌耐力、柔软度等）：心肺耐力为可用跑步机行走 20min；肌力为上肢徒手肌力为 4 级。柔软度为上肢腕、肘关节屈肌短缩，但可拉至正常。

（6）身体功能构造（包括关节角度、关节与姿势变形、感知觉、肌张力等）：被动关节活动度正常；无关节变形。感知觉可能有异常。肌张力为双侧肘、腕、指关节屈肌肌群肌张力高，MAS2 级。

（7）发育评估：以 Gesell 婴幼儿发育量表评估，发育年龄 / 发育商为认知 30 个月，语言 35 个月，粗大动作 12 个月，精细动作 11 个月，社会功能 24 个月，生活自理 16 个月。

五、小结

本节主要介绍了导致儿童手与上肢功能障碍常见病损的表现、康复治疗策略与方法。作为康复医疗人员，充分了解儿童疾病相关的医疗知识，密切关注儿童的健康状态，积极主动和儿童家庭成员沟通，从而制订出个性化的康复方案，每一个环节都至关重要。应用这些资料时还要考虑到每位儿童表现都有其独特性，疾病会受到环境与发育状况等因素的影响，从而对其功能表现产生综合性影响。康复医学的专业范畴及其诊断与治疗技术都在不断发展，康复专业人员必须与创新的医学技术发展同步，才能达成最佳的康复临床实践。

（孙克兴）

第七节　其他原因

一、类风湿关节炎

1. 基本原则

（1）药物、夹板、休息、控制炎症。

（2）运动疗法保持关节活动范围、肌力和肌耐力。

（3）功能训练包括应用适应性和辅助性器械。

（4）教育患者加强关节防护。

（5）注意采用能量节约技术。

（6）强调疾病自我治疗。

（7）必要时应用矫形器。

（8）心理、休闲、业余爱好的干预治疗。

2. 治疗方法

（1）采取正确的休息措施：无论是活动期还是稳定期，患者均需足够的休息时间。应注意全身性休息与局部休息，注意保持良好的关节位置和功能。

（2）药物治疗：用药原则为选用可迅速控制炎症、预防关节损害的药物；用药要安全、药价不昂贵、可长期使用，以求在发病 1~2 年内控制疾病；必要时可根据情况联合用药。

（3）以恢复和保持运动功能为主的物理治疗：主要采用运动疗法与作业治疗相结合；还可选用其他的物理因子治疗，如冷疗、红外线疗法、磁疗、电疗等。

（4）康复工程：主要为矫形器与日常生活训练用具及自助具的应用。

（5）健康教育。

3. 不同阶段的康复目标

（1）急性期：缓解疼痛和肌肉痛性痉挛；预防畸形；保护非受累关节的活动范围；受累关节的休息；保持肌力；预防心肺并发症；逐渐恢复受累关节的活动和功能。康复方法包括休息、夹板及运动疗法、水疗等物理治疗，并可逐渐应用冷疗、温热疗法、蜡疗、短波等其他物理治疗。

（2）恢复期：进一步缓解疼痛；恢复和增加日常活动能力。

（3）慢性期：进一步缓解疼痛；预防和矫正畸形；保持患者生存质量。

4. 特殊的手、腕损害的局部康复治疗

（1）天鹅颈畸形：应用蜡疗法松弛软组织并镇痛。按摩手指以减轻水肿，减少纤维化形成。可以利用支具协助缓解患者的畸形，例如环夹板支具。环夹板主要用于近端指间关节，可改变远端指间关节的被动屈曲和补偿掌指关节屈曲畸形。牵张训练促进掌指关节伸展和近端指间关节屈曲。

（2）BoutonnIere 畸形：手指按摩和蜡疗法是有用的治疗。牵张训练促进掌指关节屈曲、近端指间关节伸展和远端指间关节屈曲。内在肌的力量训练提供近端指间关节伸展和掌指关节屈曲的部分帮助。矫形器可促进近端指间关节伸展，以产生远端指间关节屈曲运动或通过三点压力和逆转近端指间关节屈曲提供远端指间关节屈曲运动。

（3）掌指尺侧偏和腕桡侧偏：应用持续的管型石膏可有效地预防韧带挛缩，并将关节置于休息位；但这一过程可造成近端或远端关节的畸形，因此必须小心监测。功能夹板可使关节处于休息位，但使用不方便，腕管夹板可能会造成神经损害。物理治疗包括蜡疗法、水肿的按摩和超声波疗法等。氢化可的松关节腔及腱鞘注射可极大地缓解疼痛并加速功能恢复。关节保护对有腕、掌病理改变的患者特别重要。作业治疗主要帮助对家庭和工作场所的进行再设计。

（4）扳机指：治疗主要为氢化可的松腱鞘内注射，重者可选择对纤维索条的松解。

（5）内在肌紧张：应用掌指关节伸展和近端指间关节屈曲牵张缩短的内在肌和支持连接组织。主要是对于内在肌的牵伸训练，也可以用蜡疗法和水疗法促进牵伸，并结合内在肌"阴性"的支具，把手部固定在"爪形手"来进行长时间的牵伸。强调运用避免掌指关节屈曲和近端指间关节伸展的功能技巧（如避免坐在手掌上和用手掌面携物等习惯性活动），可减缓内在肌紧张。

二、骨质疏松

1. 运动疗法

有氧训练包括走路、有氧操、跳舞、骑车、球类运动、体操等。骨质疏松在手与上肢中的运动疗法训练主要目的是基于 WOLF 原则，借助肌肉的收缩给骨骼的压力来增强骨强度。

如果患者是由于脊柱损伤而导致手与上肢活动不利，长期造成肌肉萎缩及肌无力，应该适当增加手与上肢的抗阻运动，使手与上肢的肌力得到尽快的恢复和改善。

2. 物理因子疗法

电疗、热疗具有改善局部血液循环、抗炎止痛、促进神经功能恢复、促进钙磷沉淀、促进骨折愈合等功效，对骨质疏松引起的麻木、疼痛、骨折等均有一定疗效。

三、慢性疼痛

1. 运动疗法

一些骨骼肌肉疾病的慢性疼痛的发生主要是由于长期处于某一不良姿势或反复进行某一活动造成局部慢性劳损，以致骨骼肌肉的力量关系不平衡。治疗方法主要包括被动运动、主动助力运动、主动运动、牵伸运动、放松训练、牵引、关节活动度训练、肌力训练、关节松动术、PNF 技术等。

2. 作业疗法

对于慢性疼痛，尤其是上肢慢性疼痛患者，要训练其日常生活功能，提高其日常生活活动能力。可以采用转移注意力、提高其参与性，达到提高生活质量的目的。

3. 物理因子治疗

通过电疗或者热疗等物理因子的治疗来缓解肌肉的紧张，消除炎症，改善患者疼痛的症状。

四、内脏疾病

（一）冠心病

1.康复治疗原理

（1）Ⅰ期康复：通过适当活动，减少或消除绝对卧床休息所带来的不利影响。

长时间的卧床影响往往是全身性的，而对于手与上肢，长时间卧床可能会导致手与上肢的肌肉失用性萎缩，肩胛带长期处于不正确的位置进而影响整个肩关节的生物力学导致肩关节的疼痛，手与上肢各个关节的挛缩畸形以及手与上肢的肿胀等一系列的问题。

（2）Ⅱ期康复：设立此期康复是基于心肌梗死瘢痕形成需要6周左右的时间，而在心肌瘢痕形成之前，患者病情仍然有恶化的可能性，进行较大强度运动的危险性较大。因此患者此时需保持一定的体力活动，逐步适应家庭活动，等待病情完全稳定。这个时期手与上肢适当的作业治疗和功能性活动的训练是最适宜患者的。

（3）Ⅲ期康复：首先，通过外周效应、中心效应、危险因素控制三个方面达到康复目的，提高患者心脏的适应能力。其次，应该针对手与上肢功能进行全面康复。

2.康复治疗方案

（1）Ⅰ期康复：

A.运动疗法和作业疗法

a.床上活动：首先进行关节活动，遵循从上肢远端肢体的小关节开始。强调活动时呼吸自然、平稳，没有任何憋气和用力现象。其次，遵循循序渐进的原则，逐步进行抗阻活动，可以尝试让患者捏气球、皮球或拉皮筋。最后，进行一些手与上肢的日常生活活动训练，如吃饭、洗脸、刷牙，徒手体操等。

b.呼吸训练：目的主要是使接下来更进一步的手与上肢训练更易展开，包括腹式呼吸训练，胸廓打开的训练，肋间肌的牵伸等；上肢肩胛带的后伸对于患者胸廓的打开有重要的意义。

B.心理康复与健康教育：患者在急性发病后，往往有显著的焦虑和恐惧感。护士和康复治疗师应该重视对患者的康复宣教。

C.康复工程：应根据患者的个人情况，决定是否要给患者安排压力衣的穿戴以及手与上肢支具的佩戴。

（2）Ⅱ期康复：

A.运动疗法

a.手与上肢的关节活动度：包括手与上肢各个关节的松动、牵伸以及提高关节活动度的运动疗法等，应贯穿整个治疗过程。

b.肌力训练：因长期卧床可能导致患者肌力下降甚至是失用性萎缩，需要加强肌力训练。

c.耐力训练：患者手与上肢的肌耐力往往较差，可以结合呼吸训练进行肌耐力训练。作业疗法包括室内外散步、医疗体操、手与上肢的爬肩梯、打扫家庭卫生、厨房活动、园艺活动、购物等。

B.康复工程：同Ⅰ期康复内容。

（3）Ⅲ期康复：

A.运动疗法：包括有氧训练、力量训练、柔韧性训练。这里要注意的是的力量训练要因人而异、循序渐进。

B.作业疗法：增加手与上肢的感觉统合训练以及精细动作训练。

（二）慢性阻塞性肺疾病

大多数慢性阻塞性肺疾病患者在使用上肢的日常活动中，尽管运动量低于下肢，但仍常出现呼吸困难。原因之一是上肢活动可致通气量增加，而辅助呼吸肌参与了上肢的活动，从而减少参与呼吸运动方面的做功。ACCP/AACV制订的指南中建议，上肢肌力和耐力训练有助于加强臂力，宜纳入渐进性抗阻训练计划中。但仅进行上肢训练，就不能使下肢功能得到改善（反之亦然）；且仅进行上肢训练对改善全身功能的效果差于仅进行下肢训练，因此上肢训练与下肢训练应同时进行。

五、系统性硬化病

1. 药物治疗

目前尚缺乏有效的根治或缓解病情进展的药物，应注意跟据不同患者的病情差异，选用个体化的治疗方案并给予对症治疗。主要药物包括抗纤维化的药物、他汀类药物、免疫抑制剂、糖皮质激素等。

2. 康复治疗

（1）光疗：窄谱中波紫外线（Narrowband ultraviolet）适用于较表钱的皮损，宽谱长波紫外线 / 长波紫外线 1（broadband ultraviolet/ultraviolet A-1）由于波长更长，能穿透更深，适用于深部的皮损。一般治疗 10~20 次开始起效，20~30 次为一疗程。有研究表明，选择中等剂量治疗局限性硬皮病疗效更佳。光疗可以防止或阻止新发、潜在性皮损的发生与发展，适合应用于局部硬皮病，对于深达筋膜、肌肉的病例疗效甚微。

（2）运动疗法：主要是保持关节活动度，可以进行主动关节活动度训练及被动关节活动度训练，硬化期、萎缩期可进行作业治疗、手功能锻炼等精细动作的锻炼，保持日常生活活动能力。

系统性硬化病的药物治疗及康复治疗仍需临床不断创新并实践，以确保治疗的安全性和有效性，为患者带来新的希望。

六、痛风

痛风目前尚无根治方法，积极采取多途径的综合康复治疗，是防治本病的最佳选择。康复治疗的目的，一是控制痛风的急性发作，二是防止疾病复发和进展。

1. 急性痛风性关节炎的康复治疗

急性期卧床休息，抬高患手，迅速给予秋水仙碱及非甾体抗炎药，必要时应用糖皮质激素。急性期患手可适量活动，并应用关节松动技术，可有效改善急性痛风性关节炎引起的疼痛。有证据表明，关节松动技术手法中 I 级与 II 级手法，可有效缓解关节疼痛。功能性贴布贴扎有提高痛阈、改善肌力、增加关节稳定性、促进循环代谢和促进感觉输入的效果，可用于急性痛风性关节炎。

2. 痛风间歇期和慢性期的康复治疗

缓解因痛风导致的手部的疼痛和畸形，提高手的功能能力。痛风性关节炎波及手功能时可进行手部功能锻炼，如手部主动活动或被动活动，手部作业治疗。同时，应用光、电、温热等物理因子治疗痛风引起的功能障碍已取得了较好的疗效，如紫外线、红外线照射可改善局部血液循环和新陈代谢，且有消炎、止痛和缓解肌肉挛缩作用；直流电离子导入有电刺激和药物的双重作用，可改善局部血液循环和营养代谢作用；局部蜡疗、泥敷、温水浴、冷疗、矿泉浴等，对于缓解痛风性关节炎疼痛、接触肌肉挛缩和僵硬均有较好疗效。其他疗法如中医针灸、按摩也对痛风性关节炎手部功能障碍有一定的缓解关节疼痛、接触肌肉挛缩等改善作用。手部痛风较严重时或经皮破溃者可手术剔除。

针对患者手与上肢出现的功能障碍，需要针对性的进行运动疗法以及作业治疗等综合训练，提高患者手与上肢的功能。

值得注意的是，痛风性关节炎是一种代谢性疾病，多与其他代谢综合征伴发，应积极降压、降脂、减重及改善胰岛素抵抗等综合治疗，同时注意避免高嘌呤饮食，保持身心愉快。另外，痛风性关节炎累及手部功能时，急性期和间歇期、慢性期并无明显的康复治疗上的差别，运动疗法、物理因子治疗、中医针灸、按摩等都可以运用，只是针对不同时期的功能障碍各有侧重。

七、糖尿病

糖尿病手部病变最基础的治疗措施是长期平稳的控制血糖，严格控制血糖可延缓糖尿病手部并发症的发生与发展。有证据表明，血糖保持稳定3个月可使糖尿病手部病变有不同程度的改善，提示糖尿病手部的结缔组织糖基化是一种可逆的代谢现象。糖尿病由于血液中血糖水平的增高往往会累及手与上肢的周围神经，导致感觉和运动功能的减退。

针对出现的手与上肢的功能障碍，需要治疗师进行针对性的运动疗法、作业疗法和功能性的训练。值得一提的是，由于周围神经病变导致的感觉功能障碍往往会导致患者因感觉障碍出现一系列的问题和继发的损伤，需要治疗师针对性的进行感觉再教育的训练。糖尿病手部病变特别严重者可手术治疗，如肌腱松解术可一定程度恢复手指关节的活动度，并预防继发性关节挛缩。围术期及术后严格控制血糖对手术效果及术后恢复至关重要。

（贾　杰　钱宝延）

参考文献

[1] 陈景藻.现代物理治疗学.北京：人民军医出版社，2001.

[2] 王澍寰.手外科学.北京：人民卫生出版社，1999.

[3] 窦祖林.作业治疗学.北京：人民卫生出版社，2013.

[4] 陶泉.手部损伤康复.上海：上海交通大学出版社，2006.

[5] 李晓捷，唐久来，马丙祥，等.脑性瘫痪的定义、诊断标准及临床分型.实用儿科临床杂志，2014，29（19）：1520.

[6] CB Novak, RL von. Evidence and techniques in rehabilitation following nerve injuries. Hand Clinics, 2013, 29（3）：383.

第七章 手与上肢功能障碍康复及康复工程

第一节 机器人技术

一、康复机器人与上肢功能障碍康复

随着机电交互、智能控制及机器人等技术的不断发展，先进的机器人技术被不断地引入到康复工程中。康复机器人（rehabilitation robots）是康复医学和机器人技术的完美结合，是面向功能障碍人士以及日益增长的老年人康复需求而设计的机器人技术产品。不仅把机器人用作功能障碍患者康复的辅助工具，而且把机器人和计算机技术融合用于提高临床康复效果，或用以取代肢体功能障碍患者的部分肢体以协助人体的某些功能，从而帮助恢复功能，在康复医疗过程中发挥作用。目前，康复机器人已广泛应用于康复护理、康复治疗等方面。

手与上肢功能障碍是肢体功能障碍中最常见的也是最难康复的功能障碍。手与上肢功能康复的关键是一方面掌握好活动的力度（早期被动运动要求轻柔、缓慢，以不引起不能耐受的疼痛为宜，从而达到防止肌腱粘连和关节僵硬的目的，并可促进血液循环，增加关节、肌肉的牵伸效果）；另一方面功能康复需要保证一定的训练周期，一般来讲上肢功能康复周期比较长。此外，对于肌肉张力过高的患者（痉挛患者）要特别注意肌肉的放松与牵伸，防止由于外力造成手部二次伤害。上肢康复机器人正是在这一背景下得到了迅猛的发展。

二、手与上肢功能障碍康复机器人分类

目前国际标准还没有对手与上肢功能障碍康复机器人进行具体分类，许多学者对手与上肢功能障碍康复机器人的分类也具有不同的论述。由 Joel A.DeLisa 等美国著名物理医学与康复专家编写的《DeLisa 物理医学与康复医学理论与实践》将康复机器人分为四大类：机器人辅具、假肢、矫形器、康复治疗机器人。加拿大 H.F.Machiel Van der Loos 副教授和美国 David J.Reinkensmeyer 教授指出：康复机器人领域在分为治疗机器人和辅具机器人基础上，还包括智能假肢、功能神经电刺激（functional nerve stimulation，FNS) 和 ADLs 诊断与监测技术等；马来西亚 Fitri Yakub 教授等人将康复机器人分为治疗型康复机器人和辅助型康复机器人，并将治疗机器人又按治疗类型的不同分为情绪治疗型康复机器人和物理治疗型康复机器人，把辅助型康复机器人又分为社会交互辅助型和物理交互辅助型；北京大学第一医院康复医学科的周媛博士等将康复机器人粗略分为辅助/替代型、训练/治疗型。上海理工大学的喻洪流教授等人将康复机器人分为辅助类和治疗类两大类的分类方法得到较多的认同。

经过对手与上肢功能障碍康复机器人的功能用途分析，本文将手与上肢功能障碍康复机器人分为两个大类，包括功能治疗类手与上肢功能障碍康复机器人和生活辅助类手与上肢功能障碍康复机器人，再按功能的不同又分为四个子类，并对四个子类进行了细分（表7-1-1）。

（一）功能治疗类手与上肢功能障碍康复机器人

功能治疗类手与上肢功能障碍康复机器人主要是利用机器人帮助手或上肢功能障碍患者完成各种运动功能的恢复训练。此外，一些治疗类上肢康复机器人还兼具诊断、评估功能并结合虚拟现实以提高康复效率。功能治疗类手

表 7-1-1　手与上肢康复机器人分类

	大类	子类	次类	
手与上肢康复机器人	功能治疗类手与上肢康复机器人	手与上肢功能恢复型康复机器人（手与上肢康复训练机器人）	固定式手与上肢康复训练机器人	末端驱动式上肢康复机器人
				悬吊式上肢康复机器人
				外骨骼式上肢康复机器人（固定式）
				手功能康复机器人
		手与上肢功能增强型康复机器人	外骨骼式上肢康复机器人（移动式）	
			外骨骼式手功能康复机器人（移动式）	
	生活辅助类手与上肢康复机器人	手与上肢功能代偿型康复机器人	智能上肢假肢	
			智能假手	
		手与上肢功能辅助型康复机器人	喂食机器人	
			智能辅助机械臂	

与上肢功能障碍康复机器人按作用类型不同又可分为手与上肢功能恢复型康复机器人、手与上肢功能增强型康复机器人两个子类。

1. 手与上肢功能恢复型康复机器人

（1）作用原理及使用目的：手与上肢功能恢复型康复机器人主要是在康复医学的基础上，通过一定的机械结构及其传功方式，引导或辅助具有手或上肢功能障碍的患者进行康复训练，以达到手与上肢功能恢复的目的。手与上肢功能恢复型康复机器人主要具有被动训练与主动训练两种模式（目前也在主动训练模式下加入助力训练），其功能主要用于关节活动度训练以及大脑神经重塑。

（2）分类（固定式手与上肢康复机器人）：为了满足手与上肢关节复杂生理结构的运动要求，手与上肢功能恢复型康复机器人具有体积庞大及结构复杂等特点，因此为维持机构稳定，多采用固定式设计。即固定式手与上肢康复训练机器人是基于手与上肢各关节活动机制而设计的用于辅助上肢进行康复训练的康复设备，按其作用机制不同可分为末端支撑式、悬吊式和外骨骼式。

①末端支撑式上肢康复训练机器人（end-spported upper limb rehabilitation training robot）：是一种以普通连杆机构或串联机构为主体机构，通过对手与上肢功能障碍患者的手指关节或上肢运动末端进行支撑及按预定轨迹引导来使上肢功能障碍患者进行被动训练，以达到手指关节与上肢关节活动度训练的目的。末端支撑式手与上肢康复机器人结构简单，易于产业化，与人体接触少，较为安全可靠。

②悬吊式手与上肢康复机器人（suspended robot for hand and upper limb rehabilitation）：是一种以普通连杆机构及绳索机构为主体机构，依靠绳索或绳索驱动的操纵臂来支持和带动患者的前臂进行运动。该类机器人可使上肢功能障碍患者的上肢在减重的情况下实现空间任意角度位置的主动或被动训练。非移动式外骨骼上肢康复机器人是一种基于人体工程模拟人体上肢结构及各关节运动机制而设计的用于辅助上肢功能障碍患者进行康复训练的康复辅助设备。

③外骨骼式上肢康复机器人（upper limb exoskeleton robot for rehabilitation）：根据其特殊的机械结构紧紧依附于手与上肢功能障碍患者的手与上肢，带动手指关节与上肢关节进行主动或被动训练（图7-1-1）。

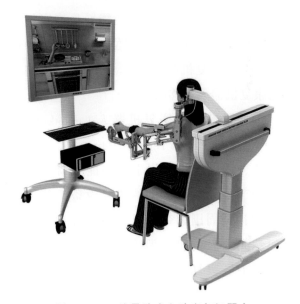

图7-1-1　外骨骼式上肢康复机器人

④手功能康复机器人（robot for hand rehabilitation）：通常是通过带动绑在手指指尖的滑块带动手指进行预设模式的被动运动训练，以对手指掌指关节、指间关节进行关节活动度训练（图7-1-2）。

2. 手与上肢功能增强型康复机器人

（1）作用原理及使用目的：手与上肢功能增强型康复机器人是主要为手与上肢功能较弱患者所研发的一种康复机器人，其引用航空航天外骨骼增力机器人技术，使患者在穿戴该类机器人后既可进行模式下关节活动度训练，又可进行补足患者缺乏的功能（如患者上肢肌

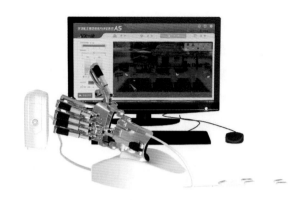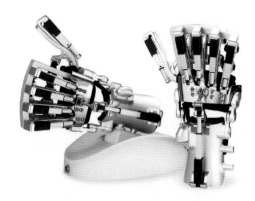

图 7-1-2 手功能康复机器人

力不足而不能抬起重物时，助力患者将重物抬起），从而达到上肢功能增强的作用。该类机器人具有体积与结构轻巧的特点。

（2）分类：手与上肢功能增强型康复机器人根据工作方式及工作部位的不同可分为：外骨骼上肢康复机器人（移动式）、外骨骼手功能康复机器人（移动式）。

①外骨骼上肢康复机器人（exoskeleton robot for upper limb rehabilitation）：是一种可持续、周期性地牵引上肢功能障碍患者的患肢关节做周期性运动的康复设备，其加速关节软骨及周围韧带和肌腱的愈合和再生，从而达到上肢的康复训练。另外，可移动式外骨骼上肢康复机器人也可以为使用者提供生活辅助。

②外骨骼手功能康复机器人（exoskeleton robot for hand function rehabilitation）：是一种穿戴在手部的智能康复设备。通过各种控制元件控制驱动单元，从而控制各活动部件，在辅助手功能障碍患者训练的同时也辅助其进行日常生活活动。

（二）生活辅助类手与上肢功能障碍康复机器人

生活辅助类康复机器人主要利用机器人为行动不便的老年人或功能障碍人士提供各种生活辅助，补偿他们弱化的机体功能。生活辅助类手与上肢功能障碍康复机器人主要分为手与上肢功能代偿型康复机器人（如智能假肢）和手与上肢功能辅助型康复机器人（如智能辅助机械臂）。

1. 手与上肢功能代偿型康复机器人

手与上肢功能代偿型康复机器人作为部分肢体的替代物，替代因上肢肢体残缺而丧失部分功能的患者的部分肢体，从而使患者得以最大可能地实现部分因残缺而丧失的身体功能。功能代偿型上肢康复机器人作为智能假肢，包括智能上肢假肢和智能假手。

智能假肢又叫神经义肢或生物电子装置，其原理是利用现代生物电子学技术为患者把人体神经系统与图像处理系统、语音系统、动力系统等装置连接起来，以嵌入和听从大脑指令的方式替代这个人群的躯体部分缺失或损毁的人工装置。

2. 手与上肢功能辅助型康复机器人

功能辅助型康复机器人是通过部分补偿机体功能以增强老年人或功能障碍人士弱化的机体功能来帮助完成日常活动的一类康复辅助设备。功能辅助型手与上肢康复机器人主要包括智能辅助机械臂和喂食机器人等。

智能辅助机械臂是一种用于生活辅助的机械臂，其结构类似于普通工业机械臂，主要作用是为老年人或功能障碍人士等上肢功能不健全的人群提供一定的生活辅助。与工业机器人的最大区别在于，智能辅助机械臂的服务对象是人，所以需要研究人机交互、人机安全等诸多问题。其关键技术涵盖机器人机构及伺服驱动技术、机器人控制技术、人机交互及人机安全技术等。

喂食机器人是一种提供饮食辅助的机器人，其原理是基于多传感器融合技术，通过多自由度串联机械臂协助使用者进食，喂食机器人服务的对象主要为由于肌萎缩侧索硬化症、脑性瘫痪、帕金森病和脑或脊髓损伤等造成手部不灵活的患者，甚至手缺失的患者。

（孟巧玲）

第二节　虚拟现实技术

一、发展与应用

Ivan Sutherland 于 1968 年制作了全球第一台头戴显示器（图 7-2-1），虚拟现实也随之诞生，虚拟现实的原理为通过集成的数字化虚拟环境，提供使用者仿真的视觉、听觉、触觉甚至是嗅觉的刺激，同时使用者可以通过行为或是生理反馈和虚拟环境进行实时人机交互，使自己可以完全融入并沉浸于仿真的数字化虚拟环境。

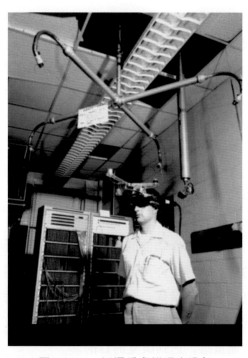

图 7-2-1　沉浸氏虚拟现实设备

实现虚拟现实的两个重要元素为：沉浸感（immersion）与交互性（interaction）。因此，虚拟现实相关技术的发展致力于提升使用者在虚拟环境之中的沉浸感与交互性，这些技术的发展主要集中于显示器技术、动作捕捉技术、力反馈技术以及计算机图形学与动画技术等方面。数十年来的发展，虚拟现实已经成功地应用于许多领域，包括教育、医学、航天、娱乐、军事、工业等。

神经运动障碍肇因于脑部皮质运动区的受损，随着神经科学及动作控制理论的发展，表明重复的、高强度及渐进性的功能性任务（functional task）训练可以有效地促进脑部塑性化以及脑部的皮质重组，即大脑具有神经可塑性（neuroplasticity）。因此以大脑重塑为目的的基于功能性任务训练患者的治疗模式，如任务导向（task-oriented approach）近年来备受关注。随着虚拟现实技术的兴起与发展，康复领域的学者逐渐发现，虚拟现实的技术特色可以充分满足功能性任务训练的需求，多个研究指出虚拟现实技术于神经运动康复具有生态效度（ecological validity）、可控与连续性、渐进性与分层式设计（hierarchical design）、使用者表现反馈、安全性、使用者引导、趣味性与动机促进、可复制与推广等优势。

基于以上，全球许多康复领域的学者纷纷尝试运用虚拟现实技术开发各式新型康复系统。其中也包括大量心理学家和作业治疗师，通过虚拟现实技术对患者的精神状态、认知行为做出干预（例如通过虚拟现实再现伊拉克战争场景对战后创伤综合征的患者进行干预）。本书侧重于手功能，故对于精神和行为干预这块并不会过多展开。而在物理治疗领域中，虚拟现实技术较多应用于手与上肢、平衡等功能障碍康复中。

二、要点

正如上文所提到的，实现虚拟现实的两个

重要元素为：沉浸感与交互性。而沉浸感是通过在虚拟环境中将仿真刺激作用于患者而产生的，这些仿真刺激包括了深感觉（现以平衡觉、振动觉为主）、浅感觉（现以痛觉、压觉为主）以及特殊感觉（主要视觉、听觉、触觉、嗅觉甚至是味觉）的仿真刺激。其中视觉刺激可以通过显示技术以及动画与游戏技术实现；触觉刺激则可以通过力反馈技术实现，力反馈对于神经元的刺激以及肌耐力的训练也扮演着重要的角色。使用者和虚拟环境的交互则是利用动作捕捉技术，通过动作捕捉技术采集的动作轨迹数据是运动分析的重要依据，运动分析的结果可以作为动作功能评估的重要支撑。

1. 显示技术

一般的显示技术所呈现的内容为 2D 的图像，这类 2D 的图像可以从心理反应、经验法则、遮蔽效应等判断图像内容物件的前后关系，但是无法从生理感知判断图像内容物件的景深深度。然而，实体世界中人类是通过双眼视觉产生的生理感知以感知实体世界物件的景深深度。所以，虚拟现实显示技术的主要目标为诱发使用者的生理感知以感知虚拟环境物件的景深深度，实现立体视觉。同时，更进一步提供使用者环境的视觉效果，可以以任何角度的视角观看虚拟世界，提供使用者更贴近实体世界的视觉感知以及行为模式。在多个创新的虚拟现实显示技术中，3D 显示技术（搭配 3D 眼镜）以及虚拟现实头盔显示技术为主流，这两种技术应用于手功能与上肢康复训练也可以创造创新的康复手法。

2. 动作捕捉技术

动作捕捉技术的目的是让使用者通过自然的动作和虚拟环境进行实时的交互，完成功能性训练任务，同时，通过肢体动作数据的采集与分析，进行动作功能的评估。动作捕捉方式主要包括基于摄像头的动作捕捉技术、基于九轴惯性传感的肢体动作捕捉技术以及基于传感器的手动作捕捉手套等。

3. 力反馈技术

基于虚拟现实手功能康复训练任务的训练过程中，通过力反馈提供使用者触觉感知，一方面符合实体世界的经验法则，可以提升使用者的沉浸感，另一方面也有助于神经元的刺激，提高康复的成效。除此之外，按照个别病患手功能的高低，可以运用力反馈提供不同的康复手法。对于缺乏自主运动能力的病患，可以提供助力以完成虚拟现实训练任务，对于具有自主运动能力的病患，可以提供阻力以训练肌力与耐力。触觉感知的模拟主要通过力反馈设备以及力学模型的结合来实现。

三、核心元素

手与上肢功能的康复策略一般从近端（proximal）到远端（distal），也就是从肩与上臂开始，然后是前臂与手腕，让上臂、前臂和手腕达到固定与支撑的作用，最后进行精细手功能的锻炼，每一部分又可以细分为多个动作功能模块。虚拟现实康复系统的设计，也是按个别动作功能模块分别设计康复模块，然后集成所有的康复模块成为一个完整的康复系统，达到最大程度覆盖手与上肢功能康复的目的。每一个虚拟现实康复模块的设计，包括下列几个核心元素。

1. 目标动作功能

每一个康复模块必须设定一个确定的目标动作功能。

2. 任务内容

按目标动作功能的设定，设计基于生活经验的任务内容，许多研究显示，相较于无目标重复性的动作锻炼，贴近生活经验的功能性任务训练将能够更为有效地促进脑部塑性化以及脑功能重组，达到康复的目的。

3. 虚拟现实系统设计

根据功能性任务内容的设计，虚拟现实系统将搭配合适的视觉显示技术以及交互技术，甚至是力反馈技术，实现基于生活经验任务内容的感知与交互，诱发使用者的目标动作功能。

4. 难易度调控物理参数

为了适应各种不同功能状态的患者，达到个性化的精确康复规划，个别功能性任务必须具有不同的难易度，让康复医疗人员可以按需实施康复规划与设置。任务的难易度可以通过多个物理参数进行调控，物理参数的选择必须和目标动作功能的高低具有相关性，物理参数的尺度设置必须映射动作功能的高低尺度，所以物理参数的选择与尺度设置，都应该通过临床试验验证其可靠性与有效性。

5. 数据采集与使用者反馈

虚拟现实康复系统的交互技术可以采集大量的动作轨迹数据以及力量数据，通过原始数据的采集可以进一步提取相关的运动指标以及动力指标，这些指标将是进行动作功能评估的重要依据，另外，任务表现数据可以提供使用者反馈，提升使用者的康复训练动机，间接促进康复成效。

6. 代偿

对于手与上肢功能有障碍的患者（尤其是高级中枢损伤或病变所造成的功能障碍），代偿是治疗过程中必须要面对的。代偿的基本概念和其优劣在此不再赘述。对于代偿是否合理，并没有标准化的判断标准，因此针对患者自身情况，在不出现新的负性变化时，即认定该代偿合理。

四、案例

本节将以一套基于虚拟现实技术的自主研发康复设备中的系统设计为案例，根据上述模块设计核心元素对手功能康复相关的虚拟现实设计进行说明。根据手功能及手功能康复的定义，整个上肢包括肩部、肘部、前臂以及腕部的康复都包含在系统设计中。在此对手部相关的两个动作进行详细描述。

（一）手掌抓取

手掌抓取如图 7-2-2 所示，相关的生活任务例如抓放球等。

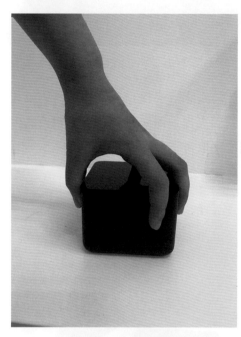

图 7-2-2　手掌抓取

1. 任务内容

任务设计为一个简单的打蟑螂游戏，虚拟环境包括了一只蟑螂以及一颗石头，使用者通过手掌的抓取拿起石头，然后移动至蟑螂上方，通过手掌的打开，让石头落下打击蟑螂。

2. 虚拟现实系统

根据任务内容的设计，本系统通过 Leap MotionTM 进行手部动作的捕捉，进一步识别手掌的闭合以及手掌的打开，让使用者以手掌的闭合以及手掌的打开和虚拟环境进行交互，如图 7-2-3 所示。

3. 难易度调控物理参数

本任务系统通过手掌打开程度或是手掌闭合程度以定义任务的难易度，而不是从任务内容定义难易度。

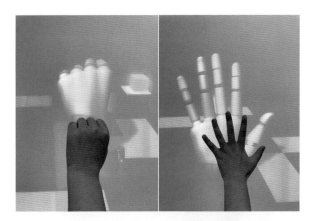

图 7-2-3 Leap Motion 界面

（二）指腹夹捏

指腹夹捏如图 7-2-4 所示，相关的生活任务例如夹取饼干、夹取硬币等。

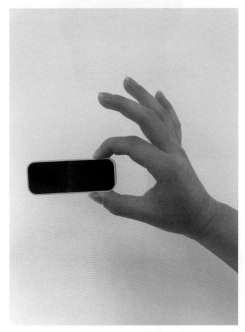

图 7-2-4 指腹夹捏

1. 任务内容

任务设计为使用者通过拇指和食指的协同运作，夹取虚拟环境的箱子并抬起向上至一个设定的高度。任务过程可以区分为三个运动阶段，首先，拇指和食指必须协同运作，通过触觉感知选定双指指腹在箱子两侧的接触点；接着，双指同步输出力量加压于箱子两侧，产生充足的摩擦力，逐渐将箱子抬起脱离地面；最后，双指在承受箱子重量的状况下，平稳地将

箱子逐渐抬高升至目标高度。

2. 虚拟现实系统

根据任务内容，使用者运用两台力反馈设备 Novint Falcon 并结合自行设计的指套型人机界面和虚拟环境进行交互，通过拇指和食指的夹捏动作完成任务。两台力反馈设备的端点可以捕捉拇指和食指的空间位置，并将双指空间位置输入虚拟环境并同步，使用者通过视觉感知双指在虚拟环境的空间位置。同时，根据双指和虚拟环境箱子的接触侦测，两台力反馈设备输出力量作为反作用力以模拟触感，当箱子离开地面时，两台力反馈设备同步输出向下的力量以模拟重量感。另外，本系统搭配 3D 显示器和 3D 眼镜以提供使用者深度感知，让使用者通过视觉深度感知双指在虚拟环境的精确位置，有助于双指指腹在箱子两侧接触点的选定。如图 7-2-5 所示。

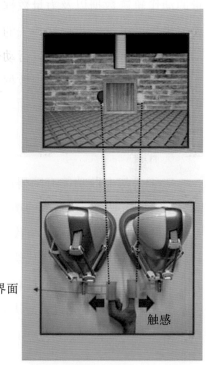

指腹夹捏人界面

触感

图 7-2-5 虚拟现实系统

3. 难易度调控物理参数

任务内容通过多个物理参数调控任务的难易度，这些物理参数包括箱子的大小、箱子的

重量、目标高度。双指打开的幅度根据箱子的大小，双指打开的幅度越大难度也越高。双指夹捏的力量受到箱子重量的影响，对于越重的箱子，双指必须施于更大的力量以获得足够的摩擦力。目标高度决定了双指指腹夹取的持续能力，较高的目标高度意味着更长的夹取持续时间。

（叶士青）

第三节　物联网技术

一、概述

物联网（internet of things，IoT）是计算机、互联网、通信和传感器等技术高度综合发展的产物，顾名思义就是物物相连的互联网，可以看作"信息化"时代的重要发展阶段（图7-3-1）。物联网是将各种信息末端设备和设施，如各种智能传感器、移动终端、工业系统、数控系统、家庭智能设施、视频监控系统，以及贴有RFID标签的资产、物品、人员与车辆等，在采用适当的信息安全保障机制的条件下，通过无线或有线通信网络实现信息数据的互联互通和共享，为特定部门的信息化和数字化应用提供安全可控乃至个性化的识别、定位、报警、追溯、控制、管理、服务等各种技术手段，实现对"万物"的"高效、节能、安全、环保"

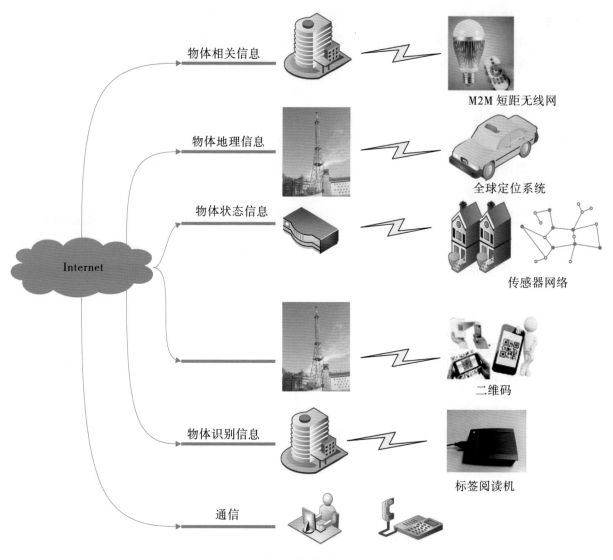

图 7-3-1　物联网概念示意图

的"管、控、营"一体化。因此，将物联网技术应用于手与上肢功能康复中，将从宏观层面上改变手功能康复甚至是康复医学的面貌。

二、应用

基于物联网平台的康复治疗技术及设备在临床、社区、家庭的不断推广应用，以及基于物联网协议标准的医疗器械及健康辅具，是缓解临床康复从业人员不足现状的有效措施。我国目前正快速向深度老龄化社会发展，医疗资源也逐步向康复患者群转移，用药、医疗、护理措施在不断更新。应对庞大的康复治疗需求，临床康复从业人员相对不足，特别是回到社区家庭的患者需要终生康复治疗，而社区家庭康复治疗专业人员缺口巨大。运用物联网技术的优势就在于，在不改变人员配置的情况下，能够做到对资源高效地重新分配。

一般意义上的物联网系统从结构上分为三层：感知层、网络层和应用层。多个层面上的灵活性组合使其在医疗卫生领域有广阔的应用前景。采用物联网概念相关技术如自动识别、定位、跟踪、信息接入等，将医生、患者、药品、设备、病房、康复中心等各种医疗资源按照一定目的进行整合构筑新型的信息管理与决策系统，可以形成多种应用。建立一个基于物联网平台在医院、社区、家庭等层面多种方式、多病种的综合康复服务模式，实现全面覆盖病患人群医疗、康复是当下急需完成的一个目标。

三、物联网平台与手功能康复

现阶段，手功能康复仍是医学界的难题之一。面对这个挑战，各种相关的治疗途径和措施均已不同程度的开展，而其中不能忽视的一股力量是基于物联网平台的手功能康复。物联网物理层面可穿戴、便携式等概念应用在手功能康复中将是未来研究的重点。研发各类改善手功能障碍人群日常生活能力的可穿戴、便携

式辅助器具，包括各类辅助运动矫形器、手及上肢功能支具以构建物联网康复信息平台，辅助提高手功能康复效果及康复管理的水平。

可穿戴技术是物联网浪潮的一部分，相比传统电子设备，其具有更加自然、友好的人机交互方式，并将有用的信息直接传递给用户。通过设计并研发手功能康复相关的可穿戴设备或有数据传输功能的设备，结合物联网技术形成数据共享下的手功能康复新模式，将有助于从多维度监测手功能康复现状，提高功能康复效果。

四、基于物联网平台的多层面手功能康复

手功能康复是一个完整的过程，包括医疗、心理、社会、经济的干预。手功能康复的最终目标是促使患者最大限度地恢复手的功能，回归家庭和社会。基于物联网平台的手功能康复将在医院、社区以及家庭多个层面之内或之间联系，将手功能康复从医院延伸至更多维度，更好地满足患者回归家庭和社会的需求。对于手功能障碍的患者如脑卒中后手部活动障碍的患者，针对手功能的康复很有可能是一个长期甚至是终身的过程。手功能康复引入物联网技术很好地解决了手功能障碍患者的长期康复的问题。

（一）物联网平台下的多层面手功能康复

物联网平台下的多层面手功能康复包括医院层面、社区层面以及家庭层面。通过物联网技术将实现各层面之内、各层面之间的数据共享，提供以患者为中心、以治疗方案为中心、以康复设备为中心的多维管理模式，有利于康复从业人员对手功能障碍患者的情况分析，对康复方案的整体性控制以及对设备的使用进行监督管理。

社区作为承接医院与家庭康复的中间环

节,也将成为物联网平台多层面康复的中心点。手功能社区康复是大三级康复和小三级康复的一个重要的拐点,也可以这样说,社区康复是患者从医院回归家庭的拐点。

（二）基于物联网平台的手功能社区康复的训练内容

手功能社区康复的训练内容不同于医院内的训练方式。大多数回到社区继续手功能康复的患者均处于康复的恢复后期或后遗症期,这时候患者的康复处于平台期,康复的进展相对缓慢。但这不是说手功能社区康复的效果不尽如人意。相反,很多研究表明相对那些出院后没有继续进行康复的患者而言社区康复对于患者的功能和活动均有明显的改善。手功能社区康复是指以社区为核心,围绕以改善手功能,促进日常生活活动能力和职业能力为目标,开展的一系列社区康复工作。物联网平台发挥物物相连的特点,将手功能社区康复治疗团队与在家中的患者相连,多方位数据获取,使得患者在社区康复中获得治疗团队的指导与支持。

基于物联网的远程指导手功能康复,社区康复作为从医院到家庭的重要拐点,可以试行社区医疗网络的服务模式。现阶段处于物联网高速发展的时期,建立社区医疗物联网络服务模式一方面可以方便上级医院对于社区服务中心的监督和指导,促进患者的转诊和治疗。另一方面可以方便社区卫生服务中心对于社区站点和家庭的管理,可以更方便地对患者进行社区层面的手功能康复治疗。

（谢　宏）

第四节　可穿戴设备

随着传感技术和无线人体区域网技术的不断更新,可穿戴康复技术正在快速发展,形成一个广泛而复杂的跨学科的研究领域,相关的研究成果来自多元化背景合作,如康复医学、生物医学、电子工程学、人机工程学及计算机科学等。近年来世界各地的研究者发表了大量的关于手功能康复的可穿戴设备系统,支持不同的康复人群,如脑卒中、脊髓损伤、脑瘫、多发性硬化症等病症。

一、分类

康复用可穿戴设备（wearable device）的主要目标都在于通过捕捉用户的动态和姿势来监测用户在康复训练中的活动。Hadjidj等人在他们的综述文章中对大量的相关可穿戴系统做了分类（图7-4-1）。一类为动作测量系统,

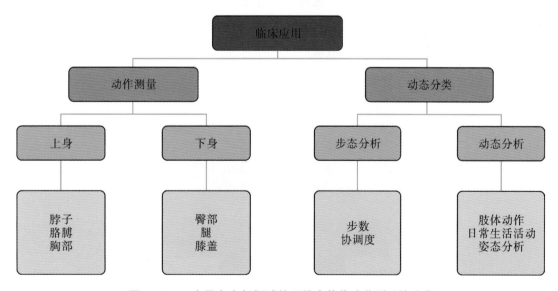

图7-4-1　应用在康复领域的无线人体传感监测系统分类

不间断的采集数据来测量用户的动作和活动，通过传感器得到相关的关节活动度范围、肢体位置、运动速度等数据。另一类系统为动态分类，通过获取用户动作的关键特征运用不同算法和已知的动态模式对比，以此来评定用户的动态状态，例如下肢步态分析等。

二、特点和要求

通过对相关的系统和设备的总结，康复用可穿戴设备具有以下几个维度的特征和设计要求需要特别注意（图7-4-2）。

第一层级是功能层。高准确度和系统稳定性是可穿戴系统能应用在康复领域的基础，系统提供给患者、医生和理疗师的信息必须具有可信度。设计者和工程师需要对系统架构、传感器类型、数据的传输和分析，能量消耗、设备与身体的贴合度、反馈信息对于康复训练的意义以及稳定性测试等多个方面的考量来确保系统的功能性和准确性。

第二层级是舒适性、易用性和美观性。可穿戴设备需要考虑怎样确保传感器贴合在固定的身体部位，且康复训练通常是一个长期的过程，良好的舒适度可以确保用户长时间地佩戴系统。另一个要求是良好的易用性和用户体验，这也是患者能够使用自我监测系统的前提，无需花费大量的精力与较高的学习成本。研究发现舒适、易用和美观这些特性会对用户的自我效能产生积极的影响，从而有更好的产品接受度。

第三层级是激励性和游戏性。近年来，有越来越多的交互游戏通过电子屏幕、虚拟现实、扩张现实等和可穿戴系统结合起来，劝导式技术（persuasive technology）积极的应用在反馈机制的内容设计和形式上。此外，在高强度的重复训练中，应用包括视觉、听觉和触觉的多模态反馈模式也是激励用户的必要方式。

三、要点

完整的交互式可穿戴系统包含多种组件：传感器监测组件、处理器和执行器组件、交互反馈组件。系统要点包括以下几个部分：传感器技术、反馈形式和内容、可穿戴设备的形式、系统目的。

可穿戴手功能康复系统主要涉及四类传感器：①加速度传感器、惯性传感器（包含加速度传感器、陀螺仪、地磁传感器）；②弯曲传感器、光栅编码器；③导电织物、导电电极、针织压阻式织物传感器、弹性织物传感器；④其他类（倾斜传感器、地磁传感器、光敏电阻等）。

系统反馈对康复训练非常重要，可以增强运动技能学习和用户的积极性、自我效能等方面。反馈形式包括：视觉（如图表、曲线、3D模型等）、听觉（如警示音效、简单的旋律等）、触觉（如震动）以及多种模态的组

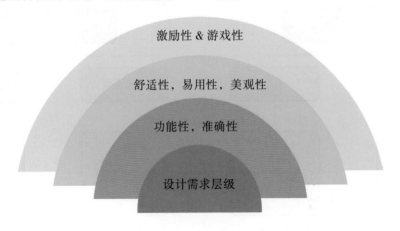

图7-4-2 可穿戴康复设备的设计需求层级

合。视觉模态是最常用的方式，适合显示具体准确的信息，听觉和触觉可以减少用户的注意力负担，在训练过程中不需要一直盯着屏幕，边缘注意力就可以接受听觉或触觉反馈。因此越来越多的系统采用多模态方式，在不同的训练项目中各种模态交叉发挥作用。此外，在反馈载体中智能手持设备相较于传统的电脑所占比重提升。反馈内容主要分为结果反馈（knowledge of results）和绩效反馈（knowledge of performance）。

从系统执行的角度出发，根据可穿戴设备中电子模块和织物的结合程度可以将穿戴系统分为三个层次：①配件式，模块放置在口袋中或腕带类设备固定在身体上；②嵌入式，传感模块通过导电材料等嵌入于织物中；③整合式，智能织物本身具有传感器的特性。目前，大部分的系统为配件式和嵌入式，具有较高的准确度、稳定性、技术成熟度，但是整合式系统在将康复服装发展为日常服装方面有巨大潜力。

基于相同的传感技术，不同的算法处理可以实现不同功能。通过监测关节活动范围、肢体活动量和肢体姿势，其目的在于提升关节活动范围、动作表现、动作的协调度、姿势、肌肉力度以及日常活动表现等。

四、案例

（一）腕带设备——Us'em

Us'em 腕带是应用劝导式技术鼓励脑卒中患者在日常生活中增加受损手臂运动量的腕带设备。

脑卒中患者在手术后较长时间依然有使用受损手臂困难的问题，众多实验表明在强制性运动疗法中不断使用受损手臂可以大幅地提升上臂和手的表现。然而这需要治疗师投入大量时间来监督和提醒训练患者。另外，最新研究验证了以任务导向训练疗法的优势。

因此，研究者为了鼓励患者在日常环境和活动中增加受损手臂的使用频率和运动量而设计了 Us'em 系统。智能腕带、智能手表类的配件式可穿戴设备具有体积小、使用方便等优点。Us'em 腕带内置加速度传感器，两个腕带分别戴在正常手臂和受损手臂上（图7-4-3），通过监测和对比受损手臂和正常手臂的活动总量，给患者提供实时反馈和总结反馈。该系统经过多次迭代，在9名脑卒中患者的测试中易用性和可靠性表现良好。直观的视觉反馈可以实时显示运动量情况，鼓励日常的生活环境中受损手臂的使用。

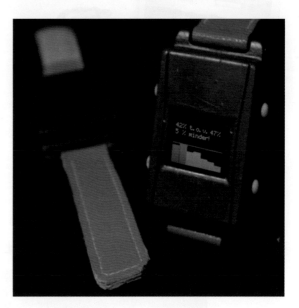

图 7-4-3 Us'em 腕带

（二）智能音乐游戏手套

游戏化是可穿戴康复设备的另一个趋势，可穿戴设备与桌面游戏、电子游戏和虚拟游戏有效地组成了新的互动系统：可穿戴设备作为数据捕捉和输入端，通过游戏来给予用户反馈、甚至指导建议。

加利福尼亚大学的生物医学工程学院开发了为脑卒中患者康复设计的音乐游戏手套（musical glove）。该产品已进行了随机临床试验且商业化。音乐游戏手套在每个手指的指尖和食指侧面嵌入了导电材料，当拇指触碰到其他手指的某个导电点就会触发一个对应的音符（图7-4-4），患者可以通过音乐游戏来逐步提高手指的灵活度。临床试验邀请了12位脑卒中患者，结果表明在抓取小物体这个项目中，使用音乐游戏手套康复训练的患者的手功能康复效果优于传统的训练，且患者有更多的兴趣。这套设备简易巧妙，没有引入复杂的传感系统，却非常适用于训练手指抓握动作，且具有很好的引入家庭康复的潜力。

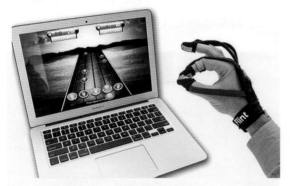

图 7-4-4　音乐游戏手套和音乐游戏界面

（三）康复服装 Zishi

智能康复服装（smart rehabilitation garment）不仅可以准确地监测患者的运动和姿态且相比于其他动态监测方法例如光学捕捉系统具有多方面优势：良好的舒适度、无空间限制、可日常穿着、低成本等，具有很好的应用于家庭康复的潜力。埃因霍温理工大学工业设计学院Panos Markopoulos教授团队与复旦大学陈炜教授团队合作的一个研究方向致力于智能交互式康复技术，包括面向终端用户的互动式手功能训练平台 TagTrainer，智能康复服装Zishi 等多个项目。Zishi 是一套嵌入导电材料和传感模块的智能康复服装，可以实时监测患者的上身动态情况，提供屏幕信息、声音及衣服上的震动等多种反馈帮助患者控制代偿，更加有效的训练（图7-4-5）。肩痛患者、脑卒中患者等在手功能康复训练中会发展代偿机制，本应发挥作用的肌肉群不能正常工作而引入其他部分的肌肉作为主导。Zishi 集成了 3 个惯性传感器（一个在肩峰，另外两个在脊柱）来获得肩膀和上身的代偿数据。训练时，患者可以实时地看到代偿水平，当用户的代偿幅度超过了提前设置的阈值也会得到提醒。这套系统在易用性、对用户的激励性方面表现良好。

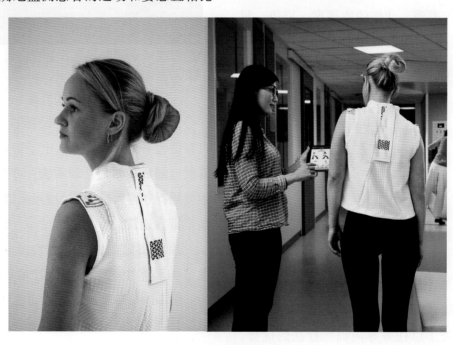

图 7-4-5　康复服装 Zishi

（四）ArmSleeve 智能服装

可穿戴设备在辅助治疗师远程医疗、居家式的个性化训练上具有很强的优势。可穿戴康复系统 ArmSleeve 可以监测脑卒中患者在日常生活训练中的客观数据，作业治疗师可以远程了解患者的情况：关节活动范围、运动量、运动时间、动作质量、动态活跃区域等信息，从而给予患者更加准确的远程指导。系统包括传感器和视觉反馈两个部分，3 个传感器单元包含惯性传感器、微处理器和 SD 存储卡，它们分别固定在用户的手腕、手肘和肩膀（图 7-4-6）。视觉反馈包括：①训练情况概要；②时间线；③关节活动范围；④动态热点图。通过 ArmSleeve 系统，作业治疗师可以更好且更有效地和患者以及其他治疗师交流。

五、小结

从技术创新和社会影响的角度来看，2015—2025 被看作可穿戴技术的新时代，互动式可穿戴康复系统也在随着潮流快速发展。本章节详细总结了用于康复可穿戴设备的分类、特点要求、设计和执行的要点，并分别介绍了 4 个具有特色的手功能康复可穿戴系统，包括腕带设备、智能手套和智能服装等。未来的系统开发要综合考虑来自功能、技术和美学三个大方面的综合需求。我们正在从配件式的 1.0 系统向高度整合式的 2.0 系统发展，功能性、舒适性、易用性以及激励性都会更好的提升。

（王　琦）

第五节　脑机接口技术

一、诞生与发展

1973 年美国 Jacques Vidal 首次提出脑机接口的概念。直到 20 世纪 90 年代，伴随着计算机技术和神经科学等的发展，BCI 技术才达到新发展，1999 年首届脑-机接口国际会议时，定义 BCI "是指一种不依赖于脑的正常输出通路（外周神经和肌肉）的脑-机通信系统"，世界范围内共有来自 6 个国家、24 个研究组的 50 个代表参加，标志着研究热点的初步形成。之后在 2002 年（38 个研究组，90 位参会代表）、2005 年（53 个研究组，160 位参会代表）、2010 年（136 个研究组，283 位参会代表）、2013 年（165 个研究组，315 位参会代表）、2016 年（188 个研究组，407 位参会代表）分别召开了第二次到第六次国际会议。可见，BCI 技术得到了迅猛发展，BCI 的概念在 2012 年 Wolpaw J 等人从神经生理学角度给出了更为严谨的定义：脑机接口 "是一个可以

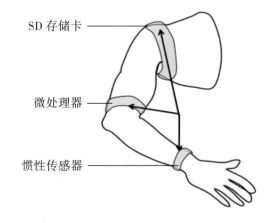
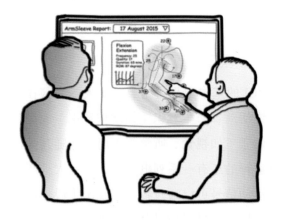

图 7-4-6　可穿戴康复系统 ArmSleeve

改变中枢神经系统（central nervous system，CNS）与大脑内外环境之间交互作用的系统，它通过检测中枢神经系统活动并将其转化为人工输出来替代、修复、增强、补充或改善 CNS 的正常输出"。经过十几年的实践，科学家们已体验到 BCI 技术不仅仅能为大脑搭建新的对外交流通路来替代常规交互方式，而更为重要的是 BCI 可修复、增强、补充或改善 CNS 对外交互状态，使之性能趋于正常甚至更优。

世界卫生组织调查显示，半数以上脑卒中患者发生手功能障碍，手功能障碍成为影响患者独立生活能力的重要因素。在"中枢-外周-中枢"大闭环康复干预模式中，脑机接口扮演着中枢干预这一角色，针对手部功能障碍在主管手部功能的特定脑区进行刺激，通过这种刺激来实现恢复受损手功能的目的，如图 7-5-1 所示。

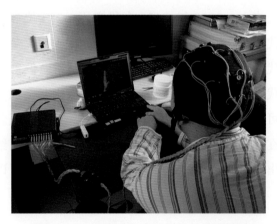

图 7-5-1 脑卒中患者接受脑机接口干预

二、基本原理

BCI 的基本原理是指当一个人的大脑在进行思维活动、产生意识（如动作意识）或受到外界刺激（如视觉、听觉等）时，伴随其神经系统运行的还有一系列电活动，这些大脑产生的电活动信号可以通过特定的技术手段加以检测，然后再通过对信号分析处理，从中辨别出当事人的真实意图，并将其大脑思维活动转换为指令信号，以实现对外部物理设备的有效控制。例如，患者想象腕背伸动作，大脑相应区域激活产生的电活动被检测到然后进行转化为相应的指令，结合功能性电刺激，即可达到腕背伸目的。原则上讲，伴随脑活动产生的电、磁、代谢、化学、热、机械响应等各种信号经过采集、识别，都可以转化为控制信号，包括皮质脑电（electrocorticography，ECoG）、头皮脑电（electroencephalogram，EEG）、脑磁信号（magnetoencephalography，MEG）、功能磁共振成像（functional magnetic resonance imaging，fMRI）及近红外光谱（near-infrared spectroscopy，NIRS）技术等，其中 EEG 信号具有信息量大、时间分辨率高、便携无创、价格低廉等优点，为 BCI 提供了实用可行性，使得基于 EEG 的 BCI 成为应用最普遍的主流 BCI 系统。

三、基于 EEG 的脑机接口类型

依据 EEG 信号产生方式的不同，可以分为基于诱发 EEG 的 BCI 和基于自发 EEG 的 BCI 两种：

（一）诱发 EEG

诱发 EEG 是神经系统接受内、外界刺激所产生的自动响应。目前 BCI 中使用的诱发 EEG 主要有 P300 和稳态视觉诱发电位（steady-state visual evoked potential，SSVEP）。P300 是一种事件相关电位，是潜伏期在 300ms 左右的正相诱发电位，属于事件相关电位的内源性成分，是受试者对刺激信息进行加工的客观反应。P300-BCI 有很多优点，如准确率高、容易实现且无需训练即可使用等，但 P300 系统输出速度低下、信息传输率不高。SSVEP-BCI 是指当被试者受到外界图形或闪光等视觉刺激时，大脑皮质枕叶区神经细胞会自发产生特定的电活动变化，具有明显的周期性，采集的脑电频谱含有一系列与刺激频率成整数倍的频率成分，例如一段 7Hz 刺激诱发的 SSVEP 的幅度谱，在 7Hz、14Hz、21Hz 处可以看到明显的峰值。通过信号处理技术提取出相关的频率成分就可以判别被试者注视的目标。例如使用 6Hz 手部图片闪光进行刺激时，可检测到脑诱发电位频谱含有 6Hz、12Hz 等成分，这时我们认为大脑识别出了该目标。SSVEP 集中在特定的频率，信噪比高，是人的视觉系统在外界刺激下的正常反应，SSVEP - BCI 系统具有相对简单、不需训练、识别准确率高、数据传输率高、实用性强的特点，但受视疲劳的影响而使性能不稳定。

基于诱发 EEG 的 BCI 具有需要外界设备刺激、任务控制数量多、训练时间短、信息传输率高的特点，但是 P300-BCI 存在识别率较低的问题、SSVEP - BCI 则受到视觉疲劳的干扰。

（二）自发 EEG

自发 EEG 是人体在自然状态下记录的，基于自发 EEG 的 BCI，其使用者仅仅通过"thinking"即可实现，不需要结构化环境，但需要使用者通过训练来产生特定模式的 EEG。基于自发 EEG 的 BCI 是一种更加自然、更加实用的人机接口方式，也可称为主动式，主要包括基于慢皮质电位（slow cortical potentials，SCP）的 SCP-BCI 系统、基于运动想象的 MI-BCI 系统。SCP 反映的是产生于皮质的电位变化情况，持续时间从 300 毫秒到几秒，SCP 能够反映出皮质 Ⅰ、Ⅱ 层的兴奋情况，通过一定程度的反馈训练，被试者可以控制 SCP 幅值产生正向或者反向的偏移，或者说通过训练可以掌握控制 SCP 的幅值，继而实现控制或与外界进行交流。德国 Tubingen 大学的 Niels Birbaumer 及 Hinterberger 等人

利用 SCP 原理设计思维转换设备（thought translation device，TTD），实现患者与外界的文字交流，从而避开手部打字这一手功能活动或者弥补有手功能缺陷者。运动想象（MI）理论依据是指人们进行运动想象时，大脑局部皮质（主要是感觉运动皮质）的某些波段的能量会发生改变。伴随事件而出现的能量下降的现象称为事件相关去同步（event related desynchronization，ERD）；伴随事件而出现的能量上升的现象称为事件相关同步（event related synchronization，ERS）。当大脑皮质某区域受到感官、动作指令或想象动作等刺激而开始激活时，可以导致相应频段的脑电信号振荡的幅度降低或者阻滞，大脑在惰性状态下表现出明显波幅增高的电活动。Mu 和 beta 的 ERD 和 ERS 出现在感觉运动皮质，并且具有对侧优势。如当患者想象单侧肢体运动时（如想像右手运动），大脑对侧的运动感觉区（左侧运动皮质如 C3）Mu 和 beta 节律能量减小，而同侧（右侧运动皮质如 C4）的运动感觉区 Mu 和 beta 节律能量增大，这是大脑神经元突触后电位相互削弱和增强的结果。MI-BCI 正是基于此进行运动意图的识别，进而控制对应肢体的运动。

基于自发 EEG 的 BCI 任务控制数量很少，目前只能在 70%~80% 精度范围内识别某一部位是否存在运动意图，无法对同一部位的精细运动模式进行判断，限制了 MI - BCI 设备的精细控制能力，需要长时间训练，信息传输慢，但无需外界刺激，在康复领域具有独特优势。

四、基于 MI-BCI 的康复应用

MI-BCI 在手功能康复领域具有其他现有康复技术无法比拟的优势和前景，尤其是对脑神经疾病手功能障碍的临床具有诱人的潜在应用价值。如完全或部分丧失手部运动能力患者

（脑卒中、脊髓损伤、脊髓侧索硬化等病症），针对上肢与手的运动功能障碍，患者可一方面通过 BCI 系统实现对外界设备的操控，替代上肢与手的运动进而提高运动能力，让患者重新获得部分日常生活所需功能，极大地提高了患者的生活质量；另外一方面更为重要的是，通过 MI-BCI 系统，在患者主动想象期间实时采集其脑电波信号，通过分析被试者不同运动想象模式下 ERD/ERS 脑电能量分布情况来判别被试者的想象内容，并输出相应的控制信号。当探测到患者有康复意图时，再结合传统的康复功能性电刺激、手与上肢康复机器人，形成主动"中枢 – 外周 – 中枢"小闭环反馈训练方式，不断刺激运动想象相关的运动皮质，促进大脑整合，诱导大脑的神经可塑性，进而增加康复治疗的效果，实现运动功能的重建。同时，由于 Mu 和 beta 频段的 ERD 可以作为大脑激活的指标，ERS 的出现表明大脑处于失活状态，提示皮质区域恢复到静息或惰性状态，可以在一定程度上为神经可塑性观察及评价提供方法学基础。在临床应用中，在脑卒中恢复期，甚至是后遗症期，对上肢功能残存极少甚至完全无主动运动的末端肢体手的康复，均可使用脑机接口，采集患者的脑电信号，转化为相应的运动意图，并结合机器外骨骼系统或功能性电刺激，从而达到带动手的各方向运动的目的，不仅有促进患者手功能恢复的作用，同时还能协助患者进行基本的日常生活。

总之，MI-BCI 在中枢神经可塑理论指导下，尽管还存在训练时间长、不同个体及同一个体不同时间段很难兼容、模型的自适应还比较差等缺点，但其为运动想象疗法在脑神经康复临床中的应用开拓了全新思路，相信伴随着信号采集硬件及人工智能信号解码技术的不断发展，它将为患者的上肢手功能能康复带来福音。

（杨帮华）

第六节　光学动作捕捉技术

脑卒中后手功能康复程度是提高患者生活质量的关键，手功能康复阶段性评估对于脑卒中患者康复疗程的及时动态调整与康复程度提升至关重要。目前，手功能康复领域的评估方法主要依靠康复治疗师结合医学定性量表进行人工评估，评估结果不准确且往往会受到各种主观因素影响。

由于传统的手功能康复定性评估具有较大的主观性，依赖不同康复治疗师的实际操作与诊疗经验。在"精准医疗"这一概念提出之后，迫切需要可定量评估经过训练之后患者手功能康复程度的精准检测技术，能够提供手功能运动量化数据，给出具有相应理论依据与标准佐证的定量评估结果，能够与定性量表评估结合，为患者制订更加合理的康复训练计划，并且对于手功能精准检测技术，必须是以非接触式、对患者无损、能够容忍手物理尺寸多样性的方式进行。

一、几种常见的手功能定量检测技术

（一）计算机视觉检测方法

非接触式计算机视觉检测方案基于摄像机所采集的手及上肢视频数据进行智能分析，可以做到对患者的待测部位尽量减少差异性需求，只需要摆放在可识别的特定区域即可。但是由于目前计算机视觉和模式识别算法的发展还远没有达到可识别任意人手动作的程度。当前多种基于神经网络的深度学习方法，对人手动作已经有很高的识别率，但是由于脑卒中患者的患手运动功能普遍较弱，针对特定动作的运动过程不具有统一的规范性，同时实际测试中还存在手部关节遮挡、重叠、动作多义性等无法解决的难题，所以单纯依靠计算机视觉检测方法，尚无法较为准确地获取到脑卒中患者手部的完整定量运动参数。

（二）Kinect 检测方法

Kinect 是美国微软公司开发的一款 3D 体感摄像机，用于多种场景下的人体肢体动作捕捉与识别，它由三个主要部分组成：RGB 彩色摄像机、红外线发射器以及红外线 CMOS 摄像机所构成的 3D 深度感应器。对场景中的人体进行动作捕捉时，Kinect 首先发射红外线并进行红外线反射，从而可以计算出视场范围内每一个像素的深度值，从深度数据中最先提取出物体的主体和形状，然后用这些形状信息来匹配场景中人体的各个部分，最后匹配计算出各个关节在人体中的位置。由于 Kinect 最多可以追踪人体的 20 个骨骼点，所以在上肢功能康复训练方面，Kinect 主要应用于追踪人体的肩、肘、手腕、手掌中心点等位置信息。虽然通过 Kinect 采集到的人手部的图像可以获得稳定的图像序列乃至深度信息，但要通过这些图像序列信息，进而提取出人手部的详细活动信息必须经过复杂的图像处理和识别过程，难以保证快速、准确地估计人手多种姿态，再加上脑卒中患者患手运动功能的严重退化，仅仅依靠 Kinect 想要获取到患者手部包括各个手指在内的关节活动信息，将会非常困难。

（三）非接触式体感检测方法

对于脑卒中患者手部关节运动功能的定量检测从技术角度而言是比较困难的一项工作。美国 Leap 公司出品的一款专门捕获手运动特性的非接触式体感控制器 Leap Motion，为解决这一问题提供了可能。Leap Motion 是针对手部精细动作识别的工具，它利用双目红外成像的原理重建出手的三维空间运动信息，能检测出手、手指和类似手指的工具并实时获取它们的位置、方向等信息。Leap Motion 采集的基本单位是帧，平均具有 0.01mm 级的捕捉精度，具有较高的采集效率和准确性。手功能康复定量评估过程中，需要对针对患者的手在多种运动动作情况下，都能够实时准确检测，Leap Motion 能够部分满足评估过程中对手部信息采集的要求，对于运动功能较差、位置摆放不到位、角度变化较大、自我遮挡等情况，Leap Motion 无法有效完成对手部运动特性的实时计算。Leap Motion 对用户手掌的 9 块骨、29 个关节进行探测，可以识别毫米级的极短位移量，可以探测类似手指的实体（如铅笔、钢笔等）。

（四）多种视觉传感手段融合的手功能检测方法

目前手功能康复领域的评估方法仍然以康复治疗师的定性评估为主，定量评估方法几乎是空白。同时由于脑卒中后患者手部运动情况复杂，需要较为精确地识别手部较小尺度的关节精细动作，显然现有单一技术无法完成这一定量评估要求。多维视觉脑卒中后手功能康复定量评估平台采用了多种视觉传感手段融合的手功能检测方法。将计算机视觉处理技术与非接触式体感检测技术相结合，从较大尺度的手掌与小臂，到较小尺度的手指关节，两个维度上进行了融合处理，并且解决了患者手部位置自动检测、动态跟踪、合理检测范围自动识别等测试监督规范的问题。

二、多维视觉脑卒中后手功能康复定量评估平台

多维视觉脑卒中后手功能康复定量评估平台是将计算机视觉处理技术与非接触式体感检测技术相结合，通过多维度精准视觉采集与智能分析，完成手功能康复定量评估设计。其中，通过采集手部的常规视频信号，进行计算机视觉分析，完成基于手部位置的自动检测与动态跟踪，结合智能语音提示，动态检测患者在健手建模与患手评估过程中手部实时动作情

况与空间位置。通过非接触式体感检测设备，实时获取手掌、手指、手腕各个关节点三维空间信息与运动矢量数据。将计算机视觉计算得到的视频分析结果与非接触式体感检测设备获取到的精细关节数据相结合，通过融合计算，得到患者健手与患手的完整定量运动初步数据。然后针对目前手功能康复训练定性评估Brunnstrom量表等所对应的一套脑卒中后手功能康复评估动作，如前臂旋前旋后、桡偏、尺偏、腕背伸、拇指内收/外展、四指（除拇指外）内收外展等若干动作，结合本平台手功能动作智能分析算法软件模块，进行特征数据降维与模式匹配，分析取得手部关节运动参量，作为手功能康复定量评估标准的系统评估参数。同时，通过多点网络连接，设立远程管理服务器，经数据抽查、视频监测等方式实现定量、准确、规范、一致化的评估过程质量管理。

该系统基于临床实践确定脑卒中后手功能评定项目，利用单侧健手指导患手的新思路，完成多个动作的动画标准手指导、健侧健手建模与患侧患手评估过程，设计出一套基于标准手、患者健手、患者患手的规范化、综合性定量评估过程与实施方法，科学定量地解决脑卒中后手功能康复阶段性定量评估的问题。

（陆小锋）

第七节 镜像视觉反馈技术

一、介绍

视觉作为知觉的主导，是人体感知外界的主要信息来源。依靠视觉反馈，人体能够对手的功能动作进行感知、控制甚至是修正。在手功能康复中，越来越多的技术、设备强调应用视觉反馈在治疗中对于患者感知训练的重要性。常规的视觉反馈在治疗过程中更多地作为

提醒，而镜像视觉反馈却有别于常规视觉反馈，是具有其独特治疗作用的一类反馈。1995年Ramachandran等学者首次提出镜像视觉反馈（mirror visual feedback，MVF），并应用于截肢患者患肢疼痛的治疗。镜像视觉反馈是指利用平面镜等成像装置，将健手的运动情况反馈到患侧，并使健手影像与患侧手完全重合，造成患者错误地认为患手重新恢复了正常的形态或运动功能。镜像视觉反馈，这种错误的视觉信息也被称做视错觉。而镜像视觉反馈技术即利用这种视觉反馈或错误的视觉信息输入对大脑进行"欺骗"，以进行手与上肢功能障碍的康复，并且在手功能康复领域从幻肢痛的抑制逐步转移到中枢神经损伤后的手运动功能恢复甚至是水肿控制中。依靠视觉刺激进行干预，镜像视觉反馈的作用机制目前学界没有统一的标准。对于其促进运动功能恢复的可能机制可以概述为：通过增强患侧肢体视觉信息输入，提高患侧肢体感知，减轻习得性失用；通过视觉信息刺激运动感觉皮质，强化中枢神经系统对肢体的控制。也有学者认为，镜像视觉反馈借助镜像神经元系统改善中枢状态，达到上述治疗效果。

二、应用及装置

手功能障碍的原因、表现形式多种多样。手与上肢的单侧疼痛，中枢神经损伤后的手部运动、感觉功能障碍都是镜像视觉反馈技术适应的功能障碍类型。此外，手部运动控制、协调性训练以及手运动功能康复所诱发的言语、认知功能康复也是镜像视觉反馈技术的适应证及应用范围。镜像视觉反馈技术在脑卒中手功能障碍患者的应用主要是通过利用各类成像装置产生镜像视错觉结合治疗师设计一系列手部或上肢功能动作，并辅以辅具进行康复训练。研究证明，基于镜像视觉反馈的手与上肢功能

训练能够明显缓解截肢患者幻肢痛以及提高脑卒中患者关节活动度、强化上肢运动的速度和准确度、增加握力以及改善生活质量等。但该技术在临床应用过程中应掌握相应原则及流程以更好地规范临床操作，加强其推广。作为以视错觉为主要刺激的治疗手段，为使患者充分接受治疗并获得较好的治疗效果，应对患者进行及时的宣教；针对手功能障碍情况设计适宜的训练项目；并且根据中枢干预手段的治疗特点及原则，镜像视觉反馈治疗应联合针对手部的物理治疗与作业治疗且先后开展以到达最好的中枢干预效果。

镜像视觉反馈技术的实现需要依靠成像装置提供视觉反馈。依托平面镜成像提供镜像视觉反馈是经典的镜像装置。患者端坐于治疗桌前，治疗师嘱咐患者将双手放置在桌面上，此时治疗师将一块大小适中的平面镜垂直于治疗桌面放置在患者前面，镜面一侧朝向健侧手与上肢，不反光一侧朝向患侧肢体（图7-7-1）。

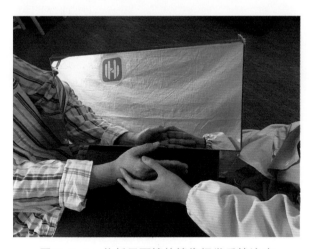

图 7-7-1　依托平面镜的镜像视觉反馈治疗

镜像视觉反馈治疗开始之前，康复治疗师应对患者进行适当宣教，讲解该项治疗的特殊性以及注意事项。治疗过程中，康复治疗师与患者相对而坐，并按治疗需要制订相应的手部康复训练动作并与患者配合完成相应训练。在治疗过程中，康复治疗师应全程参与并不时引导患者进行康复训练。

不难发现，这类经典的镜像视觉反馈技术的载体存在诸多的实际临床应用问题。例如治疗过程中，患者需要始终侧着头注视平面镜里的手部运动情况；康复治疗师需时刻与患者保持接触并不停地给予语言指导以确保患者时刻接受镜像视觉反馈等。这些基于提供镜像视觉反馈装置以及治疗范式的弊端无形中阻碍了镜像视觉反馈技术在手与上肢功能障碍康复中的临床应用与发展。当然，也有许多将平面镜装置进行改良，设计出"镜箱（mirror box）"、可以调节倾斜角度的平面镜、眼镜式装置（mirror glasses）等。但这些装置都无法避免基于平面镜成像原理及传统的操作范式带来的患者对手部感知以及对镜像视觉反馈接受度较低的问题。

近些年，随着数字信息技术的发展，镜像视觉反馈技术在手与上肢功能康复中的应用形式也发生着巨大的改变。作为一种康复训练或治疗的辅助器具，镜像视觉反馈技术的改变主要体现在应用装置以及训练范式上。基于摄像头与显示器成像的装置与镜像视觉反馈技术相结合便是一类康复工程介入的技术创新、规范的应用。患者坐于无靠背凳子上以规定的姿势保持对称坐姿，并保持髋关节、膝关节、踝关节位置固定。在训练的准备阶段，摄像头将采集健手运动影像〔健肢体会跟着节拍器（1Hz）完成相应训练动作〕，并储存于电脑中，在训练时以镜像视觉反馈模式投影到桌面显示器以供患者进行训练。为更好营造视错觉或镜像视觉反馈环境，也有人将头盔式显示器（head mounted dis-play，HMD）作为呈现镜像视觉反馈的显示装置，并结合角度探测器、编码器等提供患者单视场的虚拟视觉反馈。治疗过程中，患者可以通过显示器观看到虚拟的治疗界面，包括患手、桌面、杯子等。其中虚拟患侧的手与上肢将随着健侧肢体的运动而做相应的镜像动作。

康复工程的介入使得镜像视觉反馈技术在设备层面发生了颠覆性的改变。但上述设备从镜像视觉反馈技术的理论层面仍然存在一些不足，包括其所制造的镜像视觉反馈并不是实时信号，以及有些装置提供的是虚拟的视觉信号，与经典的镜像视觉反馈引起大脑皮质兴奋性改变相比，这些视觉刺激引起的皮质兴奋及传导通路有所不同。基于对镜像视觉反馈引起中枢神经兴奋性调控或神经重塑的研究结果，研究者也逐步意识到提供镜像视觉反馈的装置仍然需要改进。利用摄像头采集健手的运动影像并实时地反馈到患侧（图7-7-2）以提供镜像视觉反馈的范式是目前研究领域较为创新的技术应用模型，其实时的镜像视觉反馈有助于营造更加真实的视错觉以"欺骗"大脑，引起中枢神经兴奋性的改变。

除了对镜像视觉反馈装置进行改造以提供更加便利的操作流程，营造更加逼真的镜像视错觉外，镜像视觉反馈技术中对视觉信息本身进行调控也是新的一种改革。利用软件编程，将摄像头采集到的健手影像镜像反馈到患侧，但并非实时反馈，而是延迟一个动作，这样的镜像视觉反馈也被称为延迟镜像视觉反馈（delayed mirror visual feedback）。通过对镜像视觉反馈进行调控，能够更加有效地激活中枢神经，提高该治疗的中枢干预效率。

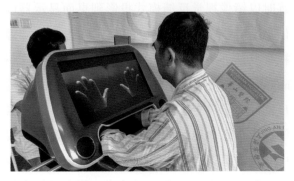

图7-7-2 依托摄像头及显示器提供镜像视觉反馈的治疗

三、未来发展

镜像视觉反馈作为一类中枢干预手段，通过利用"错误的"视觉信息对中枢神经系统进行干预以达到促进手与上肢功能康复的目的。手与上肢功能障碍康复复杂，其中中枢神经损伤后的手与上肢功能恢复最为棘手且见效缓慢。镜像视觉反馈技术借助康复工程的构架体系，对经典的镜像视觉反馈进行改造，包括从装置的改良、操作范式的规范甚至到视觉反馈本身的调控等一系列革新，将有助于镜像视觉反馈治疗在手功能康复中的进一步应用。对于镜像视觉反馈技术在手与上肢功能障碍康复中的临床应用以及科学探究，目前仍然有大片空白以及灰色区域等待临床工作人员或者科研人员进行探索。康复工程与这项传统、经典的作业治疗项目结合，通过利用其治疗的核心原理势必将镜像视觉反馈技术在康复中的应用价值进一步提升。

（贾 杰 丁 力）

参考文献

[1] 喻洪流，石萍.康复器械技术及路线图规划.南京：东南大学出版社，2014.

[2] 王珏.康复工程基础.西安：西安交通大学出版社，2008.

[3] 刘云浩.物联网导论.2版.北京：科学出版社，2013.

[4] 张飞，喻洪流，王露露，等.康复机器人的分类探讨.中华物理医学与康复杂志，2017，39（8）：633-636.

[5] 俞磊，陆阳，朱晓玲，等.物联网技术在医疗领域的研究进展.计算机应用研究，2012，29（1）：1-7.

[6] 杨文璐，王杰，夏斌，等.基于Kinect的下肢体康复动作评估系统.传感器与微系统，2017，36（1）：91-94.

[7] 夏斌，刘开余，何志杰，等.Kinect体感交互技术在运动康复中的应用设计.中华物理医学与康复杂

志，2014，36（12）：951-955.

[8] 王仲朋，陈龙，何峰，等.面向康复与辅助应用的脑-机接口趋势与展望.仪器仪表学报，2017，38（6）：1307-1318.

[9] 丁力，贾杰."镜像疗法"作为一种康复治疗技术的新进展.中国康复医学杂志，2015，30（5）：509-512.

[10] 贾杰."中枢-外周-中枢"闭环康复——脑卒中后手功能康复新理念[J].中国康复医学杂志，2016，31（11）：1180-1182.

[11] 林海波，梅为林，张毅，等.基于 Kinect 骨骼信息的机械臂体感交互系统的设计与实现.计算机应用与软件，2013，02：157-160+176.

[12] 邓瑞，周玲玲，应忍冬.基于 Kinect 深度信息的手势提取与识别研究.计算机应用研究，2013，04：1263-1265.

[13] Subramanian SK, Lourenco CB, Chilingaryan G, et al.Arm motor recovery using avirtual reality intervention in chronic stroke：Randomized control trial. Neurorehabil Neural Repair，2013，27（1）：13-23.

[14] Shin JH, Bog Park S, Ho Jang S, et al.Effects of game-based virtual reality on health-related quality of life in chronic stroke patients：A randomized, controlled study.Computers in biology and medicine，2015，63：92-98.

[15] McEwen D, Taillon-Hobson A, Bilodeau M, et al.Virtual reality exercise improves mobility after stroke an inpatient randomized controlled trial. Stroke，2014，45（6）：1853-1855.

[16] Wang Q, De Baets L, Timmermans A, et al.Motor Control Training for the Shoulder with Smart Garments.Sensors，2017，17：1687‐1618.

[17] Wang Q, Markopoulos P, Bin Yu, et al.Interactive wearable systems for upper body rehabilitation：a systematic review.J Neuroeng Rehabil,2017，14（1）：20.

[18] Wolpaw JR, Birbaumer N, Heetderks WJ.Brain computer interface technology：a review of the first international meeting.IEEE Transactions on Rehabilitation Engineering，2000，8（2）：164-173.

[19] Liao LD, Lin CT, Mcdowell K, et al.Biosensor Technologies for Augmented Brain-Computer Interfaces in the Next Decades.Proceedings of the IEEE，2012，100（5）：1553-1566.

[20] Jamie Shotton, Andrew Fitzgibbon, Mat Cook, et al.Real-Time Human Pose Recognition in Parts from Single Depth Images[C].International Conference on Computer Vision and Pattern Recognition：IEEE，2011：1297-1304.

第八章 手功能康复的科学研究

第一节　手功能康复的研究背景

手功能康复作为一个方兴未艾的领域正被越来越多的临床和科研工作者所关注，大家不仅关注手功能障碍临床表现的规律和特殊形式、有效的康复评估和干预措施，也关注临床现象和康复措施背后的深层机制，以及康复评估及干预方案的规范化和标准化。要在上述方面取得进步，离不开高质量的研究。提出核心（科学或临床）问题是高质量研究的关键。手功能康复研究问题的提出，应该围绕手与上肢的功能，以临床观察和既往研究为基础，应注意研究问题是否具备理论和应用价值、是否具备可行性。在确定研究问题时，从以下几个方面进行综合考虑，有助于扩展研究思路并提炼研究问题。

一、从手功能相关的"构成要素"考虑研究问题

为促进世界范围内健康相关研究数据的分析和报道，WHO 在 2001 年提出了国际功能、残疾和健康分类（ICF），以协助规范化健康相关领域的研究工作和数据报告。分类包括两

个主要构成要素。

（一）功能和残疾

（1）身体功能和结构。

（2）活动和参与能力。

（二）背景因素

（1）环境因素。

（2）个人因素

由于手功能涉及生理、病理机制的复杂性，以及其对于日常生活、工作及社会活动等的重要性，在上述分类中，都有手功能研究正在关注、可以关注、应该关注的问题。

举例来说，在"身体功能和结构"要素中，可研究手与上肢在病损状态下的结构特征、运动模式特征、相关神经系统的结构损伤或功能状态异常等，对其进行系统、规范的评估描述，并对其病理生理机制以及相关的临床问题进行探索。如脑卒中患者出现手功能障碍后，对于外周的"手-上肢"这一部分，可以评估分析其结构损伤、功能缺陷、异常运动模式的表现特征和彼此间的关系，如贾杰团队研发的"多维度自动化视频手功能评估系统"，即可对异常手的多种功能活动进行全方位评估分析；而对"手-上肢"功能障碍相关的中枢神经机制进行研究，则可分析具体脑损伤的定位、脑结构网络损伤、各运动脑区之间功能连接的变化特征，及其与手功能异常的相关性等。

在"活动和参与能力"要素中，可研究患者在存在"病损"情形下的多种活动和参与能力的变化，特别可关注与日常生活息息相关的个体化的功能要求。如对于较年轻的脑卒中患者来说，是否可以流畅地使用手机，是否可以积极参与社交活动；对于老年脑卒中患者来说，是否具备使用必要的辅助器具的功能（如拐杖、轮椅、眼镜等）。在"环境因素"方面，可从生活环境、社会环境等多方面考虑问题，如对

于脑卒中后存在偏侧忽略的患者，生活环境是否需要进行相应改造。如改变生活环境中需要手进行操作的常用物品的摆放位置和规律。这些改变是否有助于改善患者的生活质量，或减少并发症的发生。而对于"个人因素"，可从个人（生活）习惯、病前状态等多种要素考虑拓展研究思路。如病损手与利手（左利手或右利手）关系的不同是否对恢复过程产生重要影响，原有职业或技能训练，对患者的功能状态、恢复特征以及康复需求是否有影响？有怎样的影响？针对某些个人因素，如何制订更个体化的精准康复方案等。

在提出问题时，考虑问题相关的健康构成要素，有助于对问题的分析定位，以及资料收集与分析，并有助于聚焦研究目标。

二、从"现象""干预效应"与"机制"等不同角度考虑研究问题

以往提到研究，人们往往容易联想到最为基础的细胞生物学或动物研究这类生理、病理机制研究，但与手功能（及其他各类功能）相关研究所关心的问题远不止于此，而是涉及关注"现象"的各类观察性研究、调查干预措施效应的实验和临床研究，以及对对手功能多层面"机制"的研究等。

观察性研究一般关注特定"现象"，关注特定对象（如手外伤患者）的某些表现特征和规律。这类研究，可以着眼于对新现象的描述和发现、对某种现象规律性的总结或对不同现象间关系的分析等；常见的横向调查、病例报告、病例队列研究都可归入此类。观察性研究有利于总结日常工作中经历、观察到的种种现象，为临床评估和干预提供指导，并为进一步提出科研问题提供基础。

手功能障碍的康复需要综合利用多种干预措施，对已有的干预措施进行改进，并创立新

的干预措施，以求达到更好的临床康复效果。手功能障碍的另一大类研究是关注干预效应的实验或临床研究，关注特定手功能评估、干预方案的可靠性、安全性、有效性等问题，获得循证医学证据，给临床康复工作以直接指导。最典型的临床随机、对照研究就属于此类。

另外一类研究的目的在于揭示手功能及其障碍背后的深层"机制"。正常手功能及其在各种病损状态下的异常、恢复规律等极为复杂，对手功能障碍病因和机制的理解、创立新的具有科学性的康复干预方案，都离不开对手功能及其障碍发生、发展、演变的内在机制的研究。这类研究可从不同层面探索手功能（障碍）的机制。除了以往人们关注的分子生物学、细胞生物学和动物研究外，组织器官系统层面和行为心理层面的机制研究也至关重要，有时对于理解临床显像、制订干预方案有更直接的提示和指导作用。例如，对于脑卒中患者，利用磁共振、脑电图、经颅磁刺激（TMS）等多种技术，可对其病理状态下的脑结构损伤和功能活动机制进行定性、定量分析，并与患者的手功能障碍程度和形式特征进行相关分析；然后，在此基础上，可进行针对性的干预（如利用 TMS 对过度兴奋脑区进行抑制等）。不同层面的研究，常有各自领域遵循的原则、研究设计和实验实施、数据分析的规范，以及常用的技术手段等。

上述几种类型的研究并非相互割裂的，而是代表了对手功能（障碍）认识、研究的不同阶段，或不同方面的应用及需求。例如，对脑卒中患者手功能障碍的干预，贾杰教授提出了"中枢－外周－中枢"闭环康复理论以指导临床康复实践。基于这一理论思路，在康复治疗的研究中，既可系统地观察"中枢＋外周＋中枢"干预相比于以往的单纯中枢或外周干预之间的疗效差异（现象）；又可进一步利用头颅磁共振、脑电分析等技术手段，研究不同干预方案伴随的神经系统功能改变，分析神经改变与功能改变的相关关系，揭示相关神经机制。

三、从在康复团队中的"角色"定位角度确定研究问题

与其他康复领域一样，手功能康复团队也由康复医生、治疗师（物理治疗师、作业治疗师、言语治疗师、心理治疗师、中医传统治疗师等）、护士，以及其他专业技术人员（如矫形器师等）共同组成。在工作过程中，专业医护人员还需与家属及患者配合，共同完成患者的手功能康复过程。同时，由于康复治疗技术的多样性（包括物理因子、运动、各种辅具等），其多学科交叉的"产－学－研－医"模式也是手功能康复研究的一大特色。由于团队成员的专业知识，主要研究方向，以及在康复团队（或在"产－学－研－医"分工链）中的角色分工的差异，不同专业人员可结合自身特点，选择研究问题。

例如，对于康复医生来说，可能关心的问题包括手功能评估的规范、全面和准确性以及评估方案背后的理论依据，对制订康复干预方案的指导价值，还可能关心不同干预方案，其发生效应的病理生理机制，以及对不同类型患者的效应和适用差异等。对于治疗师，可能关注不同干预方案之间、同一干预方案的不同操作方式之间，其疗效和安全性的可能差异，或关注对传统干预方案的改进等。而对于护士，可能更关心对于不同自理能力水平的患者（如利手或非利手功能障碍造成不同的自理能力差异；手－上肢功能障碍患者，由于伴随下肢及其他功能障碍的差异而造成生活自理能力不同）易出现的护理相关问题和护理要点等。如将研究参与人员进一步扩大到"产－学－研－医"整体，各类非医疗人员也可根据自身特点选择手功能康复研究的相关问题。例如，基础研究人员一般拥有良好的基础理论背景及实验

技能，关心手功能障碍和康复治疗背后的基本科学规律；而企业研发人员可能更关心有效治疗方案的筛选、产品化等。

虽然在手功能康复的研究问题方面，对于不同专业人员可能各有侧重，但一个高质量的研究实施过程，往往需要不同专业人员的良好沟通与配合，也需要在研究设计和实施过程中，各岗位的研究参与人员随时交流。此外，不同专业角色也可联合提出手功能康复的研究问题，如对脑卒中偏瘫患者，分析偏瘫侧手与上肢的特殊护理（护士）+ 某种干预技术（治疗师）的疗效，及其相应机制（治疗师、医生）等。而"产－学－研－医"涉及的各行业人员，往往在自身专业领域有所精专，但在研究具体问题时又有某些方面的不足，则更应该寻找不同专业的交叉点，取长补短共同研究。例如，擅长脑电分析技术的研究人员，可与了解手与上肢异常模式的医疗人员合作，共同分析脑卒中患者手与上肢功能障碍及康复训练的脑机制；而基于研究发现，又可与企业研发人员合作，将对相应脑电分析软硬件设备进行升级改造，以适应临床需求。良好的团队合作是推进手功能康复研究的前进以及提升研究质量的重要保障。

四、手功能研究中应注意的一般性问题

与其他研究类似，在确定手功能研究（临床的或科学的）问题时，也应注意一些一般性的准则，其中最重要的是研究问题的科学性和可行性。研究的科学性是指研究是否具备一定的临床价值或科学意义，提出有良好科学性的问题需要研究者在相应领域具备一定的专业知识。研究的可行性在于关注的是在当前条件下是否具备进行研究所需的技术手段，研究的时间、空间和资源要求是否合理。确定具备科学性、可行性的研究问题，是开展科学研究的第一步，往往也是最难的一步。

总而言之，手功能康复相关的研究，应以"上肢、手、功能"为核心，涵盖对现象的系统观察分析，深入到机制的多层级分析探索，最终使手功能康复的临床医疗、科学认识水平不断提升。

（贾　杰）

第二节　手功能康复运动学与动力学研究

一、手与上肢运动学与动力学研究的发展史

手与上肢功能康复的研究过程中，除了行为学（如偏瘫后上肢的习得性失用）、生理学（如神经肌肉的电生理）和解剖学（如上肢的维度）的研究以外，还可以对其进行运动学（kinematics）和动力学（kinetics）方面的探索。手与上肢运动学着重研究上肢运动的规律，主要观察运动过程中的轨迹表现，而不考虑相关的力学因素，如上肢的活动范围、协调程度、速度和活动频率等，而动力学则在研究运动轨迹的同时，也涉及相关力学问题，如最大肌肉收缩力、耐力、握力、捏力和加速度等。随着计算机技术、摄像技术和各种传感器技术的不断提升，上述的运动学和动力学参数均可以被整合，形成一套运动捕捉系统，如图 8-2-1~图 8-2-4。

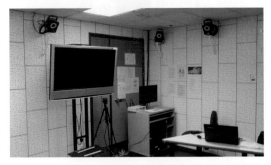

图 8-2-1　系统操作主机

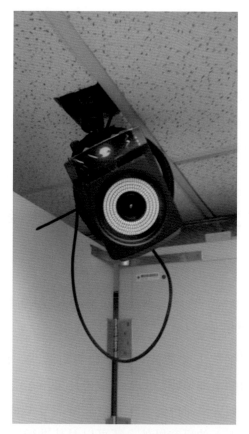

图 8-2-2　红外摄像头

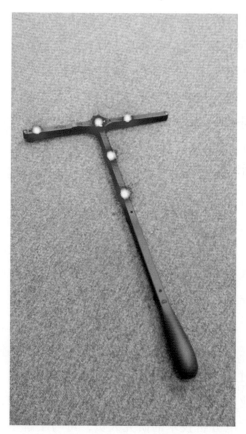

图 8-2-4　空间校准架

早期基于运动捕捉系统的研究大部分集中在下肢功能领域。下肢步行功能的模式较简单，不同个体间正常步态的模式差别较小，可以使用同一套模型进行运动学和动力学研究。上肢的运动较为复杂，不同上肢功能活动采用不同的模式，如：主要由上肢完成的进食活动和洗漱活动。因此在运动捕捉系统中为上肢功能活动建造模型变得极具挑战性。研究目的不同，观察的上肢功能活动也不同。可能需要采用不同的模型。近年来，随着相关研究的不断深入，越来越多的学者开始将运动捕捉系统应用于上肢的运动学和动力学分析。

此外，有些学者亦使用其他较为简单的方法对上肢的运动学和动力学表现进行分析，如通过加速度传感器评价上肢的活动比例；通过陀螺仪测试关节角度的变化；通过等速肌力测试反映肌肉的募集能力；通过描绘持续握力曲线计算肌肉耐力等。其实，许多传统的上肢功

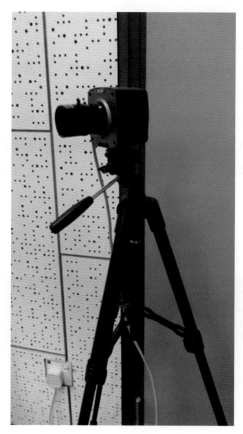

图 8-2-3　活动记录摄像机

能评估量表亦常包含运动学和动力学的元素，如 Fugl-Meyer 上肢评估量表评价患者的运动表现时，主要依靠患者的运动轨迹和速度表现进行评分；WOLF 上肢运动功能测试通过上肢活动的轨迹、速度、上肢抬举的最大重量和握力评价上肢运动功能水平；九孔插板测试通过完成活动的时间反映上肢灵巧程度。

二、手与上肢功能康复中的运动学与动力学研究

（一）运动学与动力学研究的特点

运动学和动力学研究涉及上肢的运动轨迹和相关的力矩，它与其他上肢功能康复的研究方式有许多区别之处。首先，患者的主动参与程度要求较高，患者必须能较好地执行评估者发出的主动活动指令；其次，评价方法较客观，收集数据过程中，要求评估者对结果的影响较小，具有较好的评估者之间和评估者内部信度；再次，通过计算机辅助，同时获取多维度数据，降低了学习和疲劳效应对功能表现的影响；最后，适应范围广，几乎可以应用于所有类型的患者，但要根据患者的病种和功能水平进行调整，如运动捕捉系统模型应该根据病程和观察目的建设。

（二）运动学与动力学研究的内容

手与上肢的运动学和动力学研究内容主要依据手与上肢应该拥有的功能展开。手与上肢的主要功能包括：关节活动范围、肌肉收缩力量、肌肉耐力、手眼协调能力、双侧协调能力、精细功能、灵巧能力、手内操作、对指、对掌等。

三、手功能康复中的运动学与动力学研究方法

手功能康复领域使用运动学和动力学的方式进行研究的方法有许多。本节仅对以下内容进行介绍，包括基于运动捕捉系统的上肢功能评估、基于加速度传感器的上肢活动监测、基于电子握力计的手耐力评估。

（一）基于运动捕捉系统的上肢功能评估

目前，红外摄像是大部分动作捕捉系统采用的摄像技术。为了使红外摄像头能精确地识别人体的关节位置，在体表适当的部位放置反光标记点是经常采用的策略。在评估过程中，为了尽可能让标记点暴露在更多摄像头的可视范围内，一般的标记位置都选择在解剖上常见的骨性标志附近，如肩峰、肱骨外上髁、尺骨茎突、掌指关节等，如图 8-2-5 所示。此外，位置确切标记点亦可以帮助分析系统推测关节的实际位置，使运动力学分析更精确。

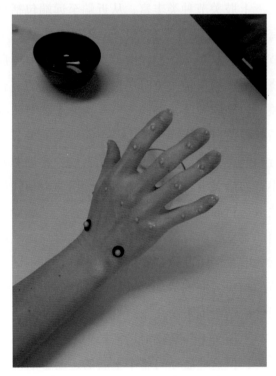

图 8-2-5 手部活动分析时相关标记点的设置

使用运动捕捉系统对手与上肢进行运动学和动力学评估时，需要依据不同的评估需求进行模型的建设，而建设模型之前，需要先了解建设模型的基本知识，包括：上肢的刚体模型、上肢的关节链、上肢肌肉的作用力模型和关节参考坐标系的定义。

1. 上肢的多刚体模型

上肢进行功能活动时，骨骼肌通过向心性

和离心性收缩，驱动上肢各关节产生围绕固定轴的转动，而关节与关节间的骨骼肌肉体积形变较小，因此，每两个相邻关节形成的节段均近似刚体。上肢由众多肌肉、骨骼和关节形成，属于多刚体结构，可以通过多刚体动力学原理进行研究。许多前期研究将上肢分成三个刚体，包括上臂、前臂和手，也有些研究根据运动学和动力学分析的需求，将上肢分成四个刚体，包括上臂、桡骨、尺骨和手。对手部精细功能进行运动学和动力学研究时，甚至可以将手掌和手指细分成独立的刚体。

2. 上肢的关节链

上肢关节种类丰富，从近端至远端包括球窝关节（肩关节、第二指至第五指的掌指关节）；蜗状关节（肱尺关节）、球窝关节（肱桡关节）和车轴关节（桡尺关节）形成的复合关节；椭圆关节（桡腕关节）；滑车关节（拇指掌指关节和指间关节）。不同种类的关节进行相同类型的活动时，运动学表现差异也非常小，如肩关节（球窝关节）进行屈伸运动和肘关节进行屈伸运动（复合关节），为了减少建模的难度，所有的上肢关节在建模时均建成球窝关节，但需要依据解剖实际特点，对不同关节的相应方向的活动度进行限制，如腕关节的屈伸活动范围限制在 ±70°。

上肢关节在运动时，回转中心会有微小的游离，但这些游动对整个上肢的运动影响微乎其微，所以建模时大部分上肢关节均当成是完美的球窝关节，让它们对应的骨骼能够围绕三个垂直轴旋转，并使这些关节旋转中心都尽可能符合关节解剖学原理。上臂相对躯干的运动由胸锁关节、肩锁关节和盂肱关节三个关节的联合运动组成。由于它们都被周围的肌肉紧紧包围，所以通常认为它们的运动类似于静止，故将它们的机械特性归结到肩关节，把肩关节简化为球铰。由于前臂的运动是围绕着肱尺、肱桡和桡尺三个关节进行的，建模时，肱尺关节和桡尺关节定义为铰链，肱桡关节定义为球铰，这样就可以使前臂围绕三个关节定义的两个旋转轴执行，铰链只能围绕一个通过它们中心的轴旋转和肱桡关节中心旋转。

3. 上肢肌肉的作用力模型

人体运动是在肌肉收缩情况下发生的，所以人体力学模型包含肌肉动力系统的特殊刚体系。建模时通常把肌肉所发生的作用简化为围绕关节作用于刚体上的矢量力，这里考虑到两个方面的因素：①肌肉所作用的起止点和它的附着处；②肌肉作用于刚体质心的张紧力。上肢肌肉的作用力模型对上肢功能的动力学分析非常重要。上肢肌肉与骨骼连接的方式多种多样，有些是单起点和止点，有些是多起点和止点，因此，学者对上肢肌肉的动力学进行分析时，也产生了许多不同的作用力模型。主要的模型有直线模型（straight line model）、中心线模型（centroid line model）和片段线模型（segment-line model）。直线模型是仅仅将力线置于肌肉的起点与止点之间的连线；中心线模型则是基于肌肉的活动弧线计算出肌肉的中心线，再将该中心线作为肌肉的力线；而片段线模型假设肌肉活动的每一个片段均保持一致的活动线路，且活动线路周围肌肉并不产生力矩，最后基于拓扑模型计算出力线。

4. 关节参考坐标系的定义

为了便于运动学和动力学研究的学术交流，国际生物力学学会（International Society of Biomechanics，ISB）的标准和术语委员会（Standardization and Terminology Committee，STC）统一制订了关节协调系统（joint coordinate system，JCS），对全身大部分关节（包括足、踝、髋、脊柱、肩、肘、腕和手）和骨性标志的命名、缩写及其对应的坐标系均进行了定义（图 8-2-6）。

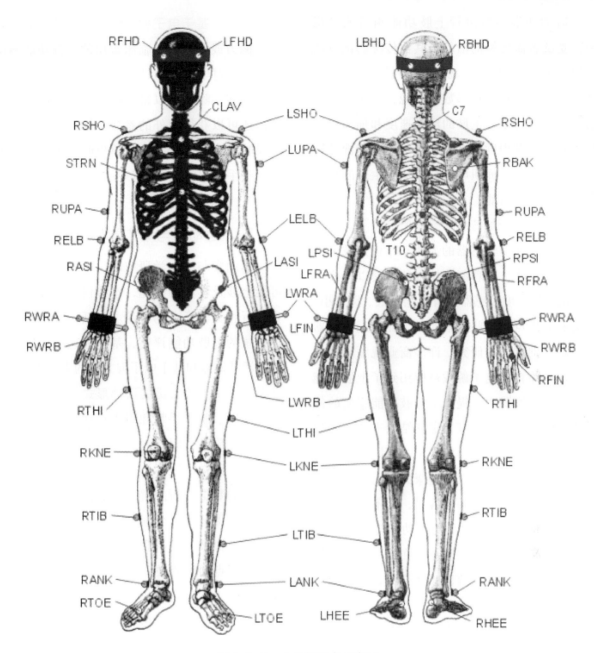

图 8-2-6 全身标志点示意图

注：国际生物力学学会标准和术语委员会制定的关节协调系统

ANK	踝	FHD	头前	THI	大腿
ASI	髂前上棘	FIN	手指	TOE	足趾
BAK	背	FRA	前臂	TIB	小腿
BHD	头后	HEE	足跟	T10	第 10 胸椎棘突
CLAV	锁骨	KNE	膝	UPA	上臂
C7	第 7 颈椎棘突	PSI	髂后上棘	WRA	腕 A
ELB	肘	SHO	肩	WRB	腕 B
		STRN	胸骨		

所有缩写的首字母 R 代表右侧，L 代表左侧，此表统一省略首字母 R 和 L

运动捕捉系统进行上肢功能测试的过程中，受试者需要做的活动与其他传统测试方法类似，但测试结果的客观程度得到较大的提升，且可以同时观察多种参数的表现，如多关节的活动幅度和力矩、上肢的活动速度和加速度、肢体间的协调程度等，甚至有些运动捕捉系统可以同时观察表面肌电信号，从电生理的角度评价上肢功能活动。

（二）基于加速度传感器的上肢活动监测

基于加速度传感器的人体动作识别技术的研究起步较晚，随着制造技术的发展以及成本的降低，加速度传感器具有了能耗低、尺寸小、价格低等优点，这些因素促进了加速度传感器在姿态识别方面的研究。许多商业视频游戏公司开发的体育类电子游戏被应用到了上肢功能康复的临床实践中，提升了上肢功能康复的使用体验，但目前并没有肯定的结论支持这些游戏可以显著提升上肢功能水平。原因可能是这些游戏的目标客户仅仅是健康人，而患者想要找到非常合适的游戏并不容易，而不合适的游戏可能影响他们的运动学习及功能转化。

在日常生活中，上肢总是在不断地循环发生着运动的启动、加速、减速行为，如大脑启动使用手机打电话的任务时，首先上肢会加速伸向身体附近的手机，当视觉或者本体感觉反馈手已经靠近手机时，手将逐渐减速直至静止在手机附近，并完成拿起手机的动作。这种不断变化的加速度传感器应用于监测人体活动的技术提供了便利。通过不同的算法，可以粗略地计算手的活动情况，如通过加速度传感器描绘的加速度曲线，计算上肢活动的次数；通过加速度传感器产生有效加速度的时间比例，反映上肢活动的频率；通过双侧上肢佩戴加速度传感器计算一侧上肢相对于对侧上肢的活动比例，用于推测出脑卒中后偏瘫侧肢体是否存在习得性失用。

（三）基于电子握力计的手部耐力评估

握力或者捏力是临床常用的手部功能测试方法，通过电子握力计对患者的持续握力表现进行观察，除了可以得到传统握力测试的参数外，还可以获得额外的参数。如达到峰值的时间反映肌肉的募集能力；单位时间内的平均力矩反映手部耐力水平；直观的握力曲线表现（图8-2-7）。

四、运动学与动力学研究的注意点

运动学与动力学研究时，不同的研究方法可能会涉及不同的问题，本节仅仅就提及的内容进行相关注意点的讨论。包括：基于运动捕捉系统的上肢功能评估、基于加速度传感器的上肢活动监测和基于电子握力计的手耐力评估。

（一）选择合适的活动形式

前臂、腕、手掌和手指在功能活动过程中常常发生旋转，因此，通过运动捕捉系统进行评估时，经常出现标记点消失的情况，严重影响后续的数据分析。解决办法：选择合适的活动形式，保证每一个标记点都始终保持在至少三个红外摄像头的视野内，同时，避免相邻的两个标记点同时消失。

（二）数据分析的局限性

单纯基于加速度传感器的数据分析，目前仍没有办法判断患者的上肢功能活动是否属于主动运动。

（三）前后标准一致

握力测试的姿势和握把大小的调整对握力表现的影响较大，同一患者治疗前后的测试应该保持同一标准。

（四）结合传统的评估方式

仅仅靠运动学和动力学研究并不能全面反映患者的上肢功能状况，其他传统的上肢功能评估方式仍然是不可取代的。

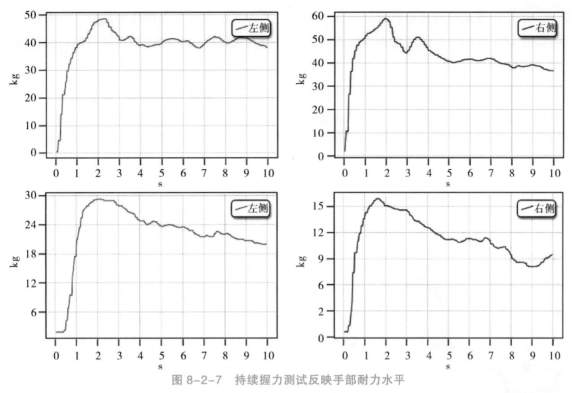

图 8-2-7　持续握力测试反映手部耐力水平

（危昔均　董安琴）

第三节　手功能康复与脑科学研究

在本书概论部分已经提到，手功能的正常运转有赖于脑结构功能的完整，而手功能障碍往往与脑结构损伤和功能异常相关。深入理解正常和异常手功能的机制离不开脑科学研究。随着近年来脑科学研究及其方法学的不断进展，人们对手功能的脑机制的理解也逐步深入，在此基础上也创立了一些新的康复干预手段，取得了较好的临床应用效果。手功能和脑功能的关系较为复杂，下文试从感觉、运动和认知功能三个角度对相关研究进行阐述，但需要注意感觉功能、运动功能和认知功能之间存在多层级的复杂交互关系和交互影响，并非互相割裂的。

一、手功能康复的科学研究——感觉

人体对外界与自身一切刺激或状态的感知都属于感觉功能的范畴，这起源于身体表面或内部特化感受器在接受各类刺激后发生的神经活动，经过一系列复杂的神经传导和加工过程，产生了包括对外界温度、压力的感受，对于物体种类、大小、重量的估计，对环境亮度、气味的体验以及对个体所处的运动状态、自身肢体的位置的判断等。视、触、嗅、听、味是经典的五大感官体验，此外，对身体姿势、肢体位置等的本体感觉、痛温觉、痒觉等也都属于人体所具备的感觉类型。不同类型的感觉信息起始于各类特化的感受器（如视网膜感光细胞、内耳毛细胞、皮肤内的触觉小体等）对特定物理因子的反应，并经过多级神经传导和加工，投射到大脑皮质中的不同初级感觉皮质，而产生进入意识的感觉。其中，视觉信息主要投射到枕叶距状裂两侧初级视觉皮质；躯体的感觉信息投射到顶叶中央后回初级感觉皮质；听觉信息投射至颞叶的听觉皮质等（图 8-3-1）。经过初级感觉皮质加工的各类感觉信息，又进一步在联合感觉皮质等其他皮质区域发生相互联系，而产生更为精细和复杂的感觉（如实体

觉等）。此外，感觉信息还通过与运动加工系统发生信息交互作用，对运动功能发生有意识或无意识的调控作用，并广泛参与各种复杂认知过程。虽然上肢－手的皮肤、肌腱等部位内存的特化感受器主要有触觉、压力觉、痛温觉等感觉，但在手发挥其综合和整体功能时，还需要中枢整合来自视觉、听觉、平衡觉系统的信息，进行实时加工处理。

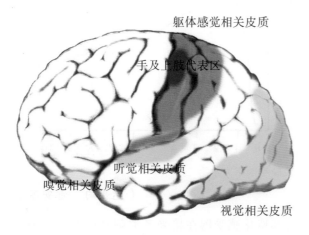

图 8-3-1 大脑皮质感觉相关区

如上所述，来自手与上肢的躯体感觉信息经脊髓、丘脑等多级中枢处理后，投射到大脑皮质中央后回的初级皮质，是初级感觉皮质中神经投射分布最为广泛的肢体部位，其中手部投射而来的神经纤维相对更多；这种与肢体尺度不匹配的大范围投射，是源于上肢－手（特别是手）感觉的精细、复杂程度远超过躯体的其他部位，也给我们对外界和自身环境的感知提供了最为丰富的躯体感觉信息。可以说，手是人体感受外界、触摸外界的一个重要媒介。

在手与上肢的功能障碍中，虽然运动功能障碍是主要的表现形式，也是被患者以及治疗人员最为关注的一点，但感觉功能障碍也常伴随各类手功能障碍的患者，并无形中影响着运动功能的恢复。人体依靠手与上肢的运动功能完成各项任务，但在任务执行的过程中，若没有感觉信息的反馈，人体将没有办法对肢体的运动进行调控。例如，没有痛温觉反馈，人体

将无法识别环境或物体的危险；没有触压觉反馈，人体将无法完成对抓握力的精细控制，也就无法完成需要对握力大小进行调控动作。因此，手与上肢功能康复不仅是对运动功能的康复还包含对感觉功能的康复。

研究已经证明，肢体运动功能恢复除了在行为学、量表评估中有体现外，大脑皮质兴奋性的改变以及中枢神经系统的重塑，都与肢体运动功能的改善有着一定关联。同样，以躯体感觉为例的感觉中枢，在手与上肢发生功能障碍康复过程中也会发生改变。

以截肢患者为例，在对其进行躯体感觉定位的研究发现，肢体缺如的患者其原本肢体所在的感觉中枢（中央后回）定位发生了迁移。例如手与上肢截肢的患者，其原本躯体的感觉区逐渐缩小，定位转移为脸颊。这或许是因为在感觉中枢中，手与上肢的感觉皮质分布与脸部的感觉皮质分布相互比邻，因此在肢体缺失后，手与上肢的感觉皮质发生迁移并与脸面部的皮质交互产生感觉移位。由此可见，感觉在外周损伤或肢体缺如的患者中也同样可以引起中枢神经系统的重塑。

对于中枢神经系统受损的患者，例如脑卒中患者，其感觉功能与中枢神经系统又有何种关系呢？对于感觉功能没有受到影响的脑卒中患者，感觉在运动恢复的过程中仍然起着信息反馈指导和功能调控的作用。因此，在许多研究中，通过利用设备强化感觉信息的输入以达到强化、提醒、肌肉兴奋（抑制）、神经促进等作用，协助运动功能的锻炼与恢复。以感觉的提醒为例，在脑卒中患者进行手与上肢运动功能训练的过程中，将在腕部佩戴振动仪与感知躯体动作的可穿戴设备结合，当患者出现躯干代偿时，腕部的振动仪便会给予患者适当的振动提醒以纠正姿势。同样，在进行手与上肢的够取训练时，当患者顺利且成功地拿到前面

的物体时，此时的腕部振动将作为一种增强感觉信息反馈。

对于中枢神经系统损伤引起运动、感觉功能障碍的患者，临床康复干预和相关研究设计时常更加注重其运动功能而忽略感觉的作用。如前所述，感觉能够指导运动的恢复，在运动训练中加入感觉的成分将有助于运动功能的进步。例如，台湾学者在研究镜像视觉反馈治疗对于手与上肢功能恢复的疗效研究时，曾利用Mesh Gloves 的微电流增加患手的感觉输入以促进运动功能的恢复。美国的学者通过病例报道研究单纯的手与上肢的感觉训练，包括触觉、本体感觉等，能够促进运动功能的恢复。此外，他们也认为这样的结果与大脑中枢神经系统功能性或结构性的改变有关。也就是说，感觉功能训练或恢复能够促进运动功能的改善，并且能引起中枢神经系统的改变。

目前，对于感觉功能康复与中枢神经系统相关性的研究还不多。这与感觉的主观感受性太强以及无法定量检测有密切的关系。仍然有学者通过给予客观定量的刺激或干预手段来研究感觉层面上大脑皮质兴奋性改变。以外周神经研究为例，一项对于腕管综合征疼痛电针治疗的相关研究显示，不同区域的电针刺激有可能通过对不同初级躯体感觉皮质亚区域的兴奋性或可塑性的改变达到改善疼痛以及调节躯体感觉功能的作用。

以脑科学研究的热点疾病脑卒中为例，脑部缺血缺氧引起的中枢神经系统受损将诱发一系列的功能障碍，虽然以运动功能障碍为主，但感觉与认知功能仍然是常见的并发障碍。因此，通过在研究设计中加入感觉成分或对大脑感觉相关皮质进行研究将会提升研究的创新性，且有可能得到有趣的结果。例如，轻触觉、温度觉以及疼痛等浅感觉的刺激能够增加患者对于外界事物的感知，位置觉等本体感觉训练将增加患者对自身的感知，这些感觉训练通过认知或其他网络将与运动皮质进行信息交流，进而促进运动功能恢复。

二、手功能康复的科学研究——运动

手由大脑进行精细的神经调控，手运动功能的执行反映了人体大脑指令的发出，而手与上肢部位在大脑相应的皮质控制区的复杂性，也决定了手功能康复的高难度和脑科学研究的高深度。在临床上，上肢与手的运动功能是中枢神经损伤后临床工作者所关注的重点与难点，同时又是脑科学研究的热点。聚焦手运动功能康复的课题与研究复杂多样，代表性研究团队也甚多。

脑损伤之后，由于脑结构的损伤和功能异常，当累及上肢手部相关的功能区（如初级运动皮质、前运动皮质、辅助运动皮质等，图8-3-2）或相关的纤维束（如皮质脊髓束等）等时，手的运动功能就可能出现障碍，表现为运动功能的下降、丧失及运动形式异常，如肌力下降、肌张力障碍、手-上肢失用等。要实现手功能的康复离不开脑结构和功能的恢复或重塑，而通过各种康复技术对这一过程进行直接或间接干预，则可能促进脑结构和功能的恢复或重塑，从而更好地促进手运动功能的康复。

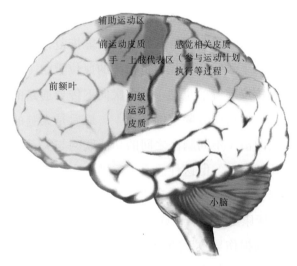

图 8-3-2 大脑皮质运动相关区

手运动功能的脑科学研究所涵盖的研究对象、涉及的病损形式非常广泛。从轻度的手的功能性异常到截肢的"无形手"的手功能探索，其涉及的脑机制极其复杂，很多问题仍未阐明。其涉及的病损类型、部位、程度十分复杂多样，从周围神经损伤如臂丛神经损伤后的脑研究，到中枢神经损伤与大脑直接相关的研究，吸引了世界范围内众多的研究学者。对于周围神经损伤所致手运动功能障碍，目前的脑机制研究还较少，多数研究较多地关注于外周神经、肌肉、骨骼等的变化，而较少关注脑的结构和功能变化，仅将周围神经损伤所带来的大脑变化作为一种简单的探索。而对于中枢神经（主要是脑）损伤所导致的手运动功能障碍，相关脑科学研究则开展得较为广泛，关注的现象和机制问题较为多样。

例如，临床观察到的脑卒中患者手功能障碍程度、表现形式、恢复程度和过程、对干预手段的应答性表现出较大的个体差异，这背后有怎样的脑机制？部分研究提示，皮质脊髓束受损的程度、双侧半球间功能活动的不对称等都造成这些差异。再比如，脑损伤后的恢复过程，不仅包含了损伤结构本身的恢复，还包括与损伤脑结构相关的其他脑区、脑网络之间的复杂重组。这种脑结构功能的恢复或重塑又有怎样的规律？现在较为流行的一种假说是在手运动功能的恢复过程中，脑结构和功能恢复或重塑存在以下过程。首先，是脑区的原位重组（损伤部位皮质等的重塑），再次向下传导通路的促通（如皮质脊髓束的联通）；最后是大脑的泛化激活（不同脑区之间的功能联网与关系的重新架构）。但这种假说还需进一步研究支持及细化。这种脑结构和功能的恢复或重塑规律对临床康复干预指导意义仍需要进一步研究。

脑损伤导致手功能障碍的脑机制研究的另一热点问题与大脑左右半球的协作机制有关。

正常脑中，左右手的基本随意运动分别由对侧大脑皮质支配（初级运动皮质），并接受来自同侧、对侧初级和其他运动相关皮质的调控，双侧半球间存在正常的动态平衡。当某侧脑结构损伤后，大脑左右半球间的制衡关系如何变化？如何影响手运动功能异常的表现？对手运动功能康复干预有怎样的指导意义？这些都是当前研究关注的一些问题。目前较为流行的理论假说包括代偿模型及半球间竞争模型。前者认为，在一侧大脑损伤之后，患侧手运动功能的恢复依赖于健侧大脑半球的代偿，健侧大脑在患侧手运动功能的恢复过程中起到了协助、代偿功能，在一定程度上得以康复；而后者则认为，大脑左右半球之间相互平衡、相互制约，当一侧发生脑损伤之后，大脑半球之间会产生失衡，而这种失衡也加重了患侧手运动功能障碍的严重性，这种失衡会影响患者的康复效果，因而在进行手运动功能康复过程中，应注重调节大脑半球之间的功能对称性，从而促进患侧手运动功能的恢复。两种理论目前都已得到一定的实验支持。

由于各类脑损伤导致手运动功能障碍，对于医生或治疗师来说都是一个康复治疗中的难题。为更好地解决这一问题，近年的研究中也不断涌现出新的理论和理念。"中枢 - 外周 - 中枢"闭环康复干预模式是目前对促进手运动功能恢复较为先进的理论体系之一（图8-3-3）。该理论提出，在中枢进行干预，在外周进行干预，最终效果产生于中枢（即脑结构和功能的变化）。这种闭环康复模式，或可进一步促进脑结构和功能的恢复及有益重塑。在这一理论框架内，可对多种康复干预技术进行有机组合，调查其疗效，并对其脑机制进行多方面、多角度研究，以探索手运动功能康复过程中大脑所产生的变化，以及如何使大脑产生修复与改变从而恢复、提高手功能。例如，目前可利用的外周干预技术包括如偏瘫肢体康复训练、功能性电刺激、推拿等方法（或者它们的组合）；中枢干预方法近年来的发展更为迅速，包括脑机接口训练、镜像治疗、经颅磁刺激、经颅直流电刺激、经颅超声刺激等。通过多种脑结构和功能测量技术（如磁共振、脑电图等），可对这些外周、中枢及中枢－外周－中枢组合干预的脑机制进行研究，并帮助理解干预的作用本质以及改进干预方案。

既往对于手运动功能障碍的干预，往往将其看作一种较为独立的"功能模块"，在临床上治疗者也是对症下药，为恢复运动功能而进行运动功能相关的康复训练。而从手功能与脑科学的康复理念来看，则认为运动功能与感觉

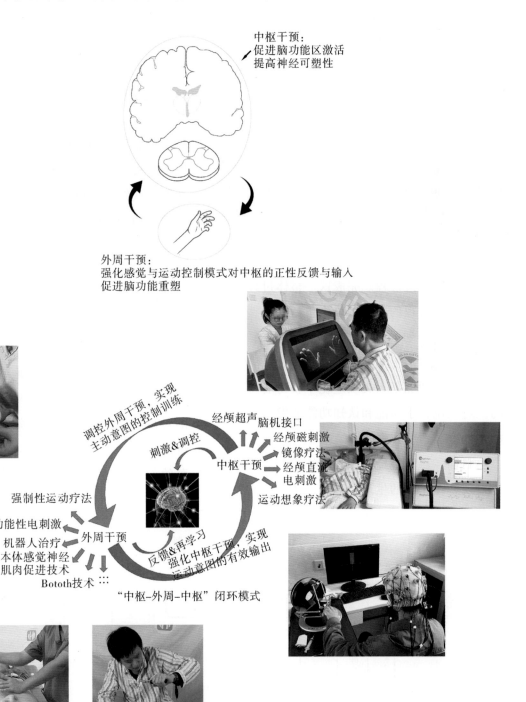

图 8-3-3　"中枢－外周－中枢"闭环康复干预模式

功能,乃至其他高级认知功能都存在复杂的相互作用,这些功能的提高都有可能反过来促使运动功能更好的恢复。这种相互作用的具体表现及机制,对于手功能康复的指导意义也是目前研究的热点。

除理念的更新与发展外,手运动功能的脑科学研究的另一特点是对多种学科、技术的综合利用,包括康复医学、生物医学、生物工程等。利用多种新技术,开发合适的智能化辅具以帮助手运动功能的康复也是当前研究的另一大热点领域。

三、手功能康复的科学研究——认知

提起"手",传统上人们首先想到的是我们所看到、用到的由骨骼、肌肉、关节、皮肤构成的肢体的手;而"手功能"的实现,除了需要肢体器官的"手",还需要依托于这一"终端"进行的整体的感觉、运动相关信息加工、整合的整个复杂过程。完成这一整体过程,需要多个认知过程的共同参与,包括感觉整合、理解、任务计划、执行等(图8-3-4)。通过复杂的认知加工,通过手实现复杂、精细的感觉和运动功能是人类从进化中获得的特殊技巧。可以说,手功能和认知功能的发展过程是相互促进、不可分割的。

目前,认知神经科学和神经病学的研究已经发现,在正常的生理状态下,认知功能和手

功能以及与手功能相关的神经结构和功能活动都有诸多相关。例如,为实现手的复杂功能,在人脑内,处理与手及其操作对象相关的各种感知觉(如视觉、本体感觉等)信息的脑区、注意相关的脑区和脑网络、辅助运动区、前额叶执行功能相关脑区间存在复杂的相互作用等;并且,这些区域与语言相关脑区等传统认知与认知功能高度相关的脑区和脑网络间也存在复杂的联系。随着脑科学理论和技术的不断发展,人们对手功能的认知神经科学机制的关注度也逐渐提高;随着多导联脑电图、功能磁共振技术、经颅磁刺激技术等新技术的应用,与手功能相关的脑区定位、脑网络结构等信息也不断被研究揭示。研究正常生理情况下,手功能的认知神经机制,不仅有助于深入全面理解"手功能"的整体神经机制,也有利于深入理解人类认知系统怎样完成复杂的工具操作功能;同时,也有助于更系统和科学地认识理解手功能康复、分析手功能障碍的病因、制订手功能康复训练方案,以及开发特定的手功能辅具。

除上述认知神经科学研究所揭示的正常生理状态下手功能相关的高级认知机制外,现有的对神经系统损伤及其他疾病患者进行的研究也已发现,患者的手功能与认知功能间存在显著的关联性。例如,Tomruk等(2015)研究发现,

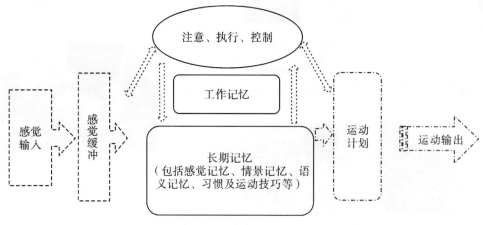

图8-3-4 完成手-上肢功能需要多种认知功能参与

慢性阻塞性肺疾病（COPD）患者手的灵活性与 MMSE 评分（反映总体认知功能）相关；MahmoudAliloo 等（2011）发现，认知功能更好的患者，在接受周围神经手术后，手的感觉功能恢复更好；Dennis 等（2011）研究发现，脑卒中患者在完成认知任务的同时完成手功能任务的准确性明显下降，提出其相关机制可能是脑卒中在部分脑区损伤条件下，完成认知或运动任务需要更多认知资源投入，故而产生了竞争抑制；Lausberg 等（2003）发现，胼胝体离断的患者，在用左手进行概念运动时，错误率更高。同时，还有研究发现，脑卒中患者进行手功能训练，对改善患者的空间注意障碍（主要是偏侧忽视）、失语等症状都有一定作用。上述现象明确提示了认知功能与手功能间存在的相互联系，提示应从手功能的认知机制、神经系统损伤状态下的认知资源分配及神经系统重构等多方面考虑、制订手功能康复的评估及训练方案，并可对康复技术方式进行优化。

结合手功能相关的认知神经科学机制研究及各类疾病（主要是神经系统疾病）状态下手功能与认知功能得到相关性研究结果，从认知神经科学角度研究、指导手功能康复，有以下重要意义及临床价值：

对于患者进行认知功能和手功能评估，可有助于更好地鉴别患者所存在的功能障碍的神经机制，并在此基础上进行有针对性的训练，这在脑卒中、脑外伤等中枢神经系统损伤患者中可能更为明显。由于此类脑损伤范围常较大，可能累及与手的高级功能、认知功能相关的较多脑区，训练及改善其认知功能可能对改善其手功能有所帮助。

对手功能的认知神经机制的理解有助于改进康复训练方案。例如，Dittmar 等（1987）研究发现，脑卒中患者分散注意完成双手操作的功能显著下降，故在进行手功能训练时，可

对任务要求、训练环境进行相应改进。这些发现可有助于对手功能康复方式进行优化改进（尤其是对于存在认知障碍的患者）。此外，由于手功能所涉及的复杂认知机制，也可通过一些"认知技巧"尝试提高手功能康复效果。例如，可通过"口令"指导，帮助患者提高对手运动操作过程的工作记忆，从而更好地进行康复训练。

近年来，随着经颅磁刺激、经颅电刺激等相对无创的、定位较准确的中枢神经系统干预技术的蓬勃发展，利用此类技术刺激认知、手功能相关的脑结构和功能区域成为了研究者和临床工作者们感兴趣的方向。通过对认知和手功能相关的脑区、脑结构和功能网络的研究，有助于定位潜在的干预目标脑区和脑网络，以及制订刺激/抑制干预方案，更精准、高效地指导对患者的中枢干预治疗。

综上所述，"手功能"的完成，不仅需要功能良好的外周的"手"，还需要综合、协调、高效的认知系统。对手功能的认知神经机制的不断深入理解，对患者手功能障碍相关认知机制的深入研究，有助于手功能康复理论及方法的进步与完善。

四、手功能康复科学研究的展望

大脑是一个紧密联系的网络，感觉、运动与认知功能的加工过程相互联系、调控与互补。在手功能康复科学研究的过程中，平衡三者的权重，充分考虑三者在功能实现及功能康复中的作用将在理论层面对手功能康复实施进行指导。

手功能康复科学研究是一个高速发展的领域，理念不断更新凝炼，新技术层出不穷，不断挑战着传统的康复观念，也不断给临床康复干预以理论、实践和技术支持。未来，手功能康复研究需要、也将在以下领域凝聚人才和科

研力量，有望取得进展和突破。

（一）手功能康复的脑科学研究

正常手功能及手功能障碍背后的深层脑机制将不断被揭示，并用以指导康复干预。在脑科学研究理论进展的基础上，新的脑干预技术〔如多种 TMS 干预模式、经颅直流电刺激（tDCS）、经颅超声刺激、镜像治疗、脑机接口等〕的综合、精准应用，将有望大大提升手功能障碍的康复效果；同时对深入理解人类手功能与脑功能也具有重要的理论意义。

（二）手功能康复评估和干预的规范化和个体化

手功能康复的研究方兴未艾，蓬勃发展，逐渐积累起了大量研究和临床应用经验，在此基础上，如何遵循循证医学理念，优化手功能康复的规范，是今后研究的一个重要问题。

手功能障碍涉及的病因和机制十分复杂，不同患者的病损程度、对干预的应答、自身的恢复目标等均有较大差异。如何利用现有的理论、证据和技术，对患者进行个体化的精准康复治疗，也是今后手功能康复研究需要关注的重要问题。

（贾　杰）

参考文献

[1] Brozzoli C, Gentile G, Ehrsson HH.That's near my hand! Parietal and premotor coding of hand-centered space contributes to localization and self-attribution of the hand.Journal of Neuroscience the Official Journal of the Society for Neuroscience, 2012, 32（42）: 14573-14582.

[2] Bremner LR, Andersen RA.Coding of the reach vector in parietal area 5d. Neuron, 2012, 75（2）: 342.

[3] Born J, Galeazzi JM, Stringer SM.Hebbian learning of hand-centred representations in a hierarchical neural network model of the primate visual system. Plos One, 2017, 12（5）: e0178304.

[4] Tomruk MS, Ozalevli S, Dizdar G, et al. Determination of the relationship between cognitive function and hand dexterity in patients with chronic obstructive pulmonary disease （COPD）: a cross-sectional study.Physiotherapy Theory & Practice, 2015, 31（5）: 1.

[5] Varalta V, Picelli A, Fonte C, et al.Effects of contralesional robot-assisted hand training in patients with unilateral spatial neglect following stroke: a case series study.Journal of Neuroengineering & Rehabilitation, 2014, 11（1）: 1-6.

[6] Pierson-Savage JM, Bradshaw JL, Bradshaw JA, et al.Vibrotactile reaction times in unilateral neglect. The effects of hand location, rehabilitation and eyes open/closed.Brain A Journal of Neurology, 1988, 111（6）: 1531.

[7] Dittmar C M, Gliner JA.Bilateral hand performance with divided attention after a cerebral vascular accident.American Journal of Occupational Therapy Official Publication of the American Occupational Therapy Association, 1987, 41（2）: 96.

[8] Lüdemann-Podubecká J, Bösl K, Nowak DA.Inhibition of the contralesional dorsal premotor cortex improves motor function of the affected hand following stroke.European Journal of Neurology, 2016, 23（4）: 823-830.

[9] Ramachandran VS, Hirstein W.The perception of phantom limbs.The D.O.Hebb lecture.Brain, 1998, 121: 1603-1630.

索引

Index

D

T

W